成都中医药大学
名师著作辑要

主编　赵琼

西南交通大学出版社
·成　都·

图书在版编目（CIP）数据

成都中医药大学名师著作辑要 / 赵琼主编. —成都：西南交通大学出版社，2021.12
ISBN 978-7-5643-8196-7

Ⅰ. ①成… Ⅱ. ①赵… Ⅲ. ①中国医药学－图集
Ⅳ. ①R2-64

中国版本图书馆 CIP 数据核字（2021）第 279538 号

Chengdu Zhongyiyao Daxue Mingshi Zhuzuo Jiyao
成都中医药大学名师著作辑要

主　编／赵　琼
责任编辑／居碧娟
助理编辑／徐茂嘉
封面设计／原谋书装

西南交通大学出版社出版发行
（四川省成都市金牛区二环路北一段 111 号西南交通大学创新大厦 21 楼　610031）
发行部电话：028-87600564　028-87600533
网址：http://www.xnjdcbs.com
印刷：成都勤德印务有限公司

成品尺寸　185 mm × 260 mm
印张　14.25　　字数　267 千
版次　2021 年 12 月第 1 版　　印次　2021 年 12 月第 1 次

书号　ISBN 978-7-5643-8196-7
定价　159.00 元

编委会

主　编：赵　琼

副主编：林　英　赖玉萍　刘　川　邓　菲

编　委：王可可　张肖瑾　张　浩　马文彬

胡　琴　向　丽　侯　艳　王　畅

汪　瑶　张　洁　陈燕红　卢玉红

容　易　石光莲　张　甜　李　丹

樊　莉

序　言

成都中医药大学创建于1956年，是新中国最早建立的4所高等中医药院校之一，至今已走过65个春秋。学校在教育教学、科学研究、临床医疗、人才培养等方面皆取得了丰硕成果，促进了我国中医药事业和医疗卫生保健事业的发展。如今的成都中医药大学已成为四川省人民政府、教育部、国家中医药管理局共建高校、国家“双一流”建设高校。“所谓大学者，非谓有大楼之谓也，有大师之谓也”，正是一代代名师名医博极医源和精勤不倦，才铸就了成中医今日的荣光，我们深深地认识到只有传承他们的学术精华，才能做到守正创新。

时值学校65周年华诞，为总结、展示、传承和弘扬我校学术成就，为广大师生读者查阅我校名师名医文献提供便利，成中医图书馆编写《成都中医药大学名师著作辑要》一书，对我校图书馆“名师印记”教师文库所收录的讲义资料、自办刊物、178名教师800余部主编著作进行了名（图）录汇编，另含92名正高职称教师300余部主编著作名录。本书的编写得益于《杏林名师——成都中医药大学优秀教师成果荟萃》、《杏林名师——成都中医药大学50周年校庆版》、《成都中医药大学名老中医药专家学术经验选编》、《成都中医药大学校史（1956—2016）》等四部著作的启发，期冀在既有研究成果基础上，进一步梳理总结我校在教学科研、临床医疗等领域取得的辉煌成就。

诚然，建校以来至今我校文化底蕴之深厚、科研成果之丰硕远非这一本薄薄的书所能穷尽，只不过囿于本书篇幅，收录规模也仅至如此，加之时间紧促和编者学识所限，书中不免疏漏与错误，望广大读者不吝指正。

编　者

2021 年元月

凡 例

一、收录范围：成都中医药大学讲义资料和图书（20世纪50–70年代）、80年代以来讲义资料和图书名录（自编、馆藏）、自办刊物、四川省成都中医进修学校出版教材、自编藏文教材、178名教师主编著作、89名正高职称教师主编著作目录。

二、收录时间：截止至2020年12月31日。

三、收录对象：178名教师范围：《杏林名师——成都中医药大学优秀教师成果荟萃》（郑士杰 李明富主编，四川科学技术出版社，1996年）、《杏林名师——成都中医药大学50周年校庆版》（李继明主编，成都中医药大学编印，2006年）、《成都中医药大学名老中医专家学术经验选编》（梁繁荣主编，人民卫生出版社，2017年）等三部著作目录（含附录）中有主编著作（能搜集到）的教师。

89名正高职称教师范围：《成都中医药大学校史（1956–2016）》（马跃荣　梁繁荣主编　四川科学技术出版社，2016年）附录十五（“1996–2015年正高人员名录”）中有主编著作且未在上述178名教师范围内。

四、教师排序：已故教师依据卒年升序排列（上篇）；其余教师依据生年升序排列（下篇）；生（卒）同年者按姓氏拼音排列；89名正高职称教师按姓氏拼音排列。

五、178名教师著作封面图放置原则：主编为2人及以上，则封面图仅放置在第一主编简介里；若教师均为第2及以后主编，仅列其一部代表作封面图；部分书籍无封面图表示是本馆无馆藏。

六、教师名字书写原则：对于个别教师的名字在不同的书目中其名字（读音相同）有所不同的情况，本书以《杏林名师——成都中医药大学50周年校庆版》教师名字为准。

目　录

第一编
讲义资料和图书图录 / 001

一、20 世纪 50 年代 / 002
二、20 世纪 60 年代 / 004
三、20 世纪 70 年代 / 006
四、20 世纪 80 年代及以后 / 011
五、四川省成都中医进修学校出版教材 / 021
六、自编藏文教材 / 023

第二编
学校自办刊物 / 025

第三编
名师简介及著作图录 / 029

上篇
孔健民 / 030
蒲湘澄 / 031
刘安衢 / 031
卓雨农 / 032
邹仲彝 / 033
邓绍先 / 034
吴棹仙 / 035
陈达夫 / 036
李斯炽 / 037
唐伯渊 / 038
彭履祥 / 039
曾应台 / 039
宋鹭冰 / 040
黄德彰 / 040
冉品珍 / 041
王渭川 / 042
彭宪彰 / 043
罗禹田 / 044
文琢之 / 045
余仲权 / 046
凌一揆 / 047
郭仲夫 / 048

赵立勋 / 049
王祚久 / 050
刘松元 / 050
侯占元 / 051
李仲愚 / 052
段光周 / 053
徐楚江 / 054
王廷富 / 055
王再谟 / 056
戴佛延 / 057
杨介宾 / 058
郑孝昌 / 059
姚鸣春 / 060
曾敬光 / 061
邓明仲 / 062
萧正安 / 063
李介明 / 064
巫璧辉 / 064
郭子光 / 065
雷载权 / 066
邹学熹 / 067
严石林 / 068
陈治恒 / 069
李永义 / 070
吴康衡 / 071
张敬姜 / 072
陈潮祖 / 073
黄国钧 / 074
沈映君 / 075
肖崇厚 / 076
贾敏如 / 077
马逾英 / 078
谢克庆 / 079
徐治国 / 080
邓中甲 / 081
陆懋宣 / 082
亓鲁光 / 082

下篇

李克光 / 083
周邦靖 / 084
杨纪曾 / 085
李良信 / 086
曹吉勋 / 087
曾诚厚 / 088
邓亚平 / 089
刘敏如 / 090
郁文骏 / 091
阙再忠 / 092
张发荣 / 093
黄秀凤 / 094
刘继林 / 095
骆永珍 / 096
王咏芳 / 097
叶传蕙 / 098
宋开源 / 099
王诗铭 / 100
杨家林 / 101
余朝骏 / 102
张之文 / 103
郑士杰 / 104
陈翠屏 / 105
雷佩琳 / 105
廖品正 / 106
万德光 / 107

谢秀琼 / 108
徐　川 / 109
杨明均 / 110
黄英志 / 111
李明富 / 112
王明芳 / 113
张家锡 / 114
陈德济 / 115
罗永芬 / 116
黄迪君 / 117
李大琦 / 118
廖方正 / 119
王久源 / 120
张家礼 / 121
胡锦官 / 122
胡天成 / 122
王志坦 / 123
文昌凡 / 124
朱玉华 / 124
祝彼得 / 125
傅元谋 / 126
李耀光 / 127
李祖伦 / 127
艾儒棣 / 128
董贾寿 / 129
李秀亮 / 130
苏树蓉 / 131
王米渠 / 132
魏学琴 / 133
张廷模 / 134
周训伦 / 135
戴万亨 / 136
林建华 / 137
卫莹芳 / 138
曾庆华 / 139
和中浚 / 140
谭万信 / 141
熊大经 / 142
杨仁旭 / 143
朱智泉 / 143
何洪阳 / 144
林　红 / 145
王德葳 / 146
宋　兴 / 147
杨运宽 / 148
刘小凡 / 148
罗才贵 / 149
陈立翠 / 150
邓友章 / 151
黄嘉陵 / 152
卢先明 / 153
魏绍斌 / 154
蒋永光 / 155
翟慕东 / 156
胡昌江 / 157
马烈光 / 158
苗维纳 / 160
钟　兰 / 160
杨　宇 / 161
张晓云 / 162
蒋建云 / 163
陈　钢 / 163
傅春华 / 164
胡幼平 / 164
吴　军 / 165
吴克明 / 166

杨殿兴 / 167
梁繁荣 / 168
张庆文 / 170
董小萍 / 171
景　琳 / 172
杨松涛 / 173
张　琦 / 174
贾　波 / 175
王卫星 / 176
常　克 / 177
廖品东 / 178
王　建 / 179
傅超美 / 180
杨　明 / 181
郑燕林 / 182
钟　森 / 183
段俊国 / 184
王　飞 / 185
谢学军 / 186
张　艺 / 186
刘友平 / 187
彭　成 / 188
谢春光 / 190
万　丽 / 191
余曙光 / 192
张勤修 / 193
曾　南 / 194

第四编
其他正高专家主编书目 / 195

第一编

讲义资料和图书图录

一、20世纪50年代

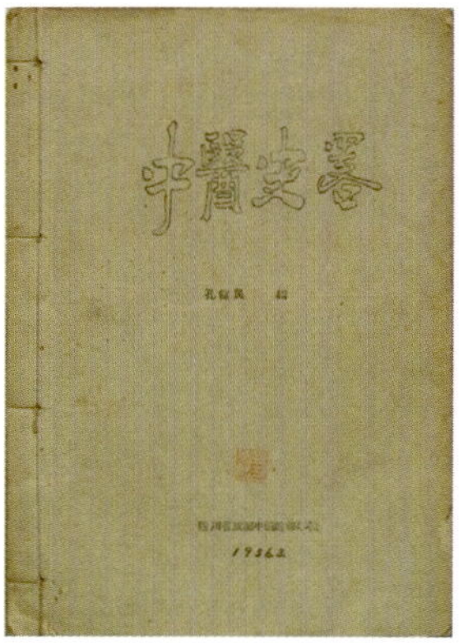

《中医史略》

孔健民（1956年，油印）

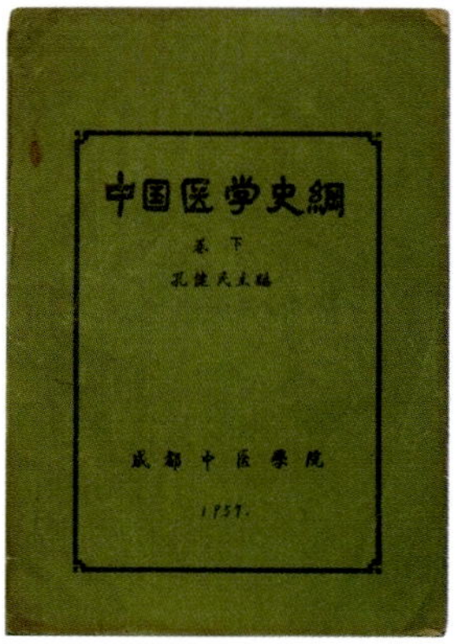

《中国医学史纲》

孔健民（1957年，油印）

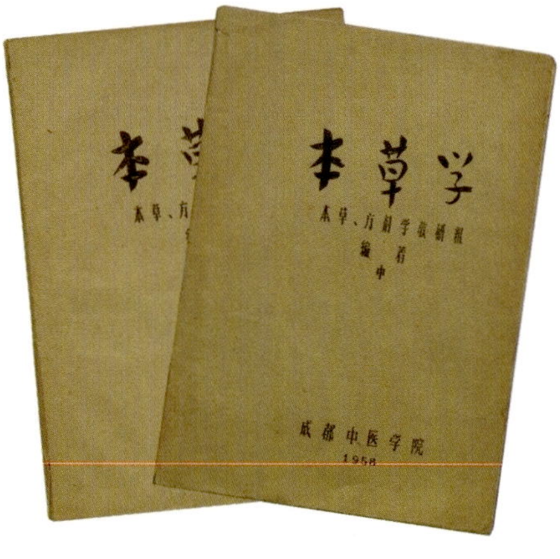

《本草学》

（1958年，油印）

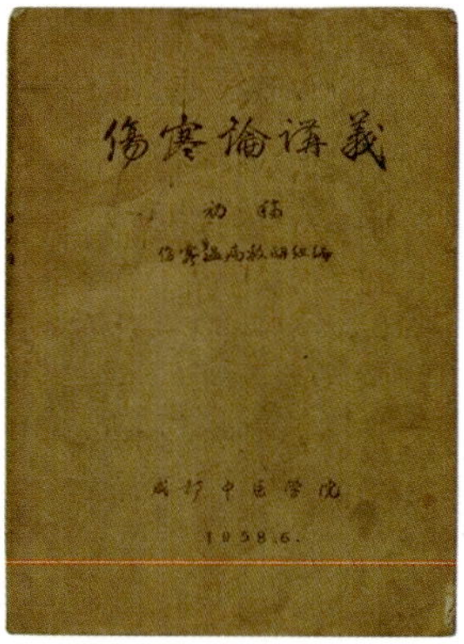

《伤寒论讲义（初稿）》

（1958年，油印）

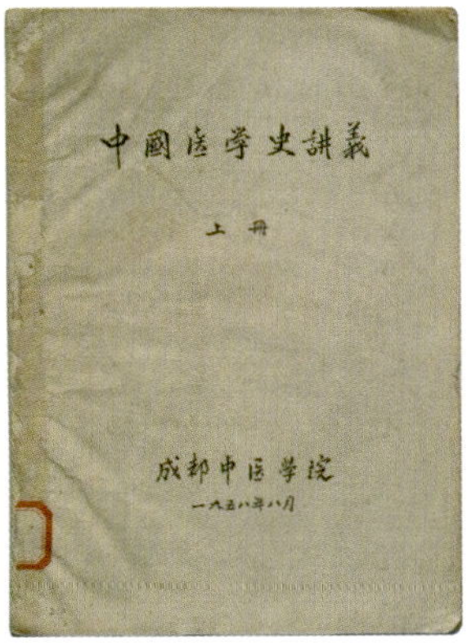

《中国医学史讲义》
（1958年，油印）

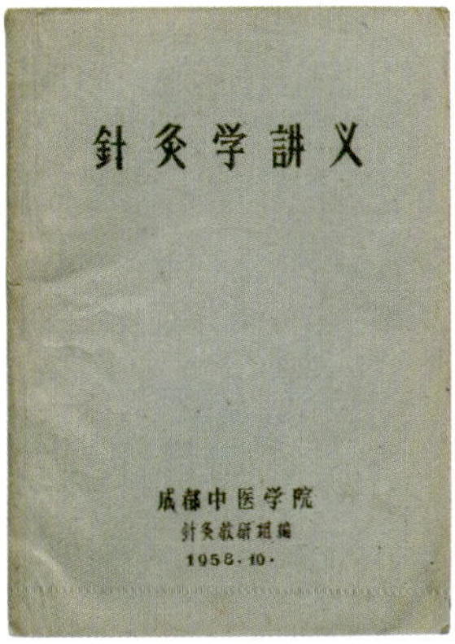

《针灸学讲义》
（1958年，油印）

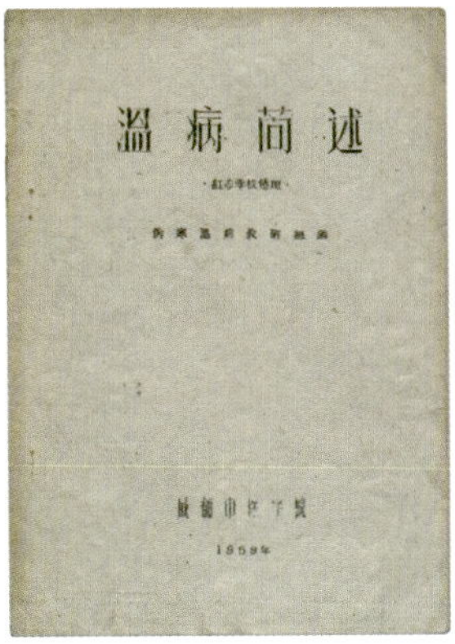

《温病简述》
（1959年，油印）

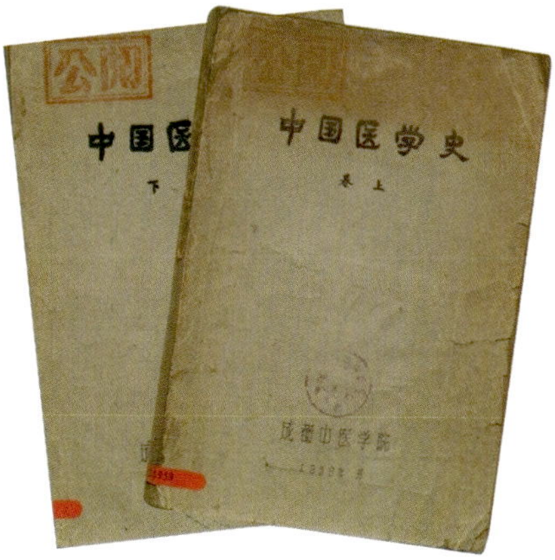

《中国医学史》
（1959年，油印）

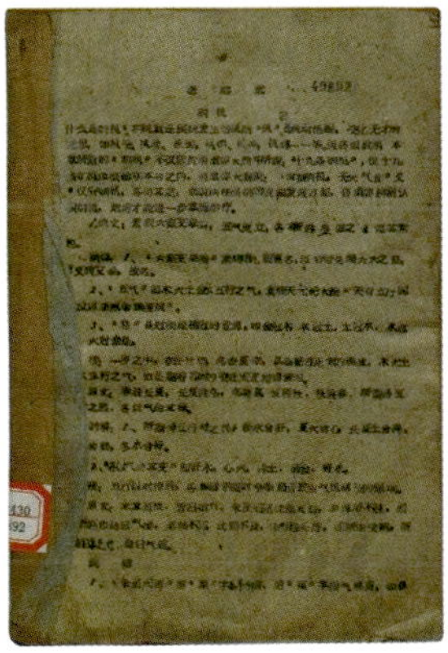

《医经选》
（1959年，油印）

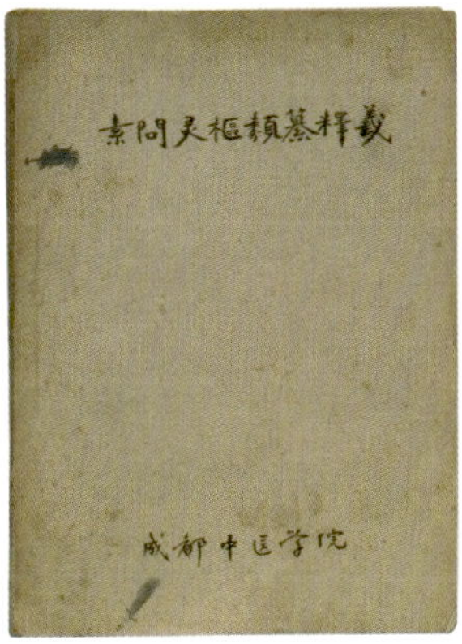

《素问灵枢类纂释义》
（油印）

二、20 世纪 60 年代

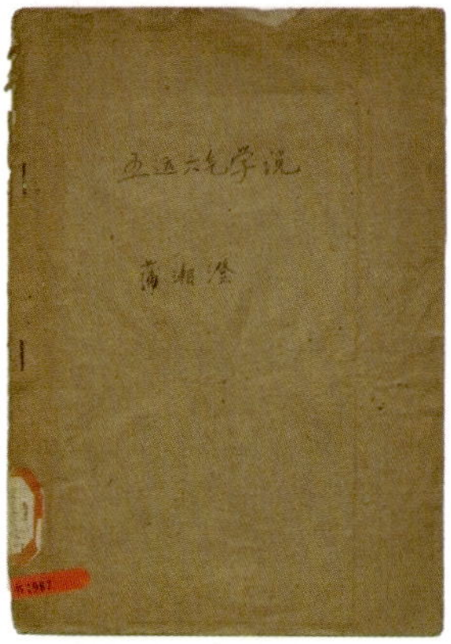

《五运六气学说》

蒲湘澄（1960年，油印）

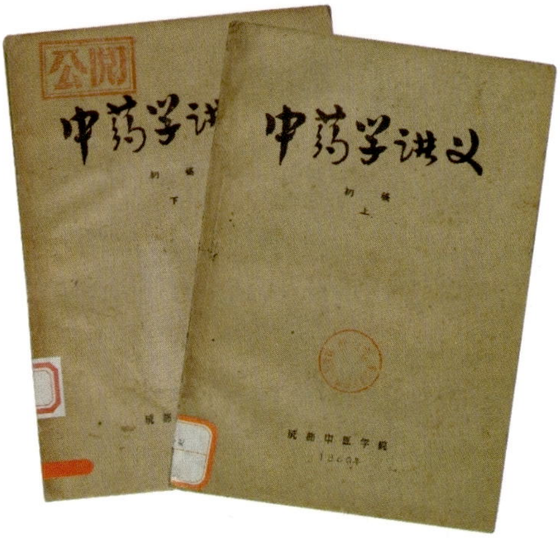

《中药学讲义（初稿）》

（1960年，油印）

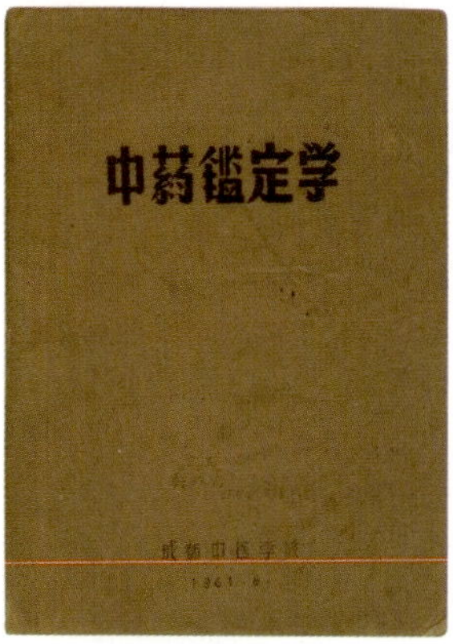

《中药鉴定学》

（1961年，油印）

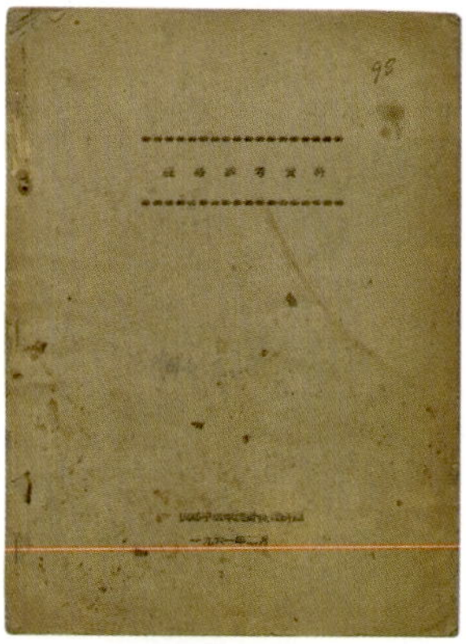

《经络参考资料》

（1961年，油印）

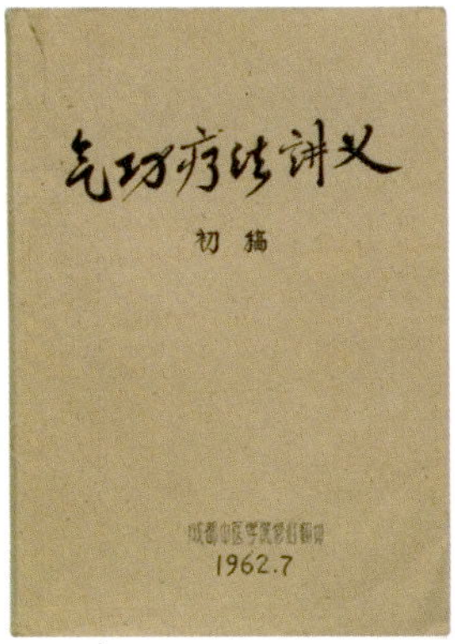

《气功疗法讲义（初稿）》
（1962年，油印）

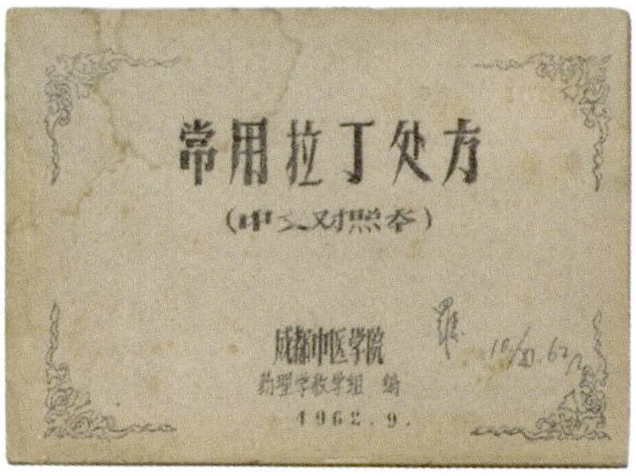

《常用拉丁处方（中文对照本）》
（1962年，油印）

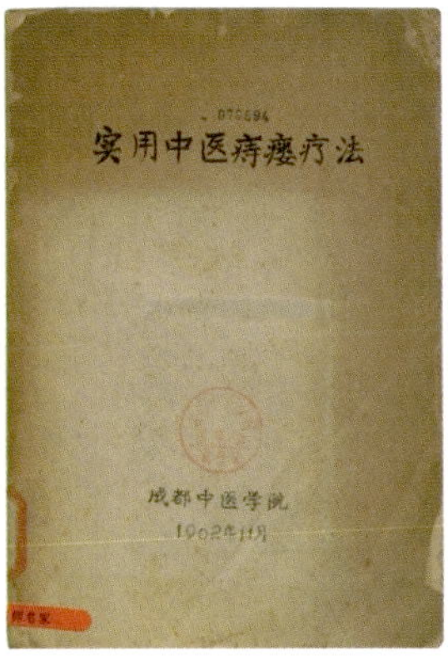

《实用中医痔瘘疗法》
（1962年，油印）

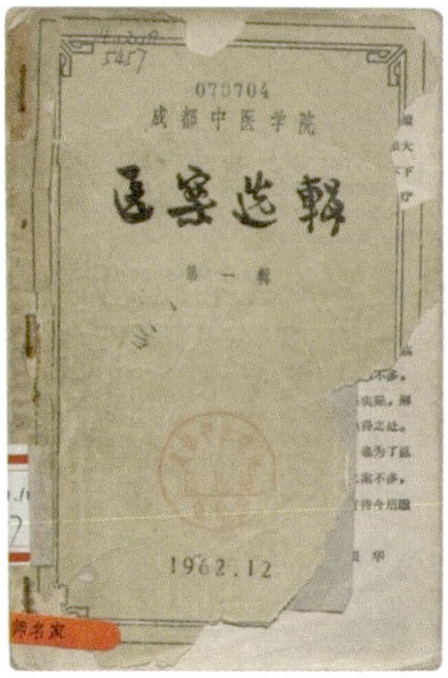

《医案选辑（第一辑）》
（1962年）

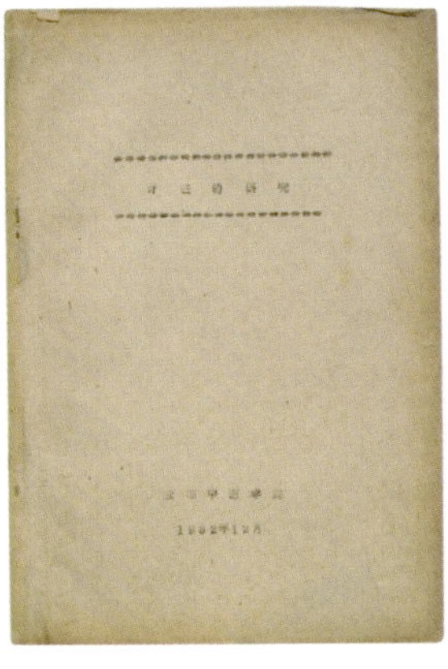

《肾脏的研究》
（1962年，油印）

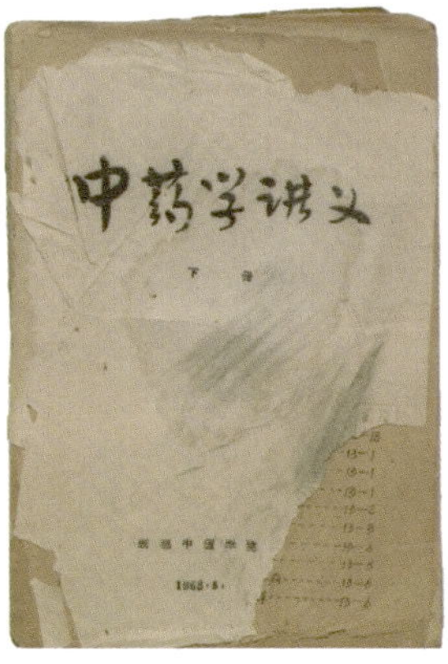

《中药学讲义》
（1963年，油印）

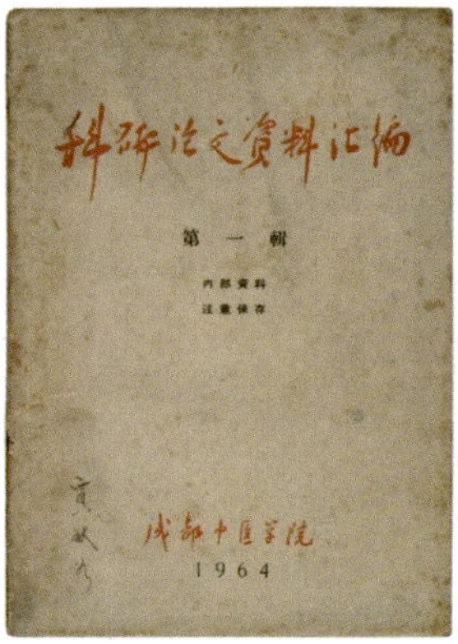

《科研论文资料汇编（第一辑）》
（1964年）

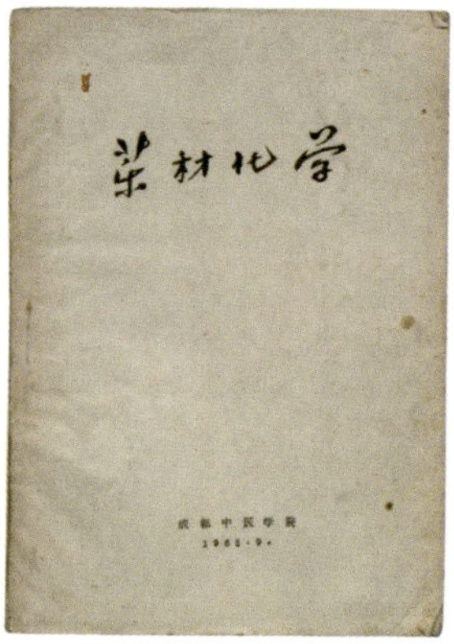

《药材化学》
（1965年，油印）

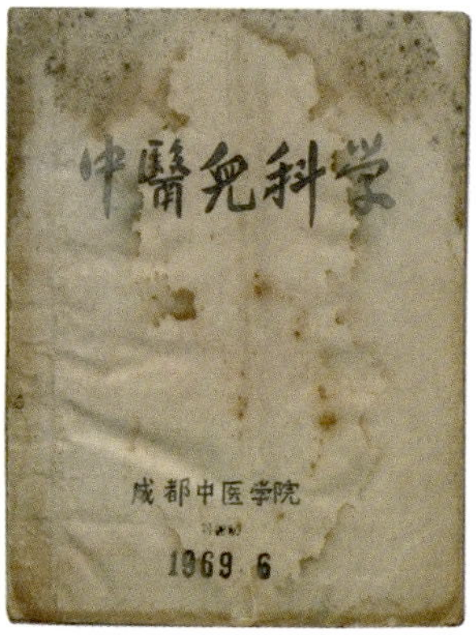

《中医儿科学》
（1969年，油印）

三、20 世纪 70 年代

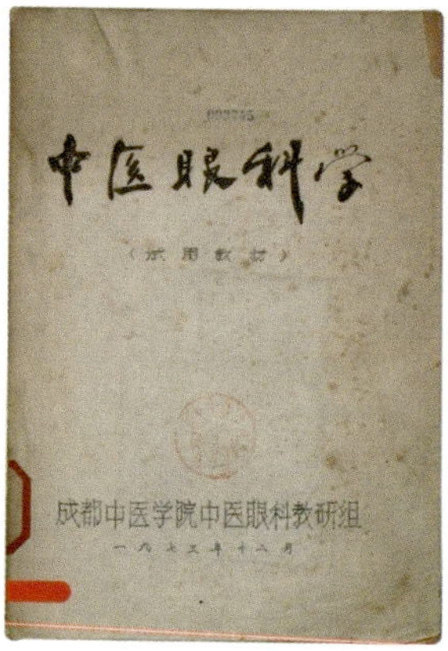

《中医眼科学（试用教材）》
（1973年，油印）

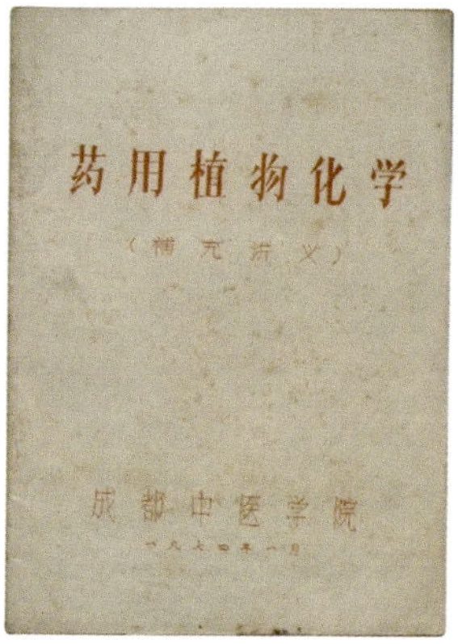

《药用植物化学（补充讲义）》
（1974年，油印）

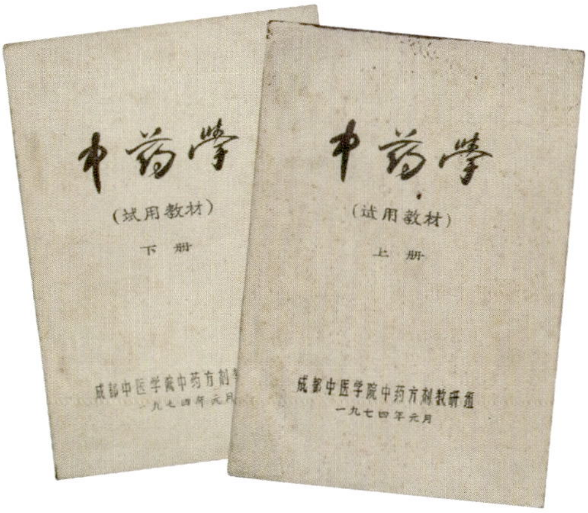

《中药学（试用教材）》
（1974年，油印）

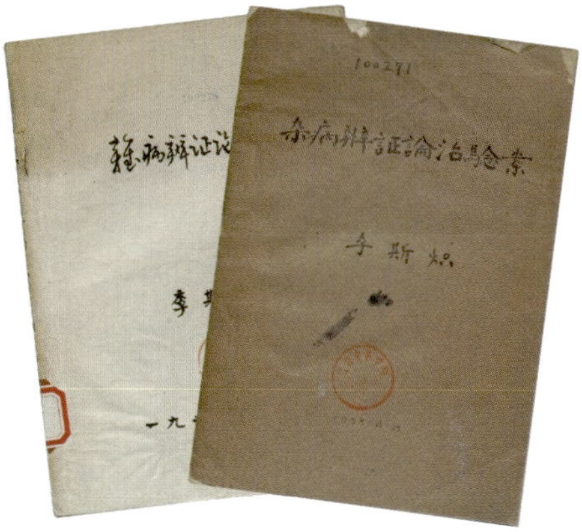

《杂病辨证论治验案》
李斯炽（1974年，1975年，油印）

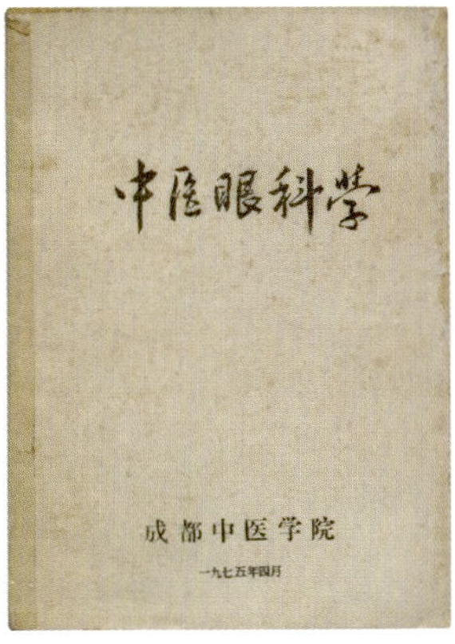

《中医眼科学》
（1975年，油印）

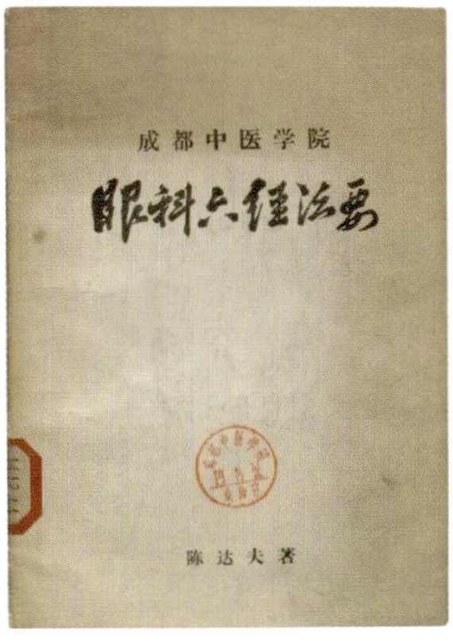

《眼科六经法要》
陈达夫（1975年）

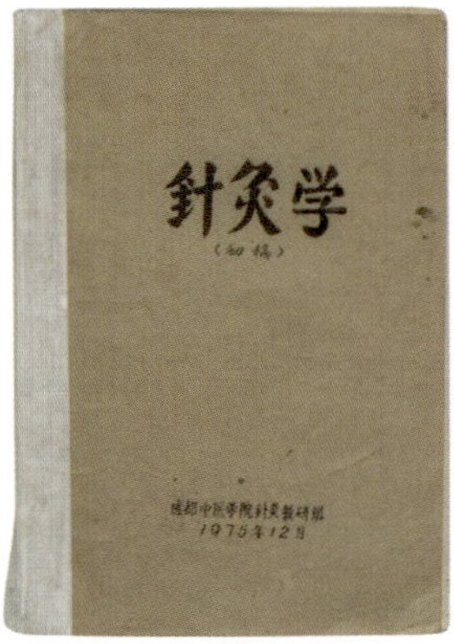

《针灸学（初稿）》
（1975年，油印）

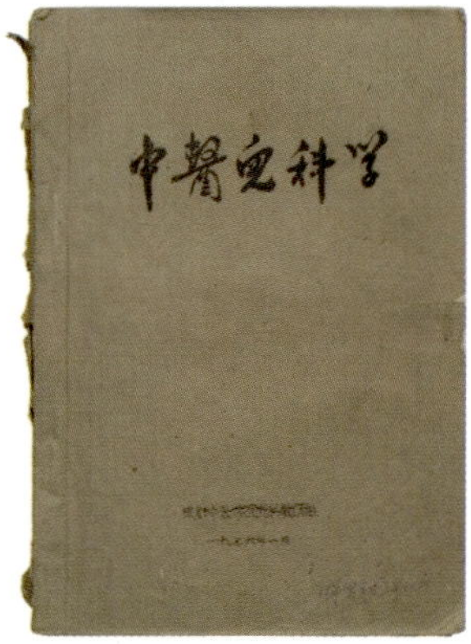

《中医儿科学》
（1976年，油印）

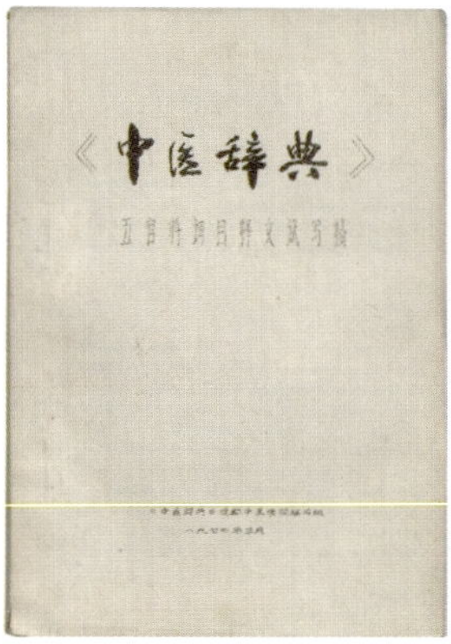

《中医辞典》
（1977年，油印）

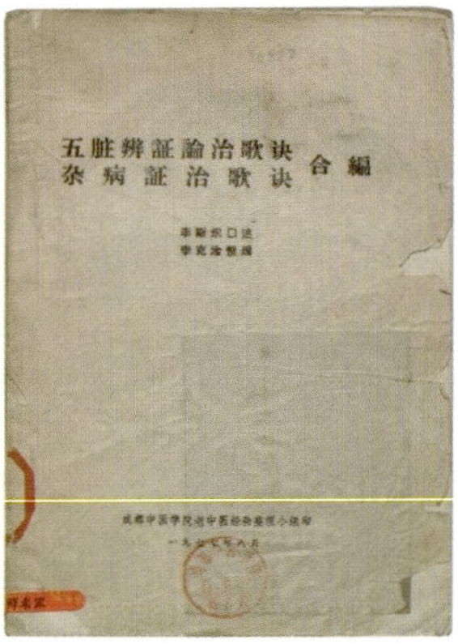

《五脏辨证论治歌诀
杂病论治歌诀合编》
李斯炽口述、李克淦整理（1977年，油印）

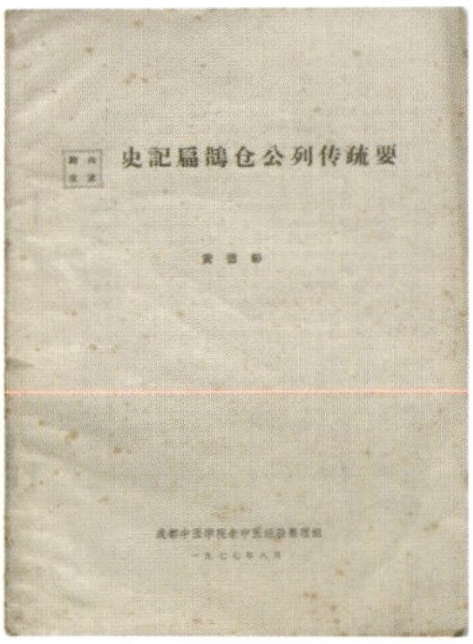

《史记扁鹊仓公列传疏要》
黄德彰（1977年，油印）

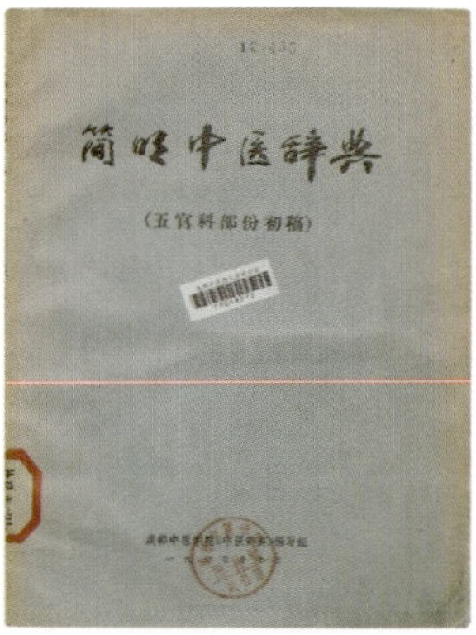

《简明中医辞典
（五官科部分初稿）》
（1977年）

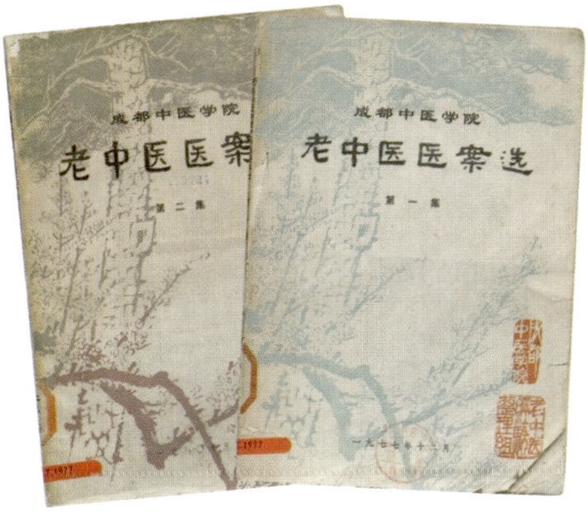

《老中医医案选（第一集）》（1977年）
《老中医医案选（第二集）》（1980年）

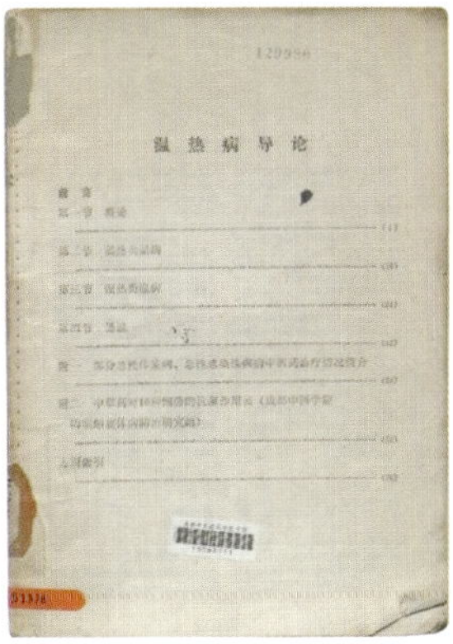

《温热病导论》
（1978年）

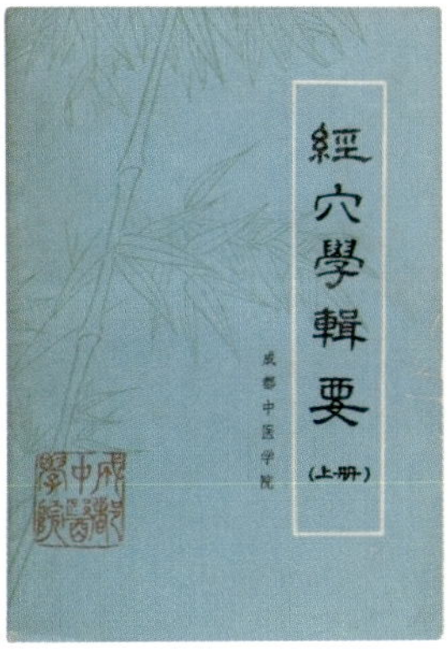

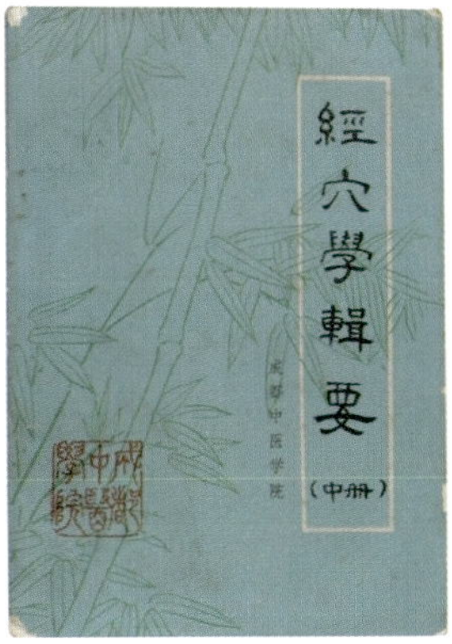

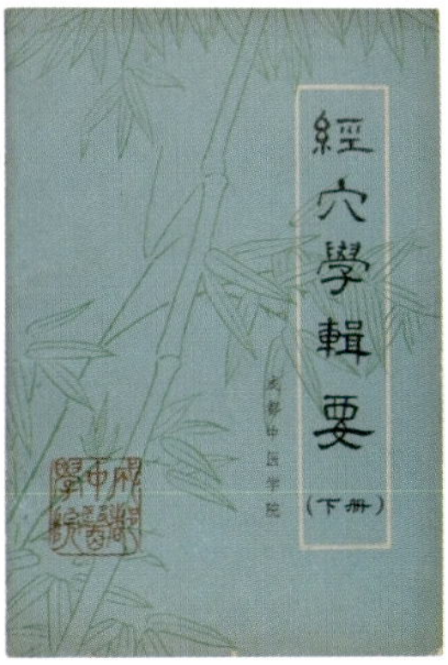

《经穴学辑要》（1979年）

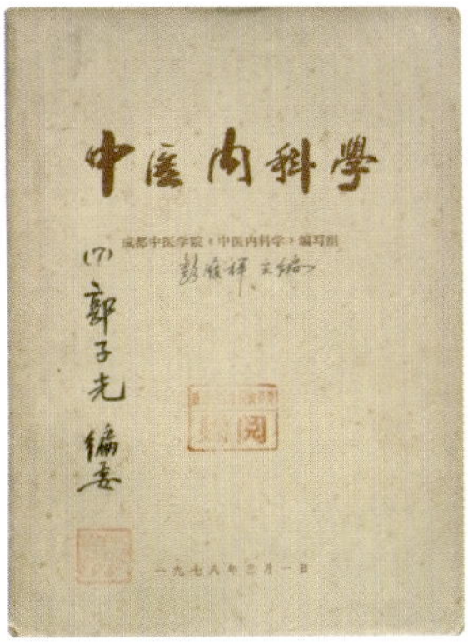

《中医内科学》
（1978年）

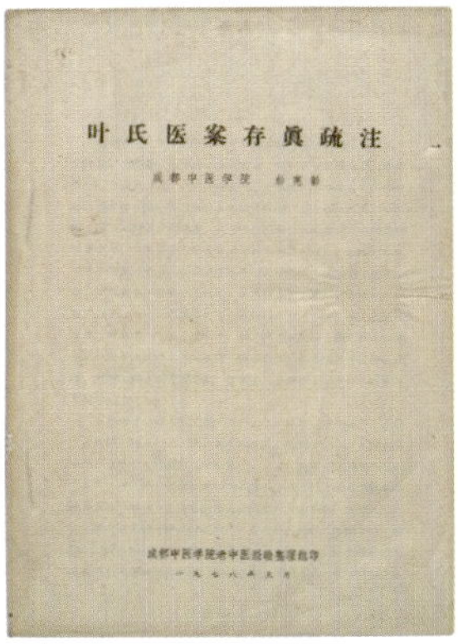

《叶氏医案存真疏注》
彭宪彰（1978年）

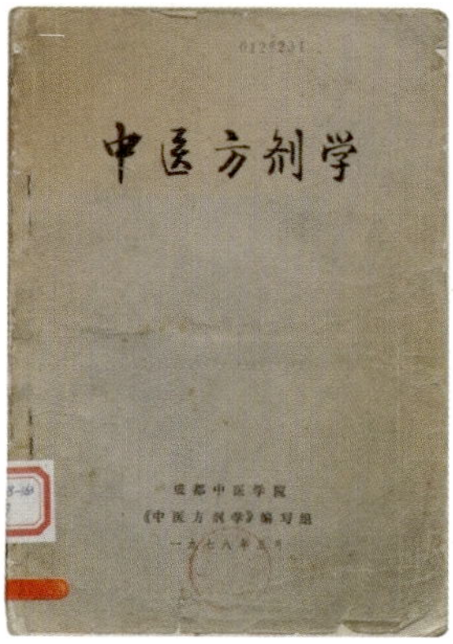

《中医方剂学》
（1978年）

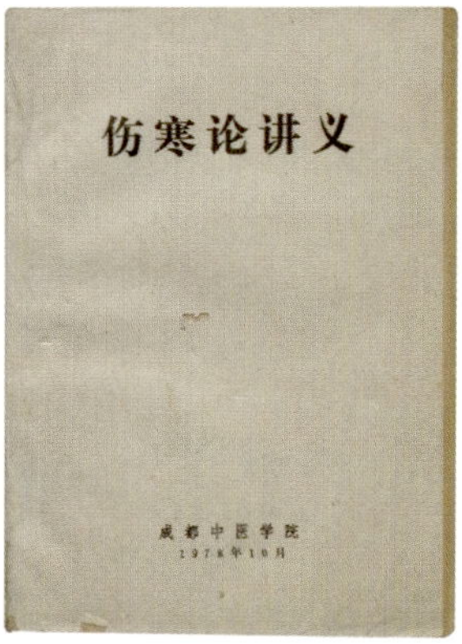

《伤寒论讲义》
（1978年）

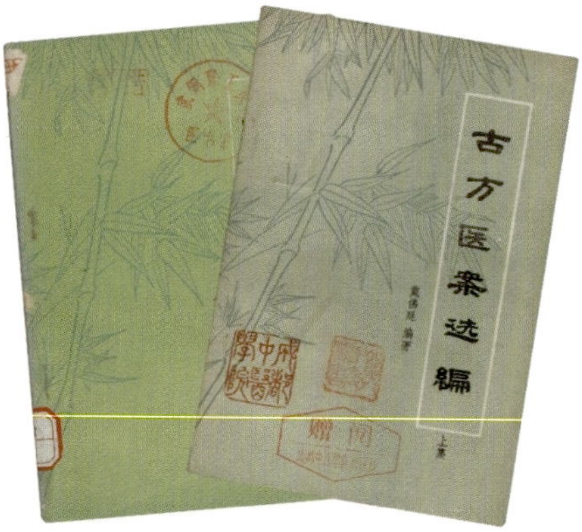

《古方医案选编》
戴佛延（1979年）

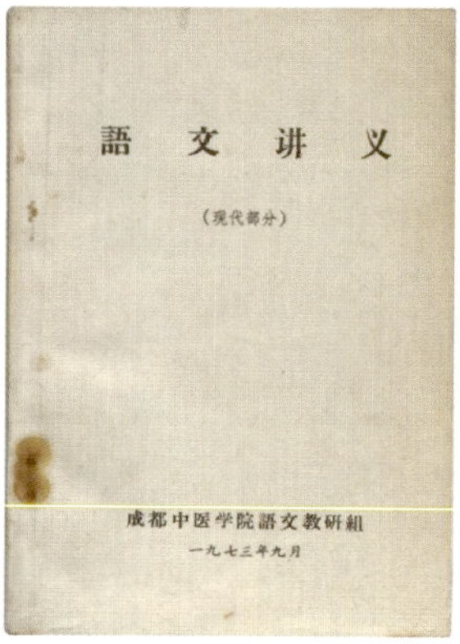

《语文讲义》
（1973年）

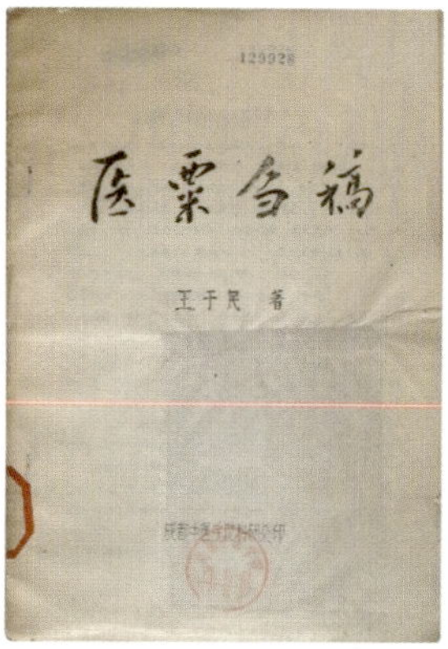

《医粟刍稿》
王于民（油印）

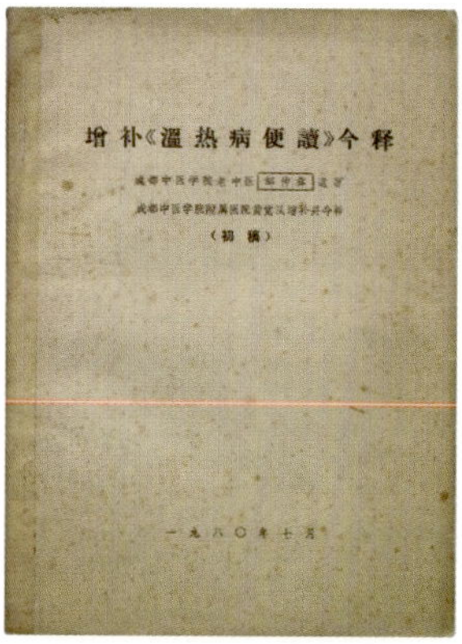

《增补〈温热病便读〉今释（初稿）》
邹仲彝（1980年）

四、20世纪80年代及以后

序号	分类	题名	责任者	出版时间
1	中医文献学	《中医古籍校注释例》	郑孝昌	1984年3月
		《中医训诂略例》	郑孝昌	1984年9月
		《中医文献学基本知识（初稿）》	赵立勋	1984年11月
		《中医训诂学（讲稿）（中医研究生班使用）》	郑孝昌	1986年9月
		《中医文献学（供86、87级使用）》	成都中医药大学中医古籍文献研究所	1987年8月
2	中医基础理论	《自学指导丛刊(中医基础理论分册)》	梅光慧	1985年9月
		《中医学方法论》	陈钢	1993年
		《组织胚胎学教学大纲》	解剖组胚教研室	1999年12月
		《各家学说简介》	马华新	—
3	中医学基础	《金匮要略讲稿》	成都中医学院金匮教研室编（李克光 邓明仲主讲）	1983年10月
		《〈金匮〉文摘汇编(1917—1986)(第四册)》	成都中医学院科研处	—
		《金匮要略教学图表集（供中医专业用）》	张家礼、陈仁旭	—
4	中医诊断学	《自学指导丛刊（中医诊断学）》	张家锡	1986年3月
		《中医证候动物模型实验方法》	曹勇 郭明扬	1987年2月
		《中医病证治法术语（国家标准〈中医临床诊疗术语〉宣讲资料）》	—	1998年5月
		《中医诊断学实验指导》	中医诊断学教研室	1999年11月
		《中医病案规范》	成都中医药大学	2001年
		《脏腑经络辩证施治概论》	林建华	2001年9月
5	中医内科学	《活血化瘀专辑》	成都中医学院内科活血化瘀专题组	1981年11月
		《中医内伤科学》	罗元方	1990年3月
		《中医内科学》	张发荣	2000年5月
	中医内科学	《中医内科学通论（第二版）》	王再谟	2004年8月
		《冠心病中医文献选辑》	陈德济	—

续 表

序号	分类	题名	责任者	出版时间
6	中医妇科学	《自学指导丛刊（中医妇科学分册）》	刘敏如	1986 年 10 月
7	中医外科学	《中医外科药物学》	艾儒棣 陈明岭 段渠	2001 年 12 月
		《中医外科学教学大纲及实验指导（新编）》	成都中医药大学外科教研室	2002 年 12 月
8	中医骨伤科学	《骨伤练功学图谱》	何洪阳	1989 年 7 月
		《中医骨病学》	成都中医药大学	1994 年 6 月
		《骨伤诊断学》	胡晓梅	1994 年 10 月
		《骨与关节损伤学》	何洪阳	1996 年 2 月
		《中医骨伤推拿学》	曾一林	1998 年 12 月
		《骨伤治疗学教学大纲》	成都中医药大学临床医学院骨科教研室	1999 年 11 月
		《中医伤科学教学大纲》	成都中医药大学	1999 年 12 月
		《骨与关节损伤学图谱》	成都中医药大学	1999 年 12 月
		《骨伤练功学（骨伤专业用）》	何洪阳	1999 年 12 月
		《〈中医骨伤科古医籍选〉教学大纲（供骨伤专业 98 级用）》	成都中医药大学	2000 年 11 月
		《骨伤诊断学教学大纲（供骨伤专业 98 级使用）》	成都中医药大学临床医学院骨科教研室	2000 年 11 月
		《骨伤治疗学》	阙再忠	2000 年 11 月
		《骨伤诊断学实验指导》	成都中医药大学临床医学院	2000 年 11 月
		《骨伤练功学教学大纲（骨伤专业 98 用）》	成都中医药大学	2000 年 12 月
		《〈骨与关节损伤学各论〉教学大纲 / 实习指导（供骨伤 98 级使用）》	成都中医药大学	2002 年 1 月
		《创伤急救学教学大纲（供骨伤 98 级使用）》	成都中医药大学	2002 年 1 月
		《中医骨伤科古医籍选教学大纲（供骨伤专业 99 级用）》	成都中医药大学	2002 年 6 月
		《中医骨伤推拿学教学大纲、实验指导（供骨伤专业 2000 级用）》	何洪阳	2002 年 12 月
		《骨伤局部解剖学》	成都中医药大学骨伤教研室	—
		《筋伤学（供骨伤专业用）》	阙再忠	—

续　表

序号	分类	题名	责任者	出版时间
8	中医骨伤科学	《第十三章 关节内骨折插图》	成都中医学院骨科教研室	—
		《临床骨伤诊断学》	冷志林	—
		《〈临床骨伤诊断学〉图谱》	成都中医学院骨科教研室	—
9	中医五官科学	《五官解剖生理学（供中医五官专业用）》	陈翠屏	1989年8月
		《眼耳鼻喉科学(供中医五官专业用)》	邓亚平	1990年2月
		《中医临床眼科学(供中医五官专业用)》	王明芳	1991年6月
		《中医口齿科学》	熊大经	1991年12月
		《中医五官科外用制剂学教学大纲》	成都中医药大学	1995年9月
		《五官解剖生理学（供中医五官专业用）》	陈翠屏	1995年12月
		《眼科检查与治疗学(供五官专业用)》	郑燕林	1997年8月
		《中医耳鼻喉科学教学大纲/实验指导/补充教材》	成都中医药大学	1999年11月
		《中医耳鼻喉科基础理论学教学大纲（供五年制中医五官科学专业97级使用）》	成都中医药大学	1999年11月
		《口齿学讲义》	张蓉	2000年10月
		《中医临床眼科学》	—	2002年1月
		《〈中西医结合临床耳鼻咽喉科学〉教学大纲（供中西医结合七年制、五年制专业使用）》	成都中医药大学	2004年7月
		《中医五官科文献选》	成都中医药大学	—
		《五官解剖生理学（供中医五官专业用）》	陈翠屏	—
		《中医耳鼻喉科基础理论学（供五年制中医五官科学专业使用）》	熊大经	—
10	针灸学	《经穴学辑要上册》	成都中医学院	1979年6月
		《经穴学辑要中、下册》	成都中医学院	1980年10月
		《针灸学》	廖方正	1991年3月
		《头皮针疗法》	黄迪君	1993年12月
		《针灸学》	廖方正	1995年4月

续 表

序号	分类	题名	责任者	出版时间
10	针灸学	《针灸实验指导（供骨伤专业95级使用）》	成都中医药大学	1997年11月
		《经络学实验指导》	成都中医药大学针灸推拿学院针灸基础教研室	1999年12月
		《〈针灸学基础〉实验指导（供针推专业99级使用）》	成都中医药大学针灸推拿学院针灸基础教研室	2001年5月
		《针灸学实验指导（供七年制中医97级、中医外科方向99级使用）》	成都中医药大学针灸推拿学院针灸临床教研室	2001年12月
		《针灸学实验指导(供中医、骨伤方向99级使用）》	成都中医药大学针灸推拿学院	2002年5月
		《针灸学基础实验指导（供针推专业2001级使用）》	成都中医药大学	2003年5月
		《实验针灸学实验指导》	成都中医学院	—
		《〈刺法针灸学〉实验报告》	成都中医药大学	—
11	推拿学	《推拿学基础（供推拿专业使用）》	曾文斌	1997年3月
		《小儿推拿学》	廖品东	1998年3月
		《小儿推拿学》	廖品东	1998年11月
		《推拿学教学大纲（供针灸英语专业96级使用）》	成都中医药大学	1999年11月
		《推拿治疗学实验指导（供针推、针英专业使用）》	成都中医药大学	2003年5月
		《推拿医籍选》	廖品东	—
12	养生康复学	《康复临床学》	成都中医药大学	2003年7月
13	功法学	《气功学讲义（初稿）》	成都中医药大学针灸系气功教研室	1995年12月
		《气功学讲义（初稿）》	成都中医药大学针灸系气功教研室	1998年1月
		《气功学教学大纲(供针推专业98级、针英98级使用）》	成都中医药大学针灸推拿学院	2001年12月
14	中医食疗学	《中医食疗学概要》	刘继林	1992年2月
		《中医食疗学概要》	刘继林	1994年9月
		《中医食疗学教学大纲（试行）》	刘继林	2003年12月
		《中西医临床外科学教学大纲及实验指导（供中西医结合方向使用）》	成都中医药大学中医外科教研室	2001年12月

续　表

序号	分类	题名	责任者	出版时间
15	中西医结合医学	《中西医临床外科学教学大纲》	成都中医药大学	2003 年 2 月
		《中西医性传播疾病防治学》	杨殿兴 林红	—
16	临床医学基础	《变态反应基础与临床（研究生和临床医师参考资料）》	骆永珍	1983 年 11 月
		《医学免疫学参考资料》	骆永珍	1985 年 1 月
		《临床学基础（基本病理过程）》	成都中医学院	1992 年 7 月
		《临床学基础（基本病理过程）》	黄秀凤 胡汉波	1994 年 7 月
		《组织学实验指导（供 98 级使用）》	成都中医药大学	1998 年 11 月
		《医学生物学实验指导》	成都中医药大学医学生物学教研室	1999 年 6 月
		《基础生理学实验指导》	任桂华、曹星星	1999 年 11 月
		《病理解剖学实验指导（供医一类、医二类、七年制中医专业使用）》	成都中医药大学	2000 年 5 月
		《基础生理学实验指导》	任桂华、曹星星	2000 年 11 月
		《组织学实验指导（供七年制中西医结合 99 级、针英 99 级使用）》	成都中医药大学	2000 年 11 月
		《医学生物学教学大纲》	成都中医药大学生物教研室	2001 年 5 月
		《组织学实验指导(供中医专业(全科)2001 级、护理 2001 级及七年制针英专业 2000 级使用）》	成都中医药大学	2001 年 5 月
		《医学生物学实验指导》	成都中医药大学医学生物学教研室	2001 年 6 月
		《生理学教学大纲》	任桂华、曹星星	2001 年 12 月
		《组织学实验指导（2003 年秋季学期相关专业使用）》	成都中医药大学	2003 年 5 月
17	内科学	《自学指导丛刊（西医内科学基础分册）》	曾诚厚	1987 年 7 月
		《西医内科学有关疾病诊疗标准》	成都中医药大学	1996 年 10 月
		《西医内科学有关疾病诊疗标准（供医、五官 94 级、医专 96 级使用）》	成都中医药大学	1998 年 10 月
		《〈内科学〉教学大纲》	成都中医药大学	1999 年 10 月
		《老年生理与病理学》	成都中医药大学	2003 年 7 月
		《西医内科学临床讨论病案》	成都中医药大学	—

续 表

序号	分类	题名	责任者	出版时间
18	外科学	《西医外科学教学大纲及实验指导》	成都中医药大学	2000 年 1 月
		《泌尿外科学》	张蜀武	2002 年 9 月
		《西医外科学（高等中医药院校试用教材）》	张敬姜	—
19	妇产科学	《〈妇产科学〉概论教学纲要》	吴克明	1997 年 8 月
20	儿科学	《儿科补充教材西医部分(仅供中医、骨伤、五官、护理、药理专业使用）》	冯天明	1995 年 1 月
		《儿科补充教材（西医部分）》	冯天明	1995 年 10 月
		《儿科补充教材西医部分(仅供中医、骨伤、五官、护理、药理专业使用）》	冯天明	1999 年 7 月
21	医学美容学	《医学美容学实验指导》	成都中医药大学美容医学教研室	2002 年 8 月
22	中药学	《中医自学教材 中药学》	雷载权	1985 年 10 月
		《成都中医学院药学系论文选编》	成都中医学院药学系、附属制药厂	1986 年 10 月
		《中药普及自学教材（中药学）》	张廷模	1990 年 4 月
		《中药普及自学教材（中药化学基础知识）》	及元乔	1990 年 9 月
		《中药普及自学教材(药政管理知识)》	蒋荣光 宋民宪	1991 年 3 月
		《中药普及自学教材（中药性状鉴定学）》	李仿尧	1991 年 4 月
		《中药普及自学教材（常用中成药使用知识）》	罗忠友	1991 年 5 月
		《中药普及自学教材(中药房管理学)》	徐楚江	1991 年 6 月
		《中药普及自学教材（中药药剂学）》	谢秀琼	1991 年 12 月
		《中药化学补充教材(层析部分)/〈中药化学〉教学大纲/中药化学实验讲义》	成都中医药大学	1995 年 12 月
		《〈中药制药设备及车间工艺设计〉补充讲义及实验指导（供本科制药93级使用）》	孙启放 王素英	1995 年 12 月
		《〈中成药学〉教材》	傅超美	1997 年 7 月
		《药用动物学教学大纲（供中药专业97级使用）》	成都中医药大学中药标本馆	1999 年 6 月

续　表

序号	分类	题名	责任者	出版时间
22	中药学	《中药商品学》	曾俊超	1999 年 7 月
		《中药鉴定学实验指导（供基地班 97 级、中药专业 97 级用）》	成都中医药大学中药鉴定教研室	1999 年 12 月
		《药用植物学（供药学院基地 98、中药 98 级使用）》	成都中医药大学药用植物教研室	1999 年 12 月
		《中药商品学》	曾俊超	2000 年 3 月
		《中药药剂学实验指导（供中药营销专业 99 级使用）》	成都中医药大学	2000 年 5 月
		《中药炮制学大纲及实验指导》	成都中医药大学中药炮制教研室	2000 年 5 月
		《中药鉴定学基础教学大纲(供中药、制药专业 98 级使用）》	成都中医药大学	2000 年 11 月
		《药用植物学（供药类 99 级使用）》	成都中医药大学药用植物教研室	2000 年 12 月
		《中药化学教学大纲 / 中药化学实验讲义》	成都中医药大学药学系中药化学教研室	2001 年 6 月
		《中药商品学教学大纲》	成都中医药大学中药标本馆	2001 年 6 月
		《〈中成药学〉教材》	傅超美	2001 年 9 月
		《中药鉴定学基础教学大纲（供经管专业使用）》	成都中医药大学鉴定药植教研室	2001 年 12 月
		《中药药效研究方法学》	黄国钧	2002 年 7 月
		《中药鉴定学基础教学大纲（供经管专业使用）》	成都中医药大学	2002 年 11 月
		《药用植物学（供中药 2001 级使用）》	成都中医药大学药用植物教研室	2002 年 12 月
23	方剂学	《方剂学》	成都中医药大学	1997 年 9 月
		《方剂学教学大纲》	成都中医药大学	2000 年 5 月
24	药学	《药理学实验》	药理学实验编写组	1983 年 6 月
		《药理实验方法学（供中药药理专业用）》	南京中医学院药理教研室 / 成都中医学院药理教研室	1994 年 8 月
		《药物动力学基础（供药学系制药专业、中药药理专业使用）》	成都中医药大学药理教研室	1996 年 2 月
		《药理实验方法学（供中药药理专业用）》	南京中医学院药理教研室 / 成都中医学院药理教研室	1998 年 1 月
		《药理学教学大纲（供基地 97 级、制药 97 级、中药 97 级使用）》	成都中医药大学	1999 年 6 月

续 表

序号	分类	题名	责任者	出版时间
24	药学	《药理学教学大纲》	成都中医药大学	1999 年 12 月
		《药理实验方法学教学大纲》	成都中医药大学药理教研室	1999 年 12 月
		《药物动力学教学大纲(供药理 96、97 级使用)》	成都中医药大学药理教研室	2000 年 5 月
		《基础药理学教学大纲》	成都中医药大学药理学教研室	2000 年 11 月
		《药理实验方法学教学大纲》	成都中医药大学药理教研室	2000 年 11 月
		《药理学教学大纲(供制药工程 99 级使用)》	成都中医药大学	2000 年 12 月
		《药学类专业综合性、设计性实验 实验教材:供中药学专业 2003 级、中药基地班 2004 级使用》	成都中医药大学药学院教学实验中心	2006 年 5 月
		《药理学实验指导》	成都中医药大学药理学教研室	—
		《药物合成实验指导》	药学院化学教研室	—
		《药剂学实验讲义(供药学专业使用)》	成都中医药大学	—
25	医学影像学	《X 线诊断学》	余朝骏	1993 年 9 月
		《影像诊断学教学大纲》	成都中医药大学	1999 年 12 月
26	护理学	《内科护理学》	成都中医药大学	1996 年
		《内科护理学教学大纲》	成都中医药大学	1999 年 11 月
27	其他	《有机化学实验指导》	成都中医学院	1991 年 12 月
		《医学伦理与卫生法学》	成都中医药大学	1993 年 7 月
		《中医文献检索与利用》	范家永	1993 年 9 月
		《C 语言与程序设计》	何振林	1995 年 6 月
		《微生物学(供中药专业用)》	—	1995 年 9 月
		《医用高等数学(二)》	成都中医药大学	1995 年 6 月
		《〈中医药基础拉丁语〉词汇表》	贲安	1996 年 10 月
		《汇编语言——成都中医药大学计算机五教材》	周仁郁、崔相学、何振林	1997 年 2 月
		《统计软件》	周仁郁、崔相学、何振林	1997 年 2 月
		《C 语言——成都中医药大学计算机三教材》	周仁郁、何振林	1997 年 9 月

续 表

序号	分类	题名	责任者	出版时间
27	其他	《汇编语言——成都中医药大学计算机四教材》	周仁郁、崔相学、罗奕	1998 年 3 月
		《实习手册》	成都中医药大学教务处	1998 年 5 月
		《医药器材管理学》	董贾寿 杨军	1998 年 8 月
		《计算机基础》	周仁郁	1998 年 9 月
		《计算机基础——成都中医药大学计算机一教材》	周仁郁	1998 年 9 月
		《仪器分析实验补充资料（供基地、中药 98 级、制药 98 级用）》	成都中医药大学	1998 年 11 月
		《大学英语教学大纲(文理科本科用)》	成都中医药大学	1998 年 12 月
		《马克思主义哲学原理教学大纲》	成都中医药大学	1998 年 12 月
		《〈思想品德修养〉教学大纲》	成都中医药大学	1998 年 12 月
		《数据库（修改版）· 成都中医药大学计算机二教材》	周仁郁	1999 年 1 月
		《法律基础课教学大纲（初稿）》	社会部德育教研室	1999 年 2 月
		《统计软件（新版）》	周仁郁	1999 年 2 月
		《〈有机化学〉教学大纲、实验指导》	成都中医药大学	1999 年 3 月
		《大学生心理与健康》	蒋建华 彭晓英	1999 年 3 月
		《仪器分析教学大纲（供药理 96 级用）》	成都中医药大学药学系仪器分析课程组	1999 年 7 月
		《C 语言——成都中医药大学计算机三教材》	周仁郁、何振林	1999 年 7 月
		《中医药工程学》	陈德济、张震中、吴浩然编	1999 年 10 月
		《生物化学实验指导（供五年制中西医结合 99 级、中药基地班 98 级使用）》	成都中医药大学生化教研室	1999 年 11 月
		《〈有机化学〉实验指导、大纲》	成都中医药大学	1999 年 12 月
		《物理化学实验讲义（制药 98 级、制药工程 99 级使用）》	成都中医药大学药学院基础化学教研室	1999 年 12 月
		《〈专业英语〉教学大纲（试行）（供针英 98 级使用）》	成都中医药大学	1999 年 12 月
		《生物化学实验指导（供医一类 99 级、医二类 99 级、制药工程 99 级、针灸英语 98 级使用）》	成都中医药大学生化教研室	2000 年 5 月

续 表

序号	分类	题名	责任者	出版时间
27	其他	《中医药科研方法与设计（讲稿）》	陈立翠	2000 年 7 月
		《中医药基础拉丁语》	贲安	2000 年 7 月
		《分子生物学讲义（供医学、药学各专业本专科生选修用）》	—	2000 年 8 月
		《物理化学实验讲义》	成都中医药大学药学院基础化学教研室	2000 年 11 月
		《生物化学教学大纲》	成都中医药大学	2000 年 11 月
		《生物化学实验指导》	成都中医药大学生化教研室	2000 年 12 月
		《生物化学教学大纲》	成都中医药大学	2001 年 6 月
		《中医药科研方法与知识产权保护》	陈立翠	2001 年 9 月
		《无机化学实验（供药学类专业用）》	卞金晖	2001 年 10 月
		《英语试题（中医 2001 级、管理 2001 级使用）》	—	2002 年 3 月
		《〈针灸英语〉教材》	—	2002 年 3 月
		《统计软件》	周仁郁	2002 年 9 月
		《中医药知识产权保护》	刘辉	2002 年 9 月
		《基础化学（医用化学）教学大纲》	成都中医药大学	2003 年 5 月
		《医学科研方法与论文写作》	陈立翠	2003 年 6 月
		《老年心理学》	金荣疆	2003 年 7 月
		《无机化学教学大纲（供中药各专业用）》	成都中医药大学	2003 年 8 月
		《生物化学实验指导》	成都中医药大学生化教研室	2003 年 11 月
		《生物化学实验指导(医学类七年制、五年制、药类、针推护理各专业使用）》	成都中医药大学生化教研室	2004 年 11 月
		《中医药科研方法与设计（供中药学基地班、本科班使用）》	陈立翠	2005 年 6 月
		《拉丁语基础（供中医、针灸各专业使用）》	贲安	2005 年 9 月
		《中药英语（供中药、药学专业本科生使用）》	贲安	—
		《基础化学(供中西医结合专业等用）》	李荣勇	—

五、四川省成都中医进修学校出版教材

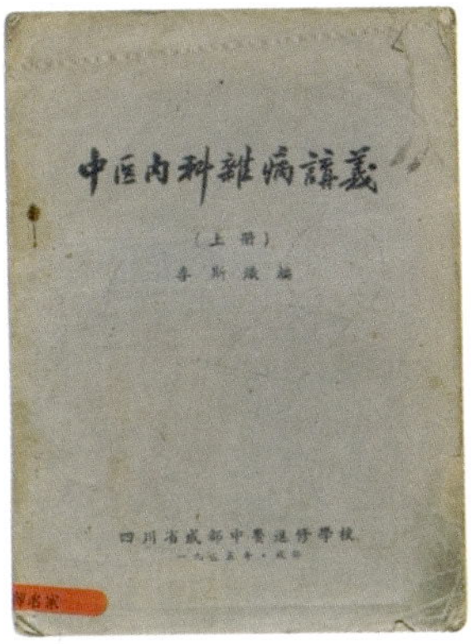

《中医内科杂病讲义》

李斯炽（1955年）

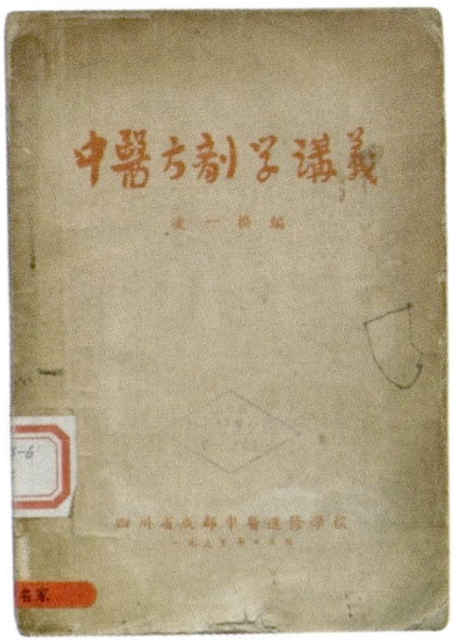

《中医方剂学讲义》

凌一揆（1955年）

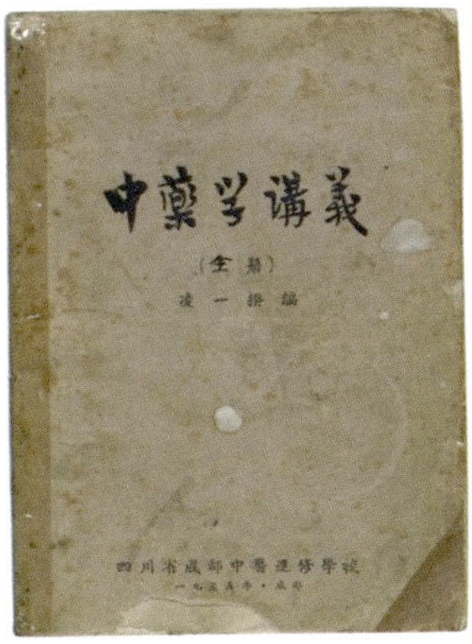

《中药学讲义》

凌一揆（1955年）

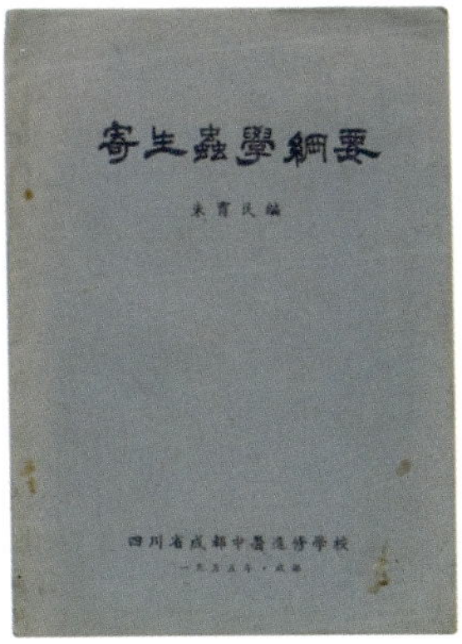

《寄生虫学纲要》

朱育民（1955年）

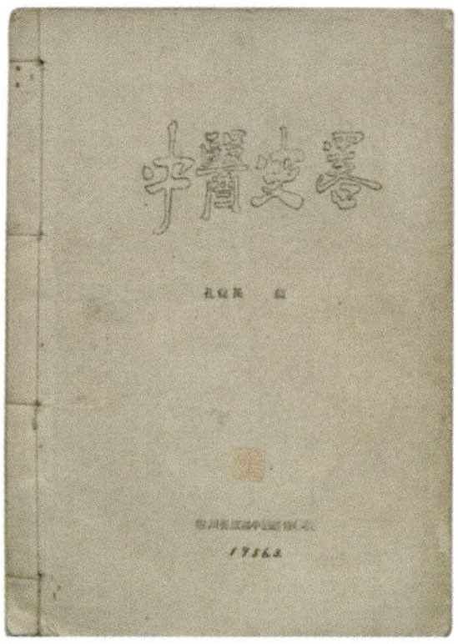

《中医史略》

孔健民（1956年，油印）

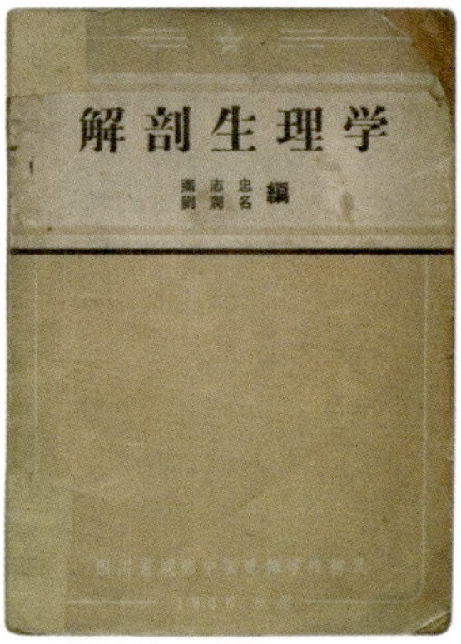

《解剖生理学》

蒲志忠、刘润名（1956年）

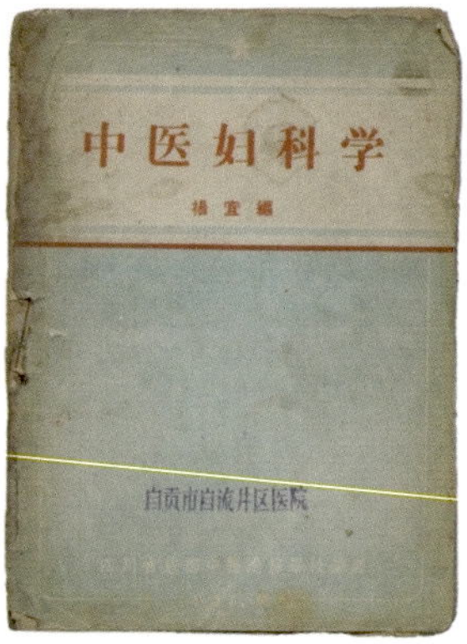

《中医妇科学》

杨宜（1957年）

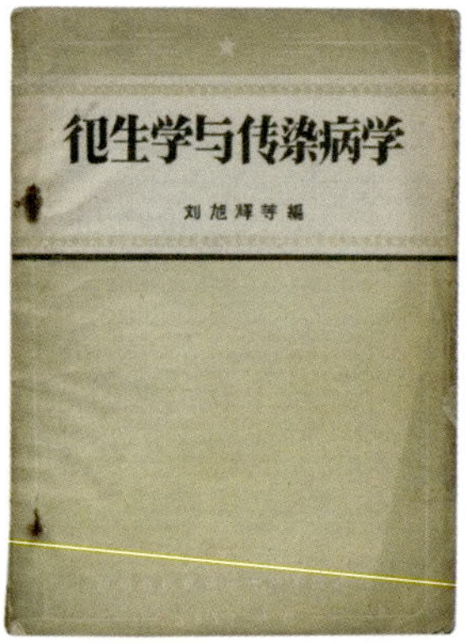

《卫生学与传染病学》

刘旭辉等（1957年）

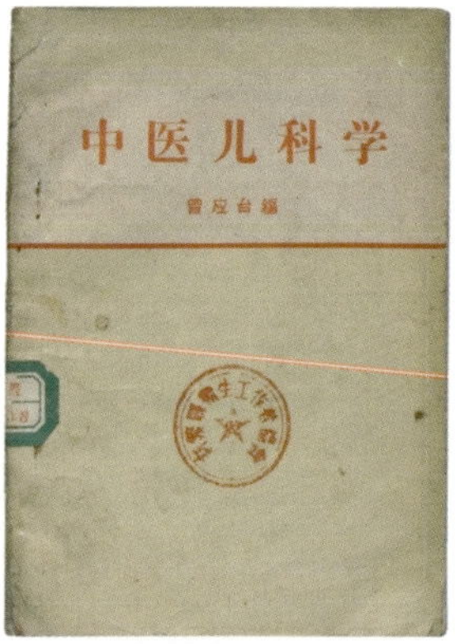

《中医儿科学》

曾应台（1957年）

六、自编藏文教材

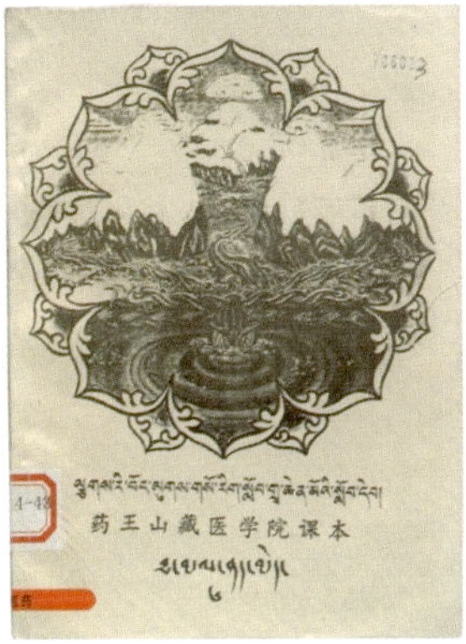

《藏医保健学》

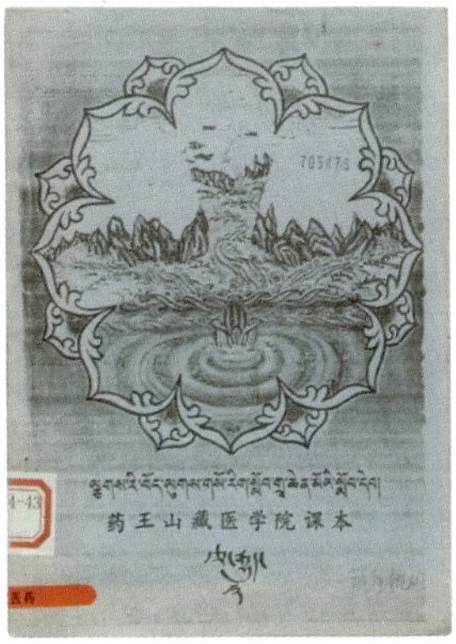

《藏医概论学》

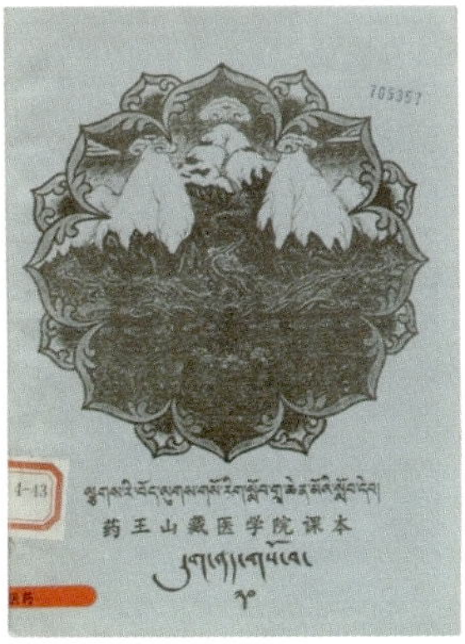

《藏医疗毒学》

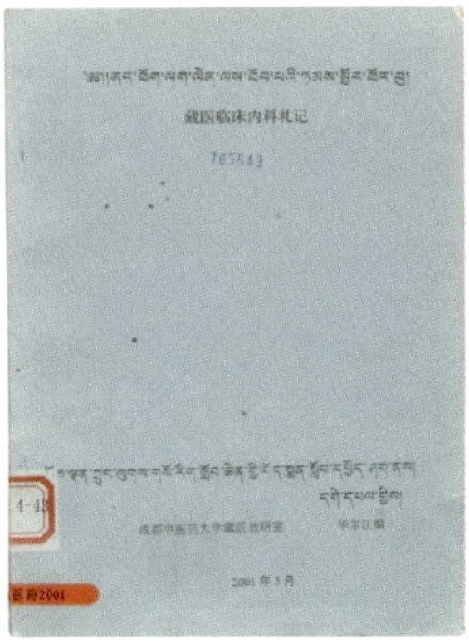

《藏医内科临床札记》

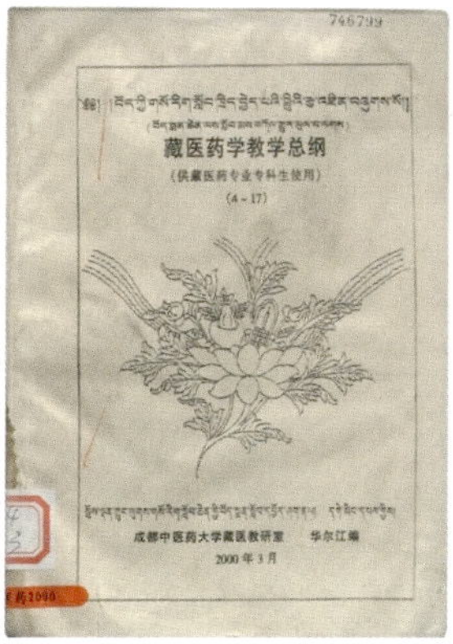

《藏医药教学总纲》

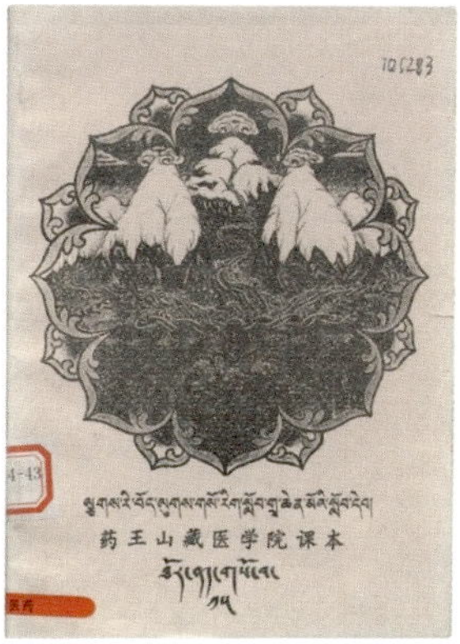

《藏医杂病学》

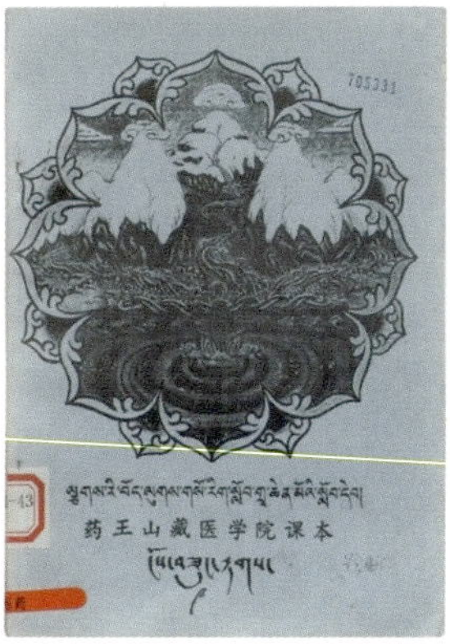

《藏医诊断学》

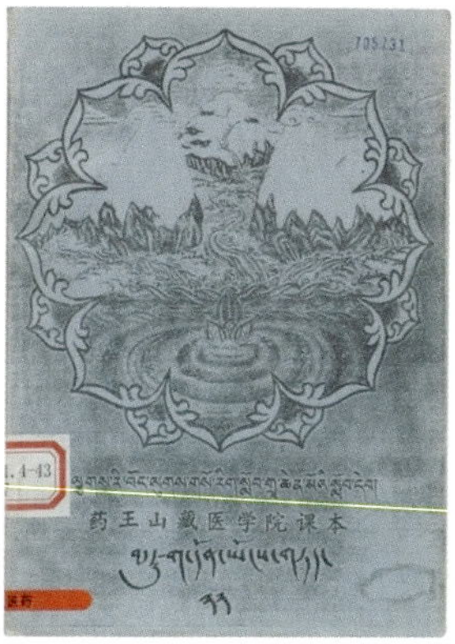

《四部医典汇论》

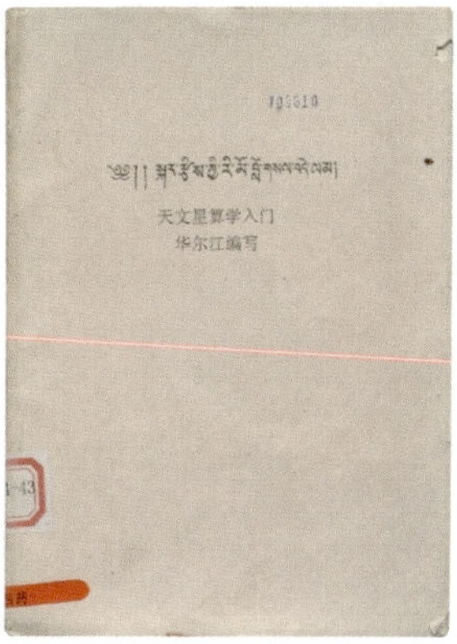

《天文历算》

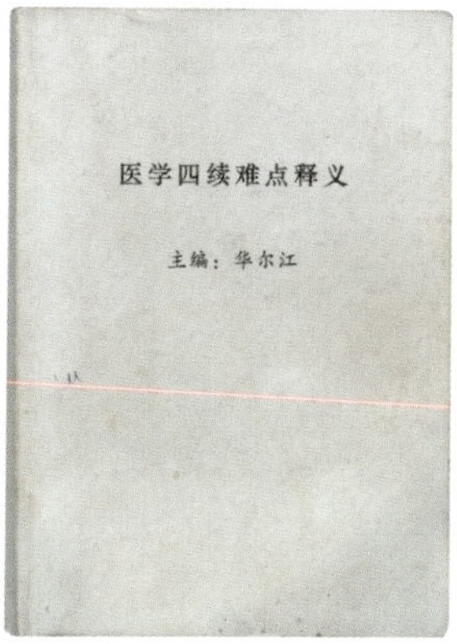

《医学四续难点释义》

第二编

学校自办刊物

《成都中医药大学学报》

创刊于1958年，期刊刊号ISSN1004-0668RCCSE。国内外公开发行的综合性中医药学术期刊，卫生A类期刊。关注中医现代化探索和发展。

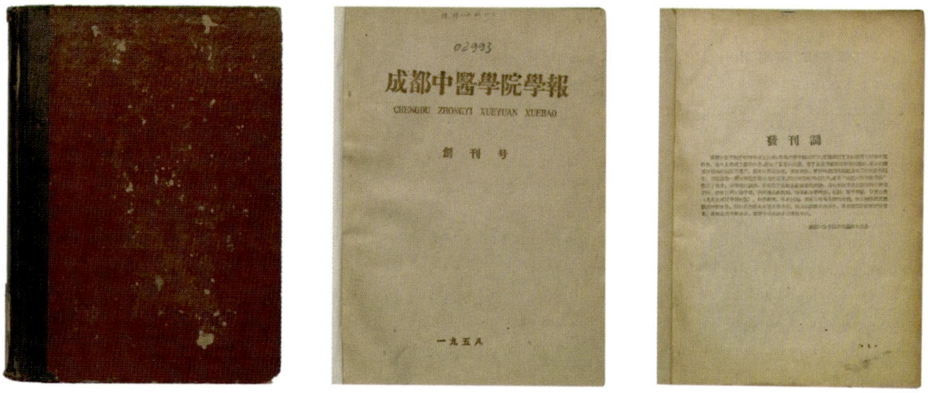

《成都中医学院学报》创刊号

《成都中医药大学学报（教育科学版）》

创刊于1999年，期刊刊号ISSN1008-8288。主要刊发教育理论研究、教育管理、教学改革、教学研究、学科与课程建设、师资队伍建设、高校实验室建设、学生工作、临床教学、研究生教育等领域的论文。

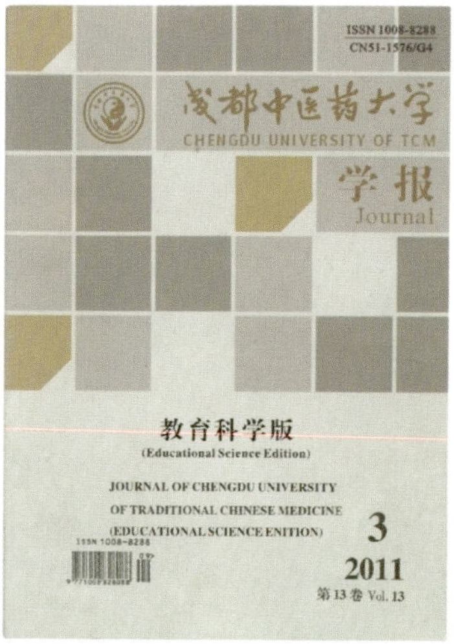

《成都中医药大学学报（教育科学版）》2011 年第 3 期

《中医眼耳鼻喉杂志》

创刊于2011年，期刊刊号ISSN1674-9006。卫生A类期刊，主要刊发中西医眼耳鼻喉相关临床、教学、科研动态、成果、实验研究及理论探讨等领域的文章。

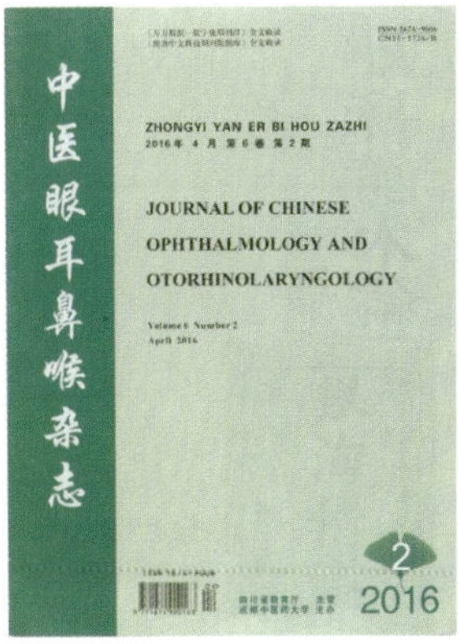

《中医眼耳鼻喉杂志》2016年第2期

《中药与临床》

创刊于2010年，期刊刊号ISSN1674-926X。卫生A类期刊，主要刊发中药与临床研究新发展、新动向、新技术，以及药物在临床应用与实践等领域的文章。

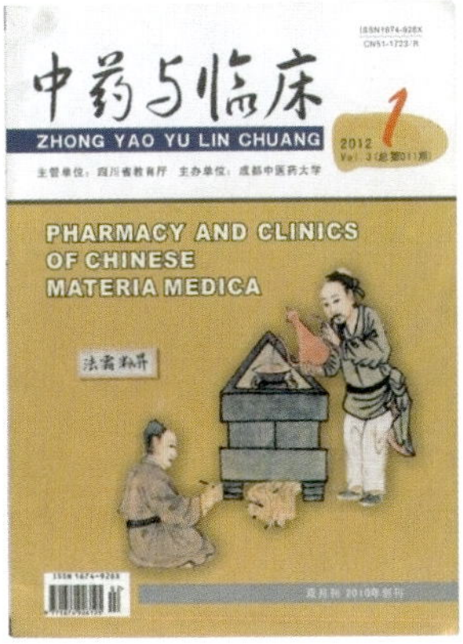

《中药与临床》创刊号

《中国卫生事业管理》

创刊于1985年，期刊刊号ISSN1004-4663。中文核心期刊，主要刊发卫生改革、医院管理、卫生行政管理、药事管理、卫生法制、农村卫生管理、社会医学、公共卫生管理等卫生事业管理类文章。

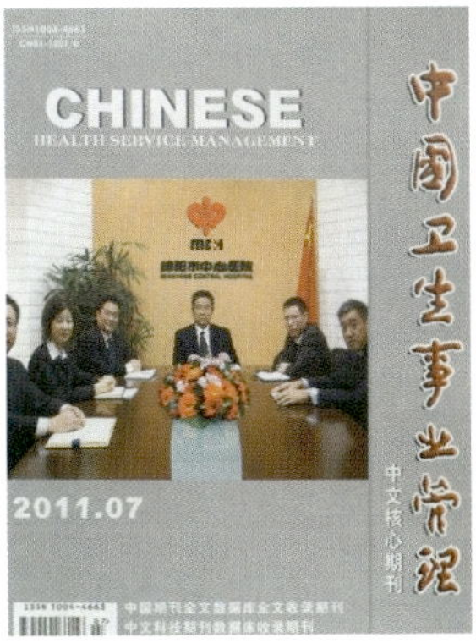

《中国卫生事业管理》2011年第7期

《中医学与辩证法》（学生自办刊物）

创刊于1982年，完全由学生供稿编印，在全国中医院校开创先河，几十年来持续办刊，被原四川省卫生厅认定为中国医学B类专业期刊、卫生技术高级职务任职资格学术论文有效期刊和研究生论文有效期刊。

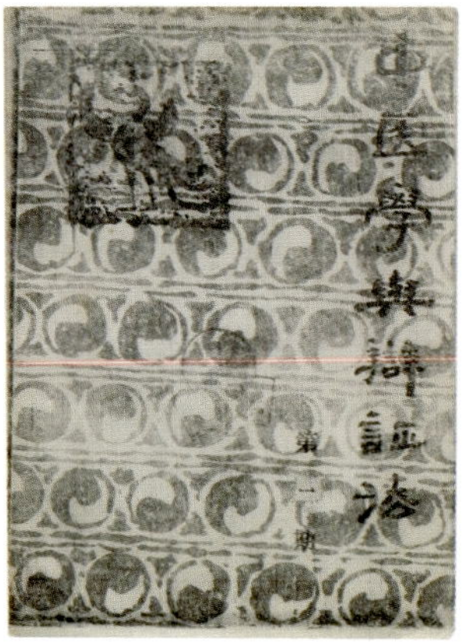

《中医学与辩证法》
创刊号

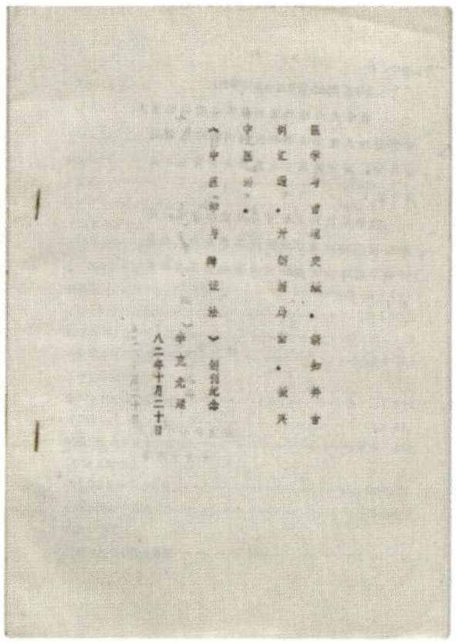

《中医学与辩证法》
创刊号发刊词

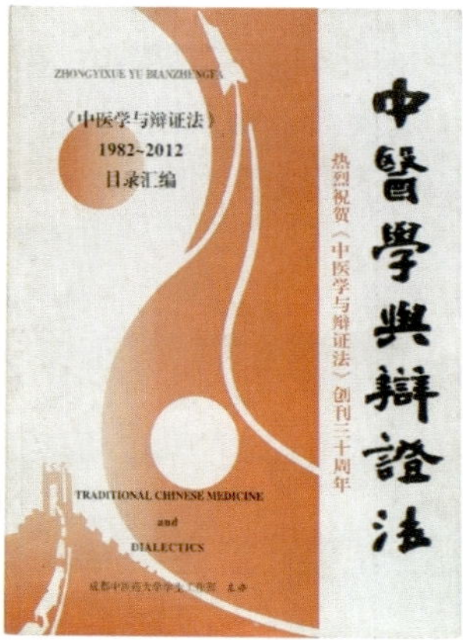

《中医学与辩证法》
创刊三十周年

第三编

名师简介及著作图录

上 篇

◎ 孔健民

孔健民（1895—1959），原名繁熙，男，重庆巴县（今属重庆市）人。知名中国医学史专家。著有《中国医学史纲》、《中医史略》等书。

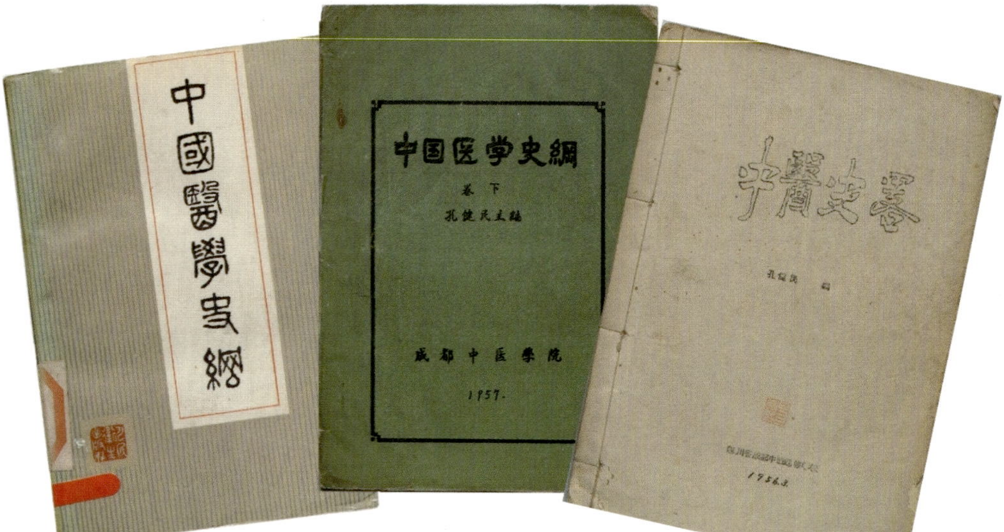

◎ 蒲湘澄

蒲湘澄（1900—1961），字有吉，男，四川射洪人。著名针灸学家。著有《中医实验谈》（八卷），并有《五运六气学说》油印本手稿存世。

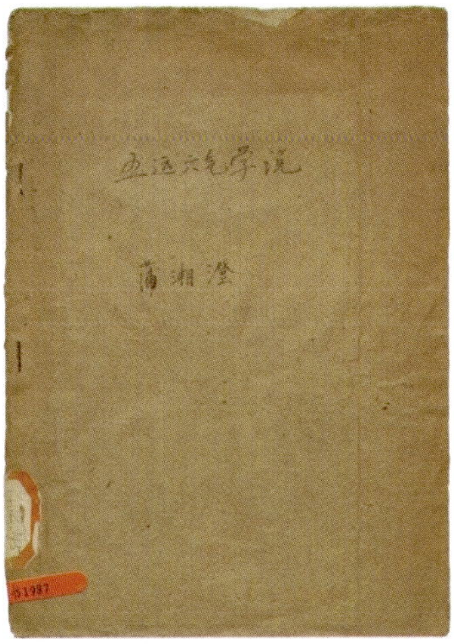

◎ 刘安衢

刘安衢（1888—1962），名恒垓，字安荷，号壶居，男，四川双流（今属成都市）人。知名中医内科学家。著有《四诊扶微》等书。

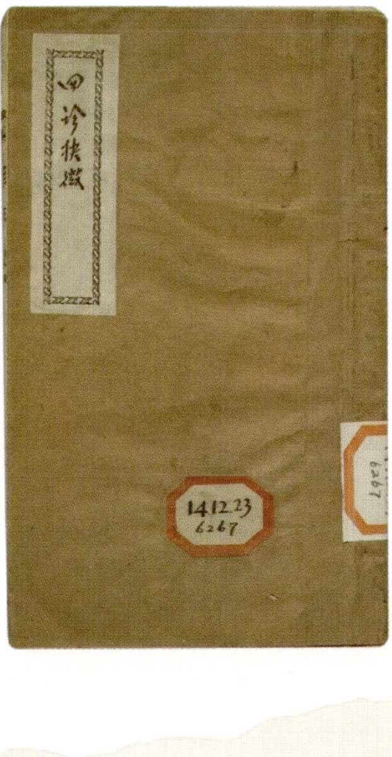

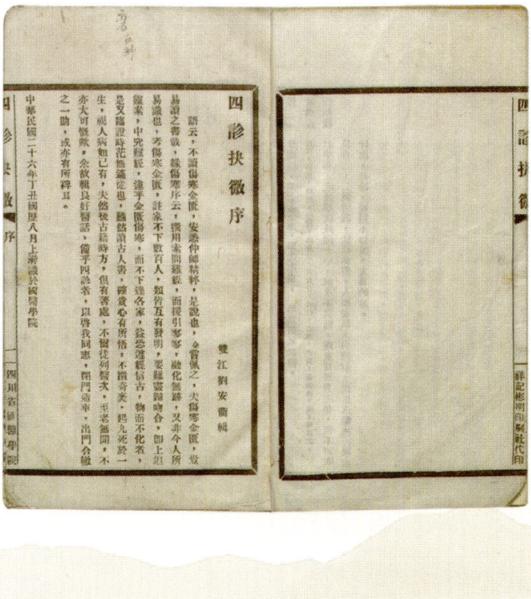

◎ 卓雨农

卓雨农（1906—1963），男，四川成都人。著名中医妇科学家。有“卓半城”之称。著有《中医妇科临床手册》、《中医妇科治疗学》、《卓雨农中医妇科治疗秘诀》、《卓雨农中医妇科治疗学——世代家传妇科疾病诊治精要》（巴蜀名医遗珍系列丛书）等书。

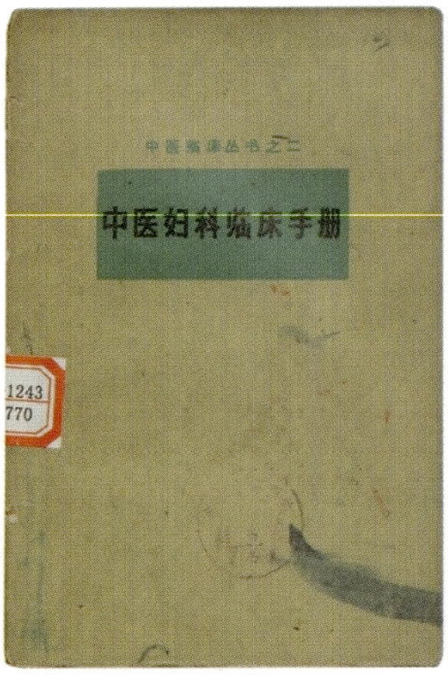

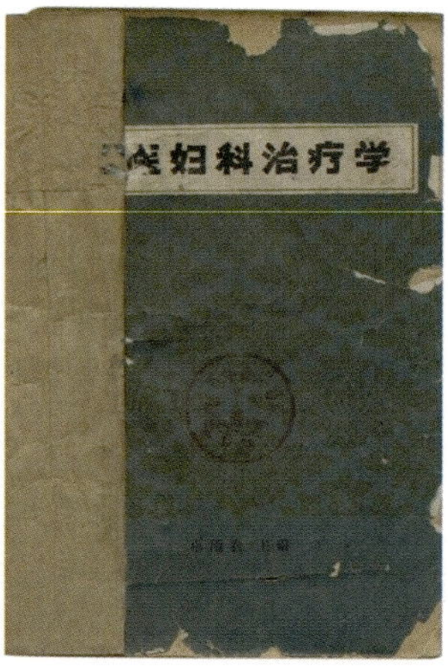

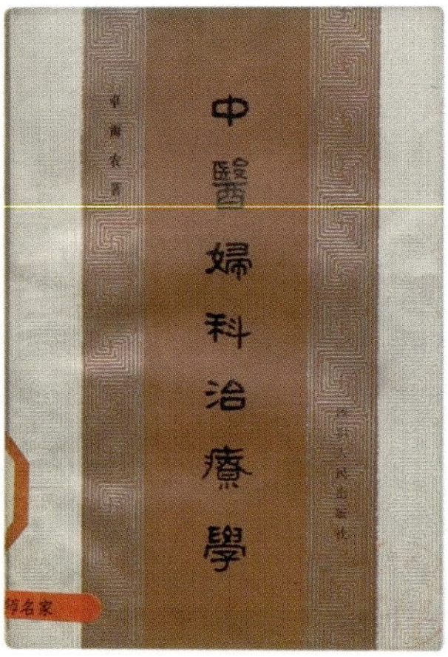

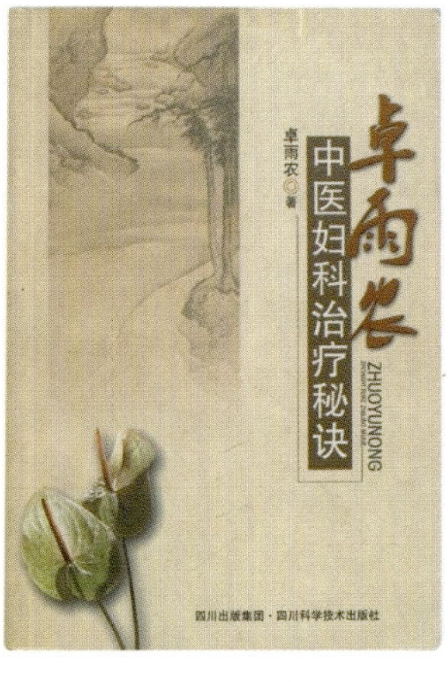

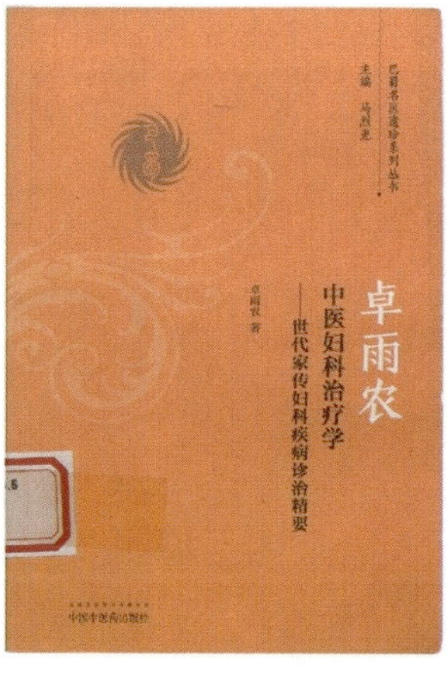

◎ 邹仲彝

邹仲彝（1899—1965），男，四川新都（今属成都市）人。知名中医金匮学家。著有《增补〈温热病便读〉今释》、《补虚辨惑论》等书。

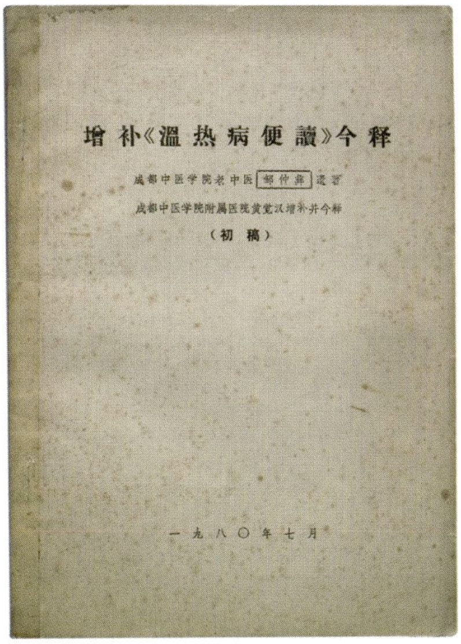

增补《溫热病便讀》今释

成都中医学院老中医 邹仲彝 遗著

成都中医学院附属医院黄觉汉增补并今释

（初稿）

一九八〇年七月

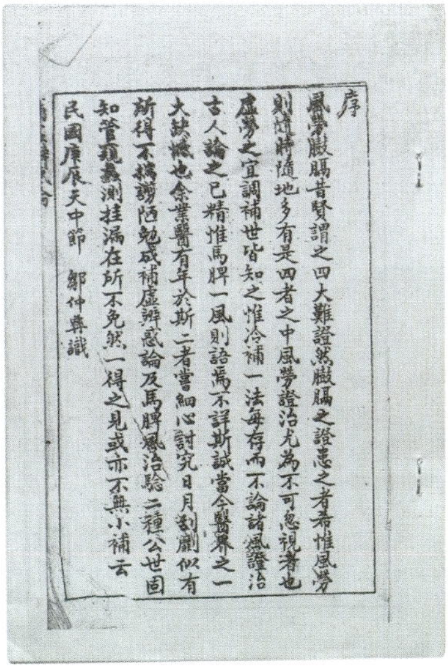

序

風勞臌膈昔賢謂之四大難證然臌膈之證患之者希惟風勞則隨時隨地多有是四者之中風勞證治尤為不可忽視者也虛勞之宜調補世皆知之惟冷補一法每存而不論諸風證治古人論之已精惟馬脾一風則語焉不詳斯誠當今醫界之一大缺憾也余業醫有年於斯二者嘗細心討究日月劉劚似有所得不揣謭陋勉成補虛辨惑論及馬脾風治驗二種公世固知管窺蠡測挂漏在所不免然一得之見或亦不無小補云

民國庚辰天中節　鄒仲彝識

◎ 邓绍先

邓绍先（1898—1971），名续成，男，四川华阳（今属成都市）人。著名中医伤寒学家。有“邓伤寒”的美誉。著有《伤寒论释义》、《中医内科学·伤寒论》（中医进修学校讲义）、《中医内科温病》（中医进修学校讲义）、《伤寒论讲义》（中医进修学校讲义）等书。

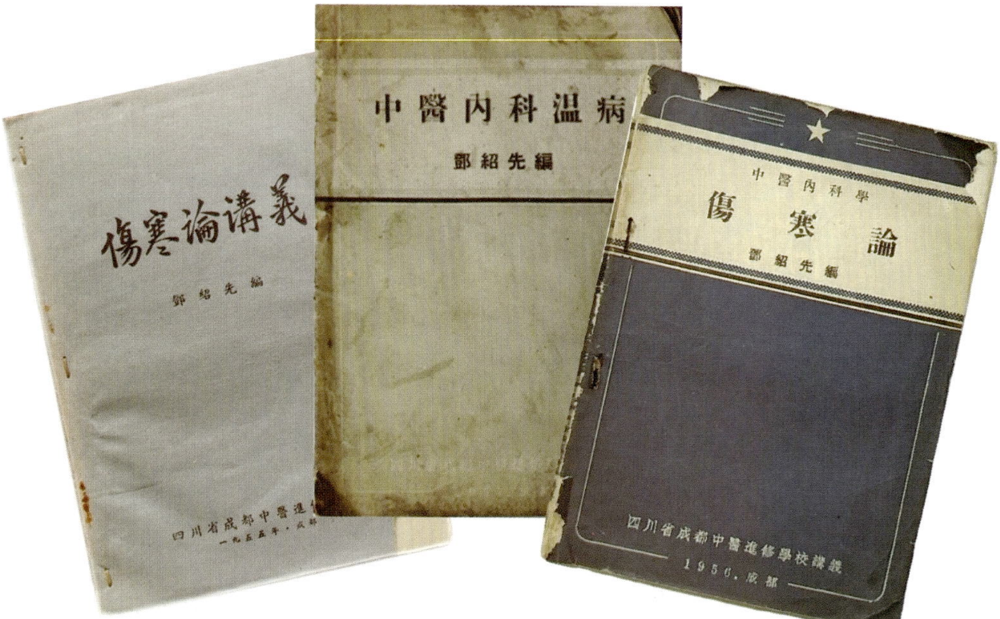

◎ 吴棹仙

吴棹仙（1892—1976），名浦，字显宗，男，重庆巴县（今属重庆市）人。著名中医医经学家、针灸学家，素有“神针”美誉。1955年向毛泽东主席敬献“子午流注环周图”，造就中医药界经典史话。著有《子午流注说难》、《吴棹仙子午流注说难》（巴蜀名医遗珍系列丛书）、《吴棹仙医经精义》、《医经选》等书。

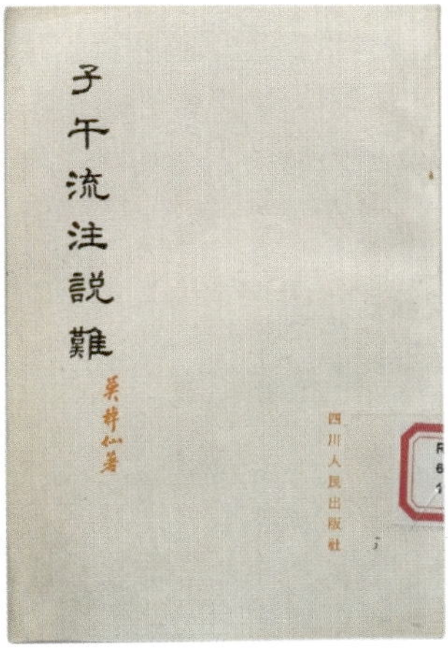

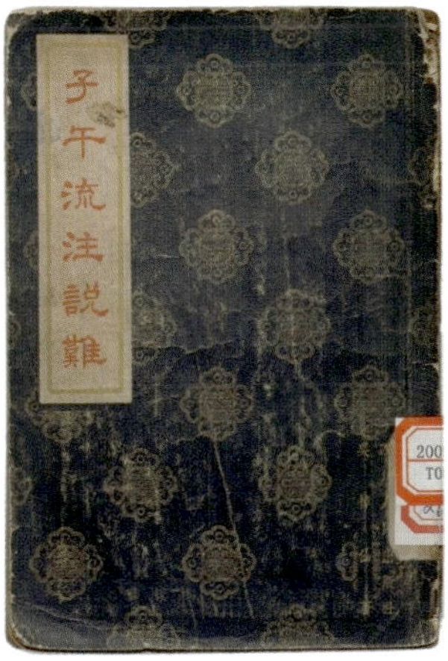

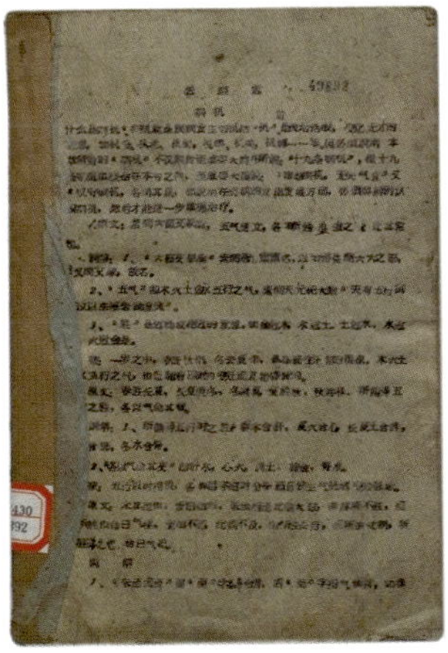

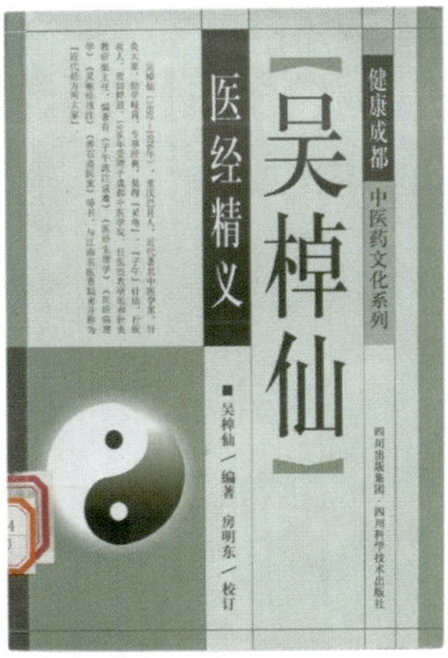

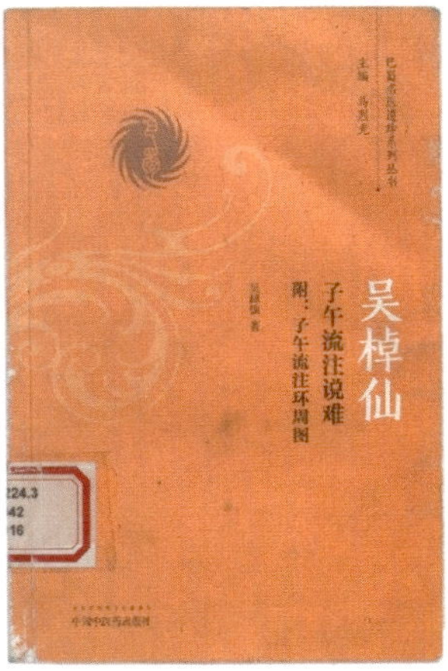

◎ 陈达夫

陈达夫（1905—1979），男，四川西昌人。著名中医眼科学家，为陈氏中医眼科学派集大成者。著有《眼科六经法要》、《中医眼科六经法要》、《陈达夫中医眼科临床经验——附：《中医眼科六经法要》、《三焦正误》、《眼科直述》、《袖珍日汉辞典》等书。

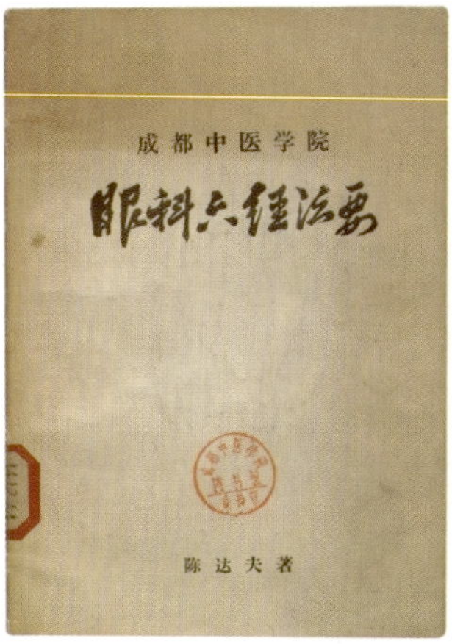

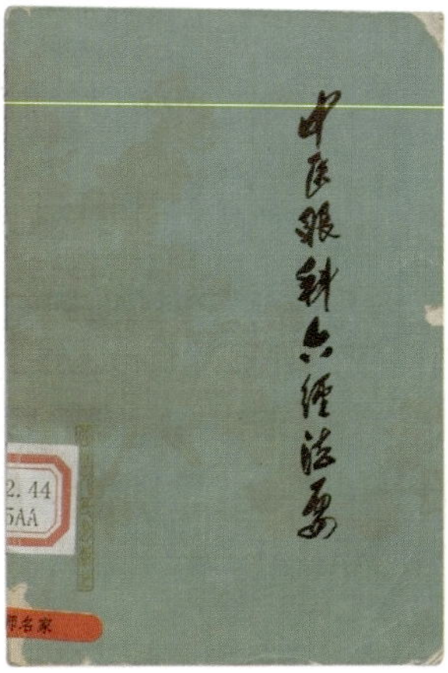

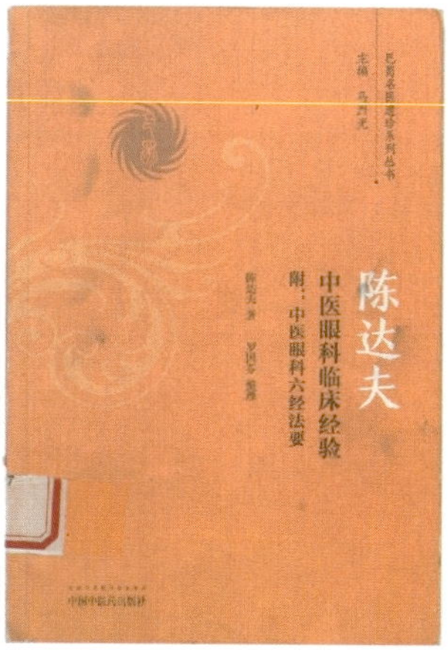

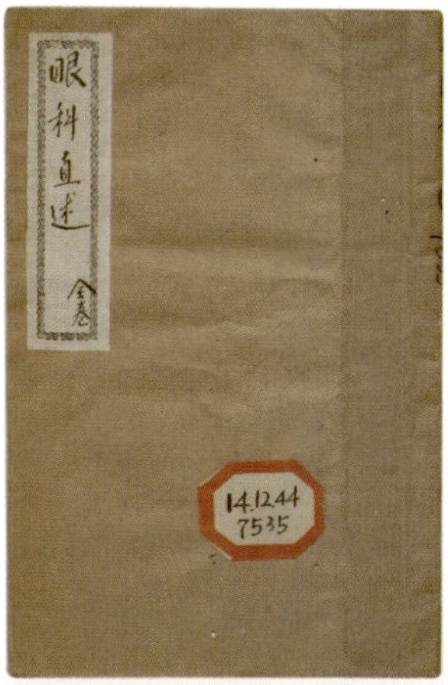

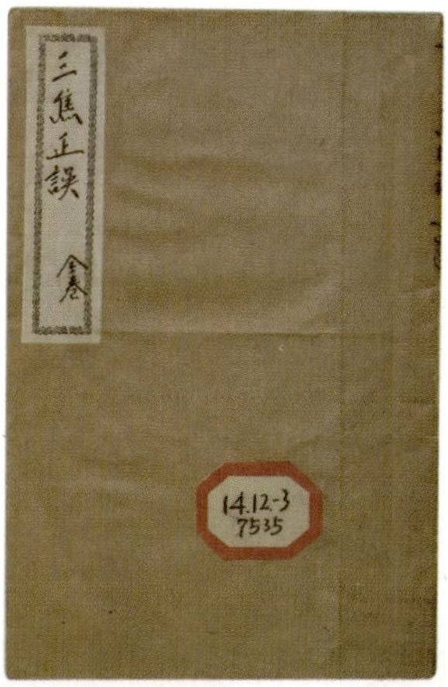

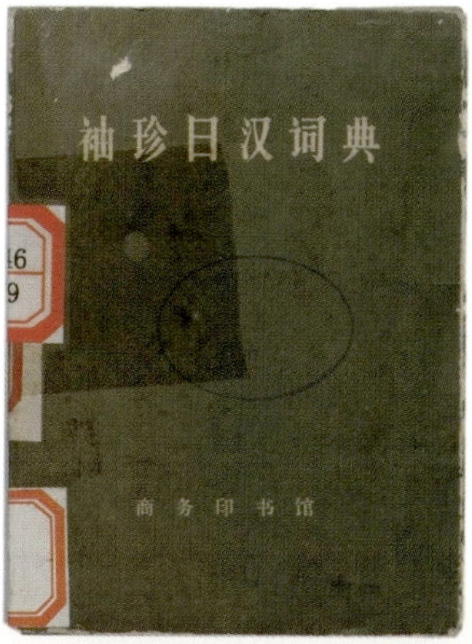

◎ 李斯炽

李斯炽（1892—1979），名煐，男，四川成都人。著名中医学家、中医教育家。1936年创办四川国医学院。1958年被国务院正式任命为成都中医学院首任院长。著有《金匮要略新诠》、《李斯炽医案》（第一、二辑）、《中医内科杂病讲义》、《李斯炽医集》、《李斯炽医案206例》（巴蜀名医遗珍系列丛书）、《杂病辨证论治验案》、《五脏辨证论治歌诀／杂病证治歌诀合编》、《中医内科杂病》等书。

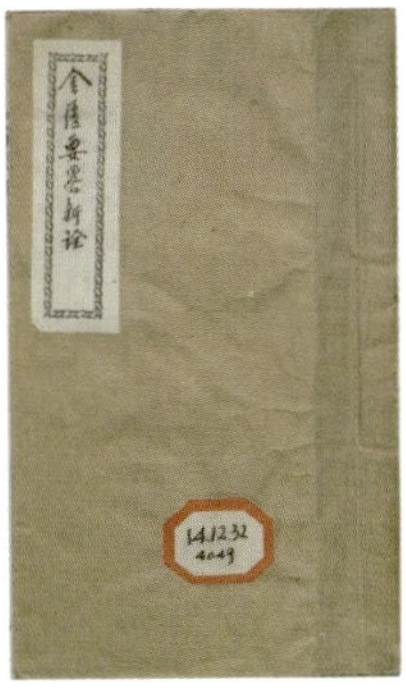
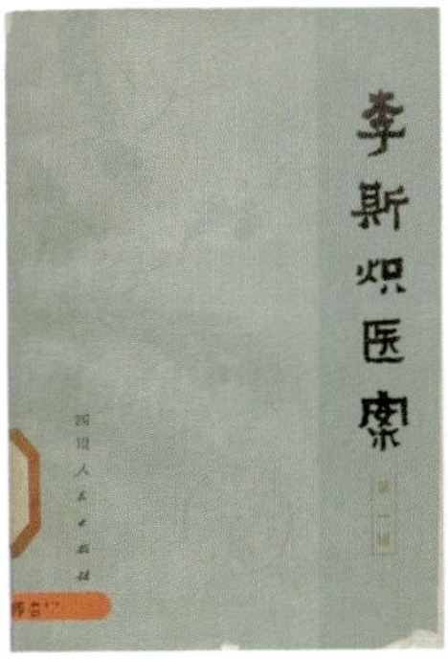

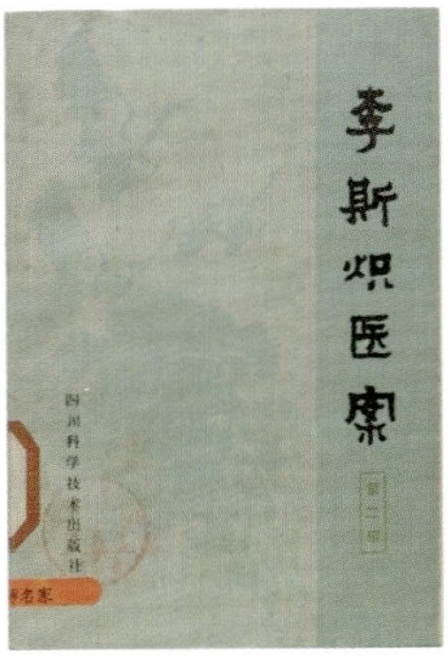

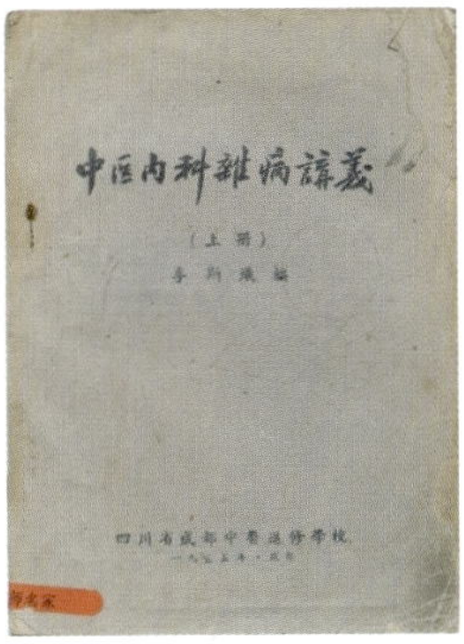

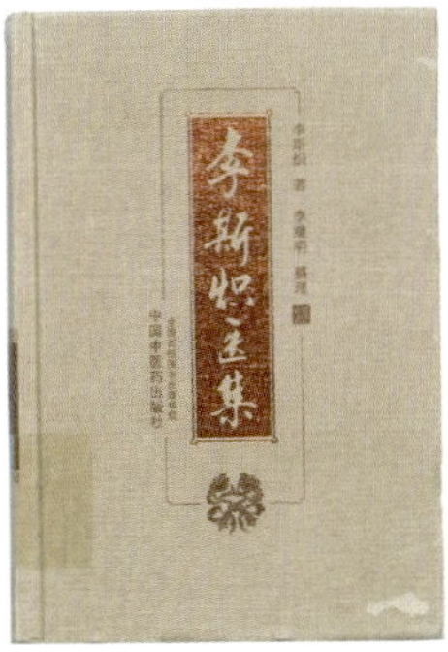

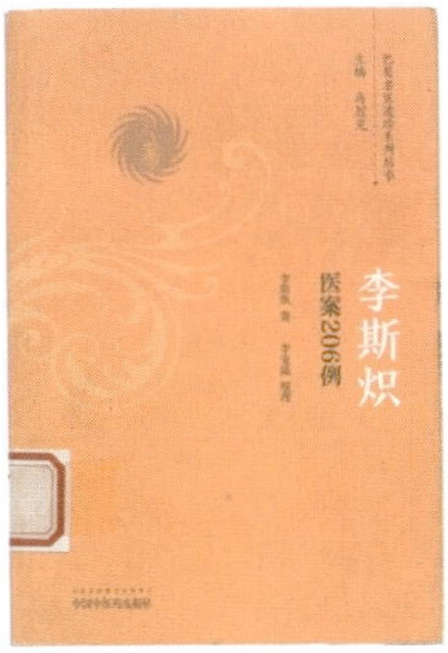

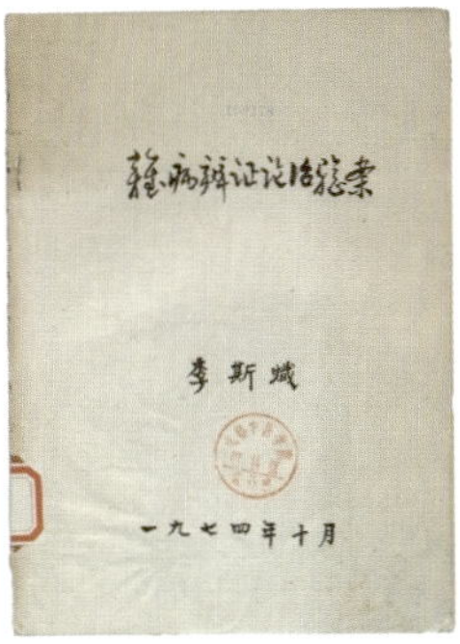

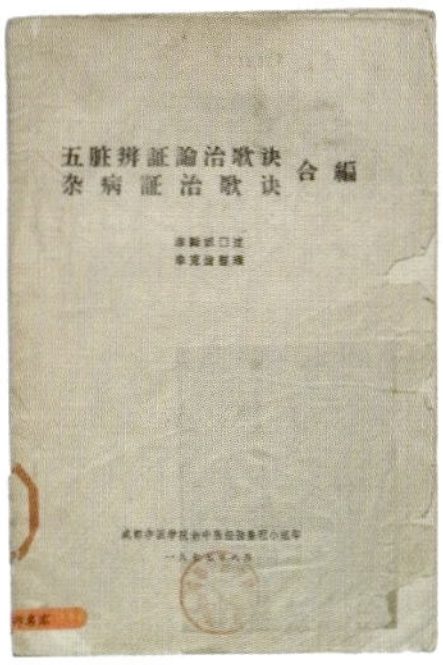

◎ 唐伯渊

唐伯渊（1900—1981），原名祖渊，男，四川双流（今属成都市）人。著名中医妇科临床专家，有“唐半城”之誉。与同门杨莹洁整理有《沈绍九医话》，与张澄庵、杨莹洁整理有《沈绍九医案医话类编》。

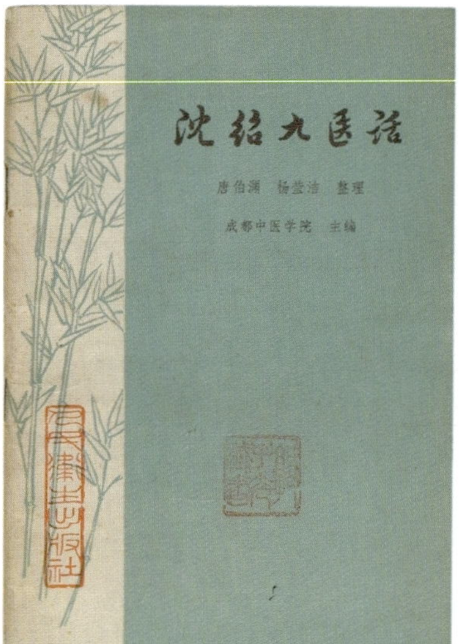

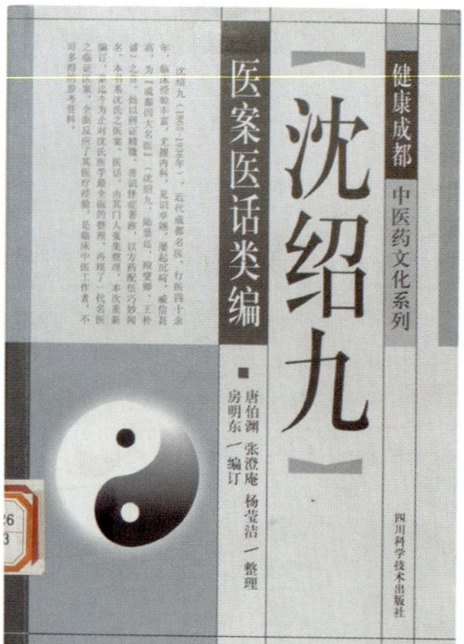

◎ 彭履祥

彭履祥（1909—1982），名年庆，字履祥，男，四川遂宁人。知名中医内科学家。著有《中医内科学》等书。

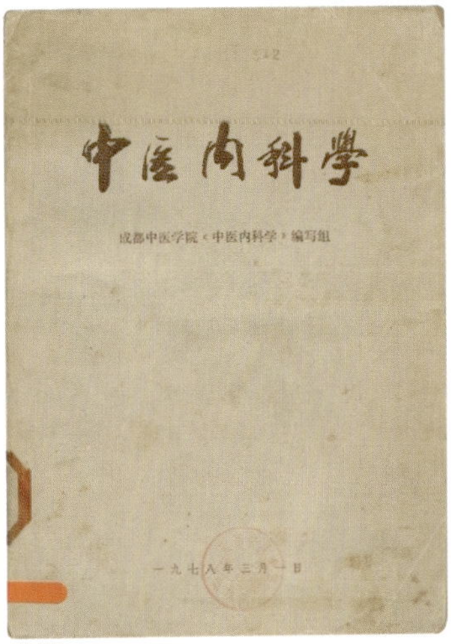

◎ 曾应台

曾应台（1910—1984），男，重庆永川（今属重庆市）人。知名中医儿科学家，享有“曾小儿”之盛名。著有《中医儿科学》等书。

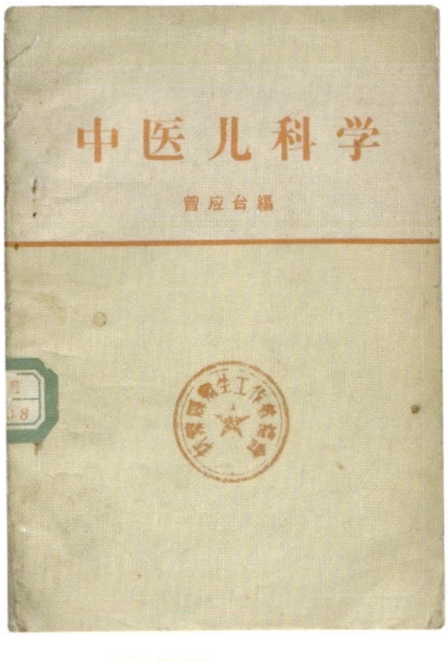

◎ 宋鹭冰

宋鹭冰（1905—1985），字瑾瑜，男，四川三台人。著名中医温病学家。著有《中医病因病机学》等书。

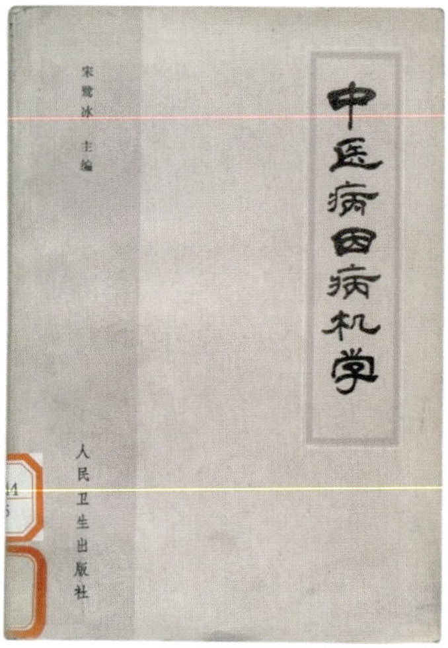

◎ 黄德彰

黄德彰（1908—1987），字兆民，号觉汉，别字紫霞衲子，男，四川新都（今属成都市）人。知名中西医结合专家。著有《史记扁鹊仓公列传疏要》、《增补〈温热病便读〉今释》等书。

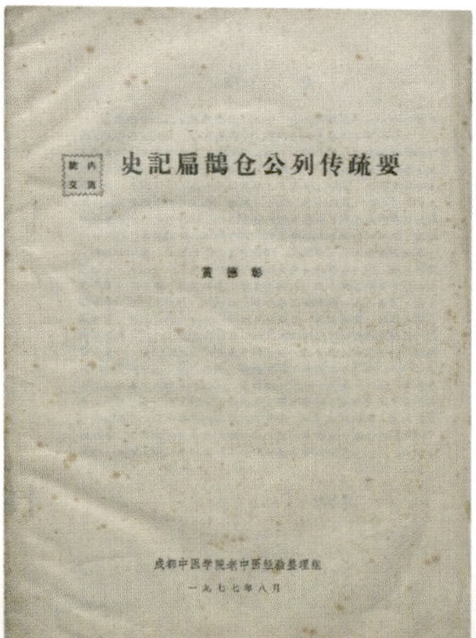

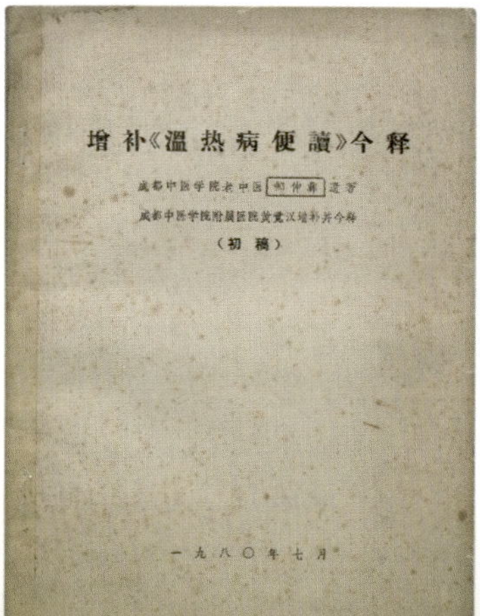

◎ 冉品珍

冉品珍（1913—1987），男，四川遂宁人。知名中医内科学家。著有《内科临证辨治录》、《冉品珍内科临证辨治录》（巴蜀名医遗珍系列丛书）、《内科证治》等书。

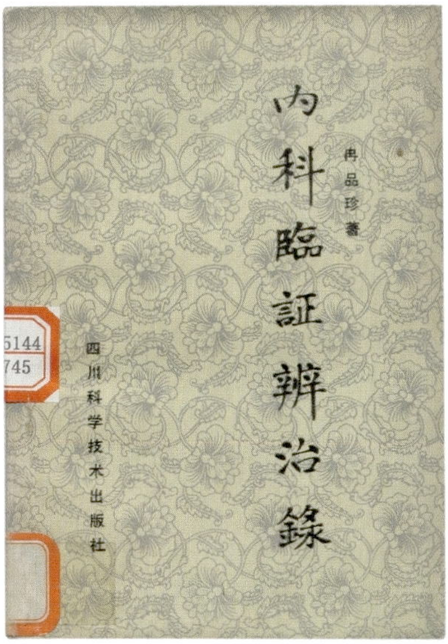

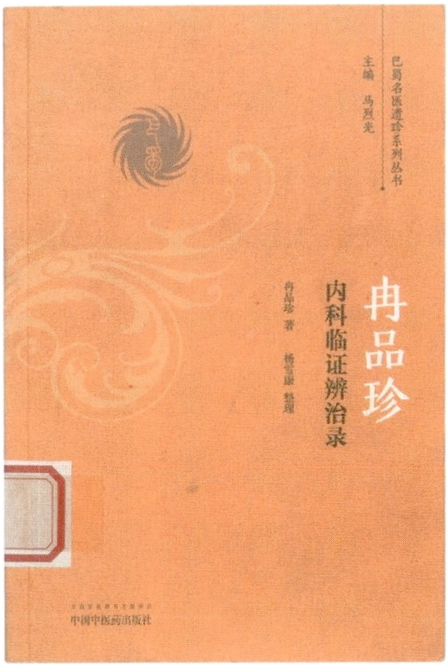

◎ 王渭川

王渭川（1898—1988），原名鲁殿元，号鲁同，男，江苏丹徒（今属镇江市）人。知名中医妇科学家，当代著名中医妇科八大家之一。著有《王渭川疑难病症治验选》、《金匮心释》、《王渭川临床经验选》、《王渭川妇科治疗经验》、《红斑狼疮的中医治疗》、《王渭川金匮心释》、《王渭川60年妇科治疗经验》、《中医妇科讲义正篇（初稿）》等书。

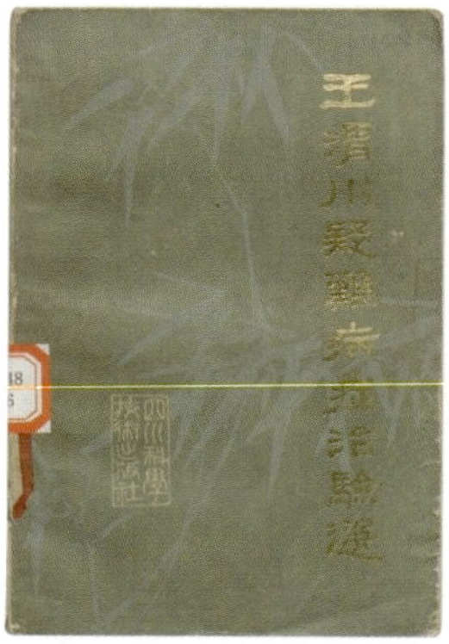

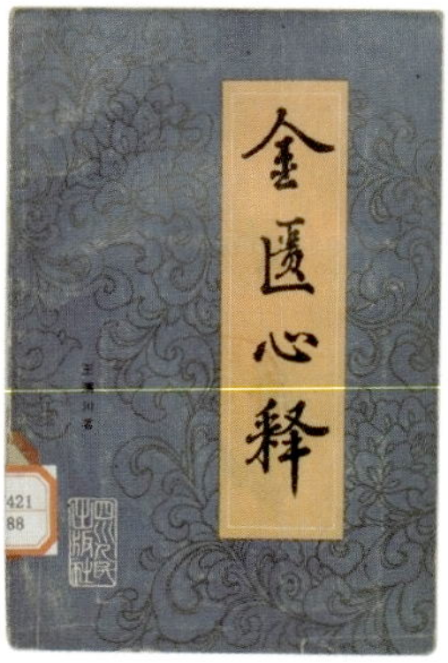

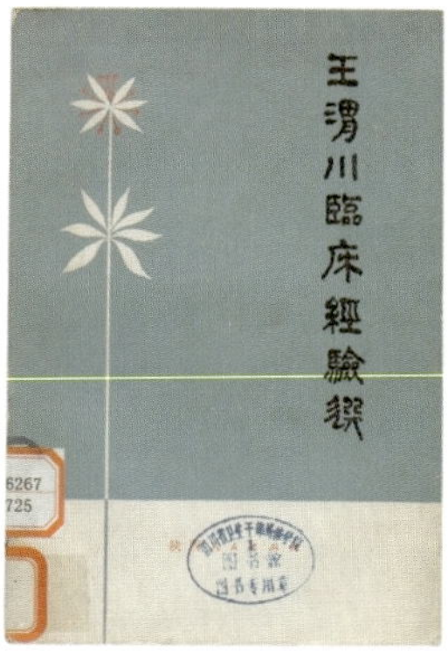

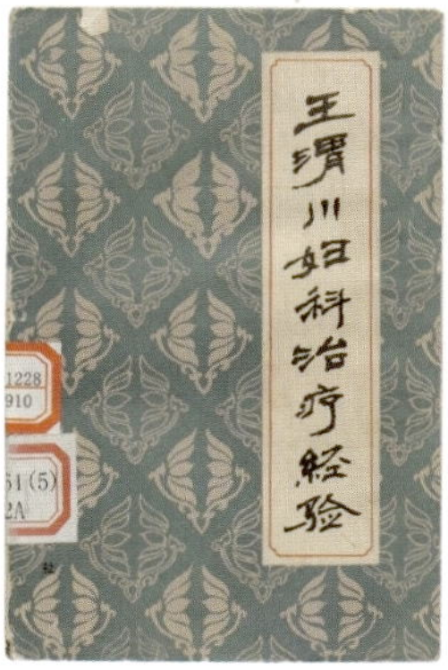

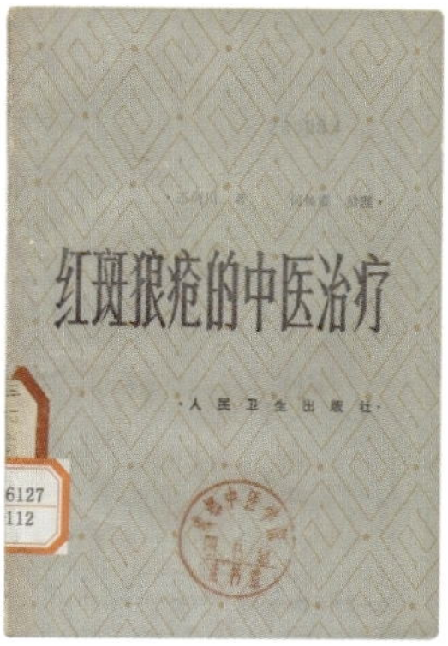

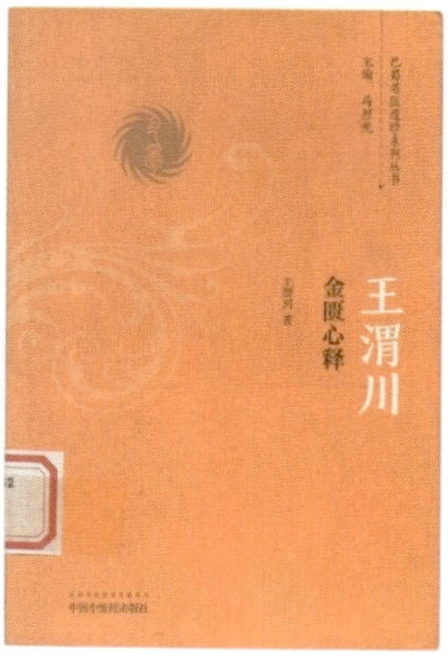

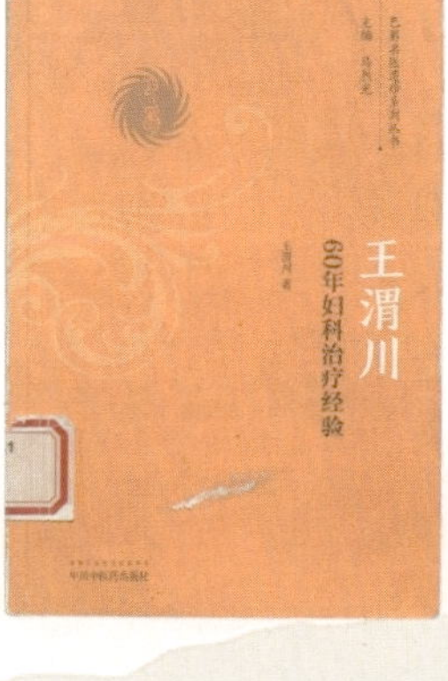

◎ 彭宪彰

彭宪彰（1917—1989），又名德锡，男，四川仁寿人。知名中医内科学家。著有《叶氏医案存真疏注》、《彭宪彰叶氏医案存真疏注》（巴蜀名医遗珍系列丛书）等书。

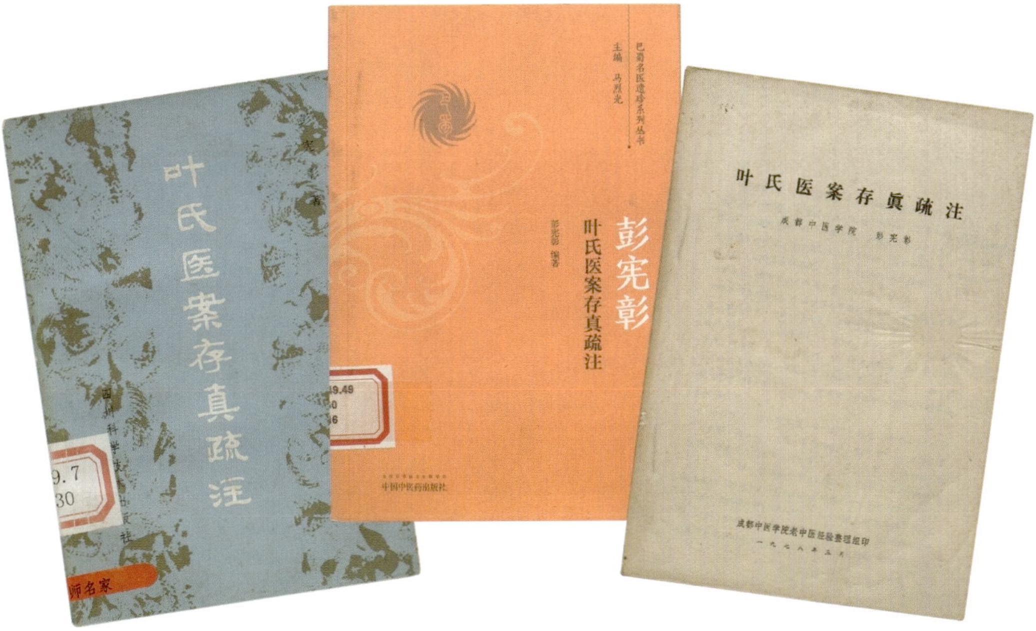

◎ 罗禹田

罗禹田（1905—1990），男，四川彭州人。著名中医骨外科学家。著有《中医外科临证集要》、《中医外科临证精要》等书。

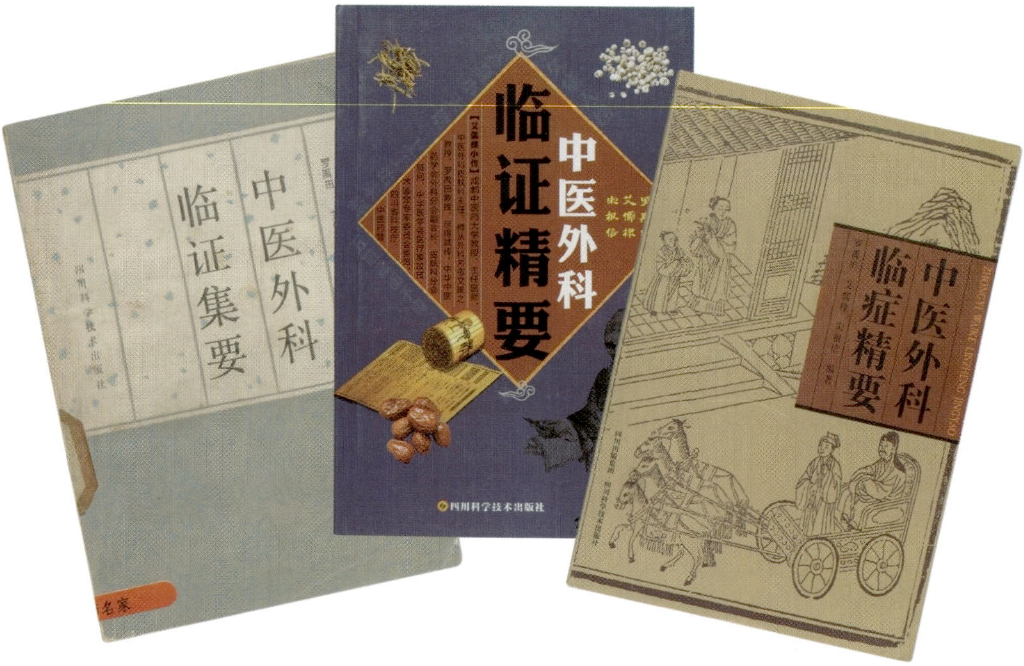

◎ 文琢之

文琢之（1905—1991），男，四川射洪人。知名中医外科学家，文氏中医外科学派创始人。著有《霍乱集粹》等书。

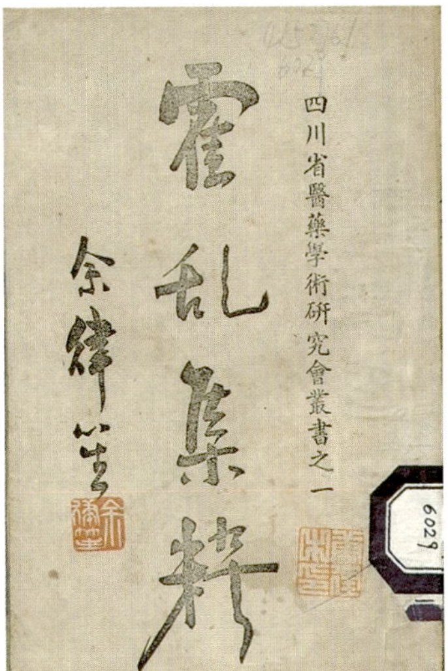

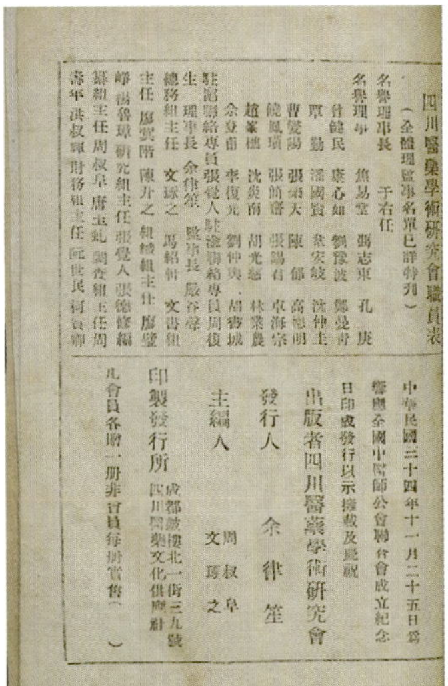
四川醫藥學術研究會職員表
（全體理監事名單已詳特刊）

中華民國三十四年十一月二十五日爲
醫藥全國中醫師公會聯合會成立紀念
日印成發行以示擁載及慶祝
出版者　四川醫藥學術研究會
發行人　余律笙
主編人　周叔阜　文琢之
印製發行所　成都鼓樓北一街三九號　四川醫藥文化供應社
凡會員各贈一冊非會員每冊售（　）

◎ 余仲权

余仲权（1912—1991），男，重庆万县（今属重庆市）人。知名中医针灸学家。著有《经穴辨证应用学》、《余仲权经穴辨证运用精要》（巴蜀名医遗珍系列丛书）、《针灸学》（中医医学丛书之五）、《经穴学辑要》、《针灸临床文献及验案》、《中医儿科学讲义》等书。

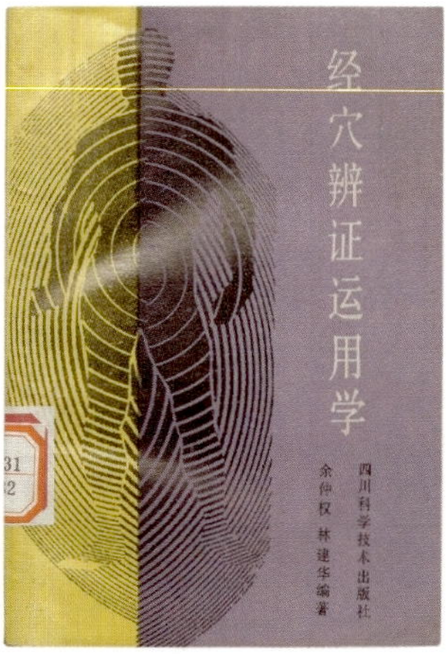

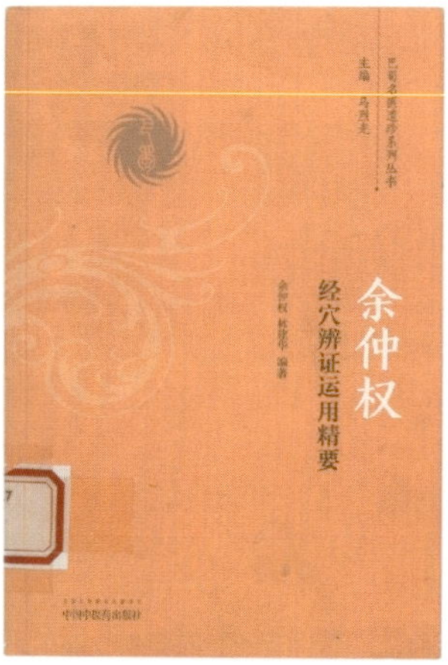

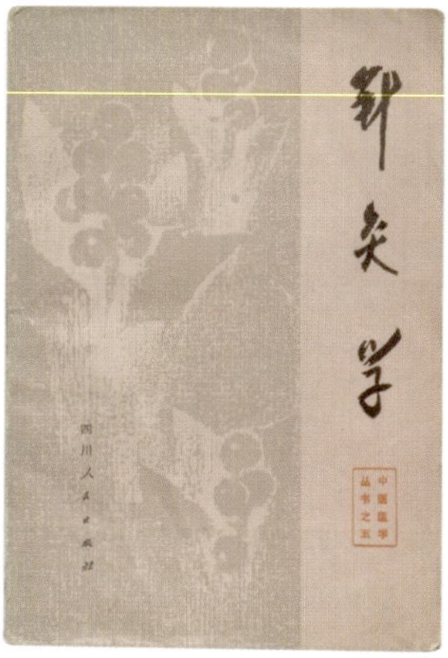

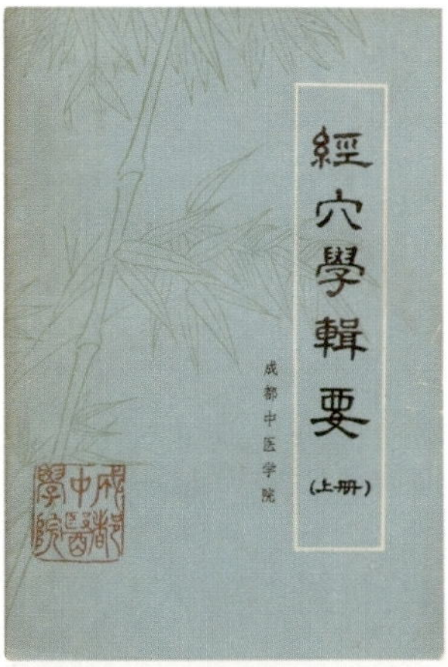

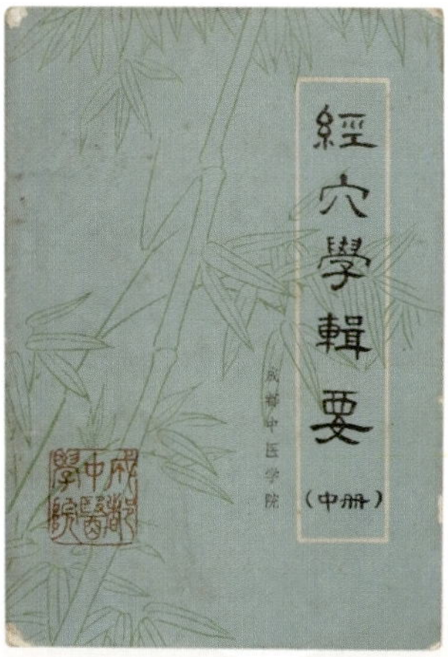

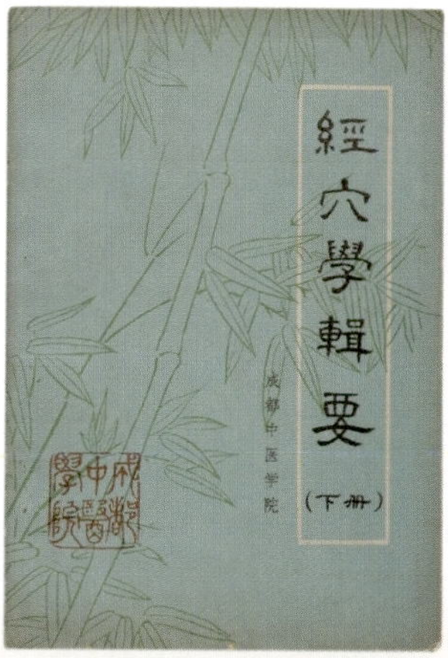

◎ 凌一揆

凌一揆（1925—1992），男，重庆永川（今属重庆市）人。著名中药学专家。著有《中药学》（中医医学丛书之十一）、《中医方剂学讲义》、《中药学讲义》、《中药学》（高等医药院校教材）、《中国食疗名方300首》、《中医方剂学》、《中药学讲义》等书。

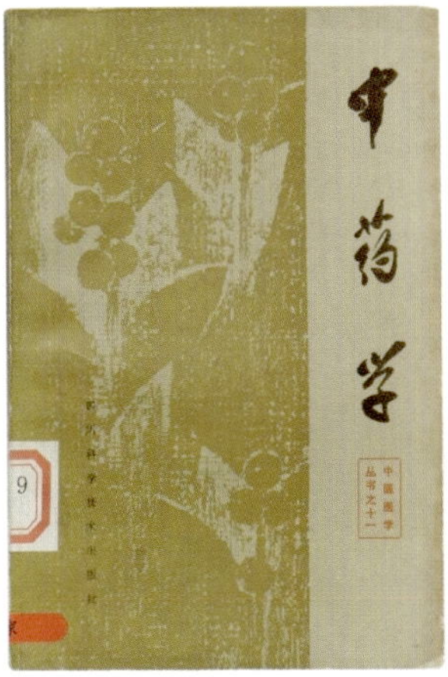

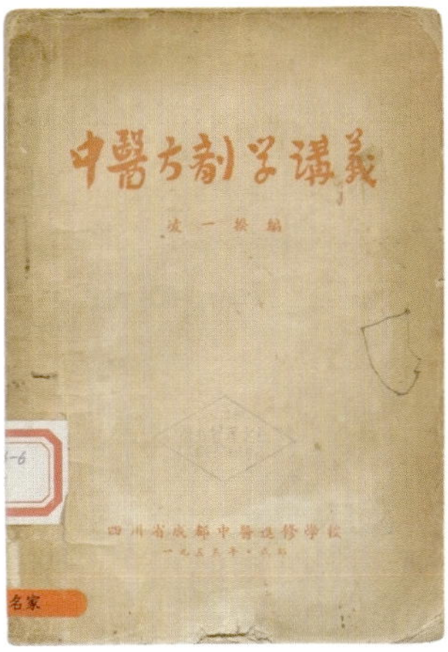

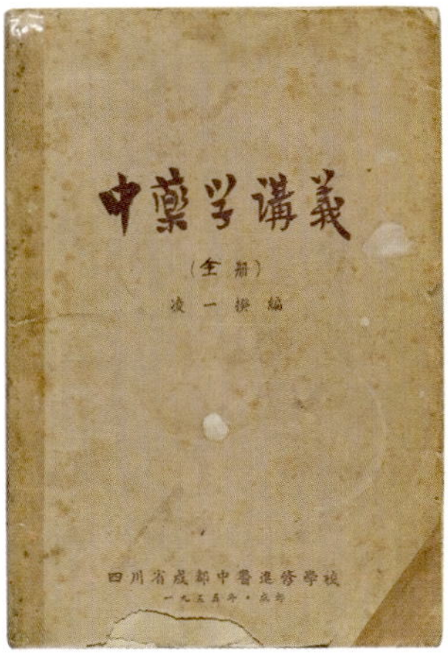

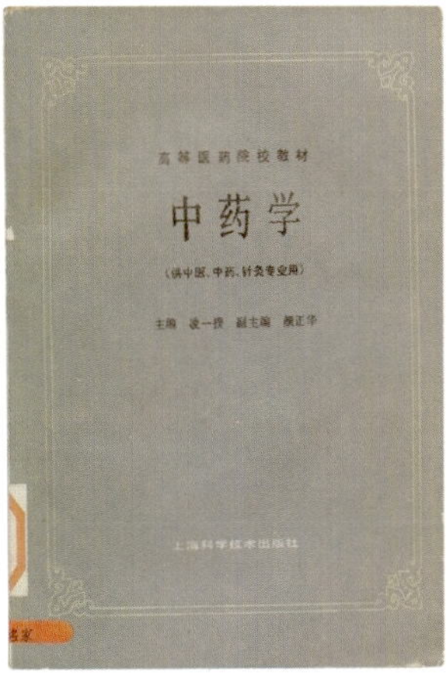

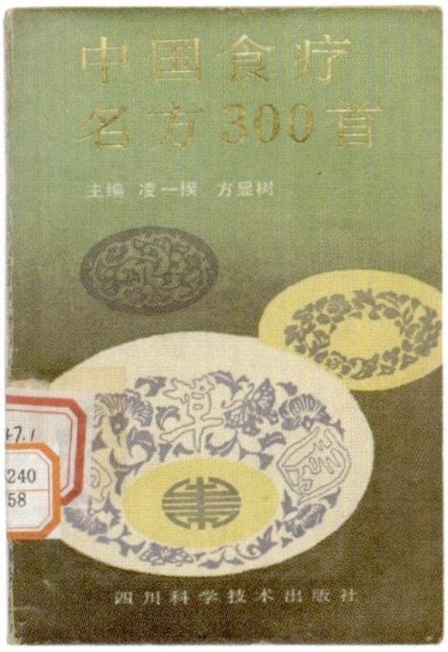

◎ 郭仲夫

郭仲夫（1929—1994），名城金，男，四川温江（今属成都市）人。知名中医内经学家。著有《黄帝内经讲解》、《运气学概论》等书。

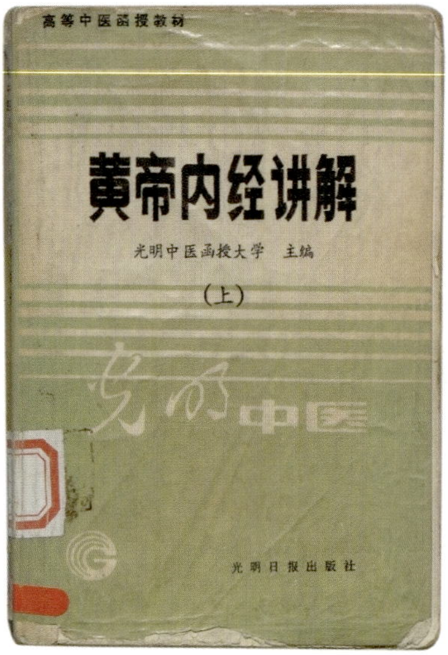

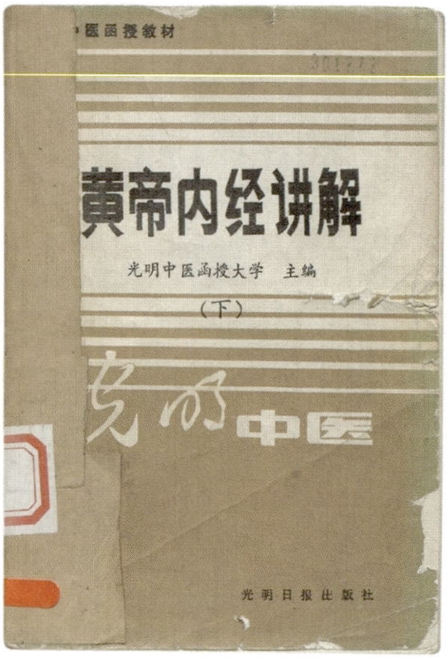

◎ 赵立勋

赵立勋（1934—1996），男，陕西商县（今属商洛市）人。知名中医文献学专家。著有《中华大典·医药卫生典·医学分典》、《四川中医药史话》、《中医文献学基本知识（初稿）》、《古今图书集成医部续录》、《湿热条辨类解》、《伤寒论与温病证治探要》等书。

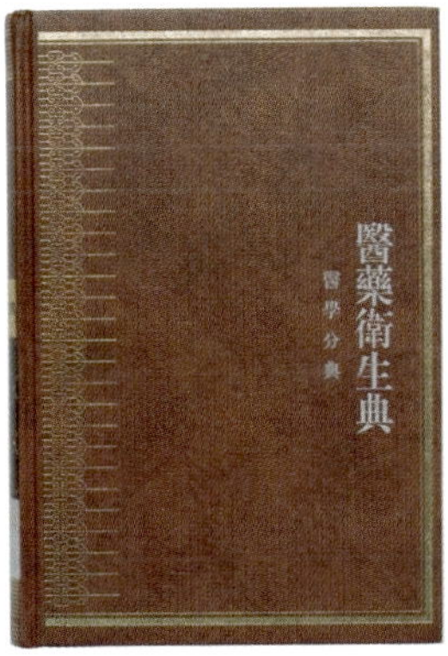

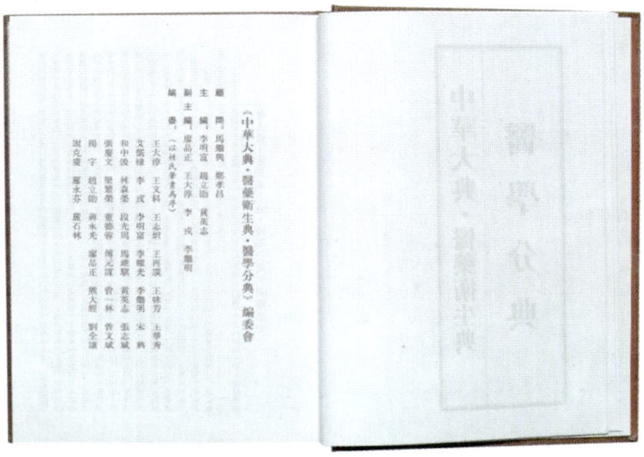

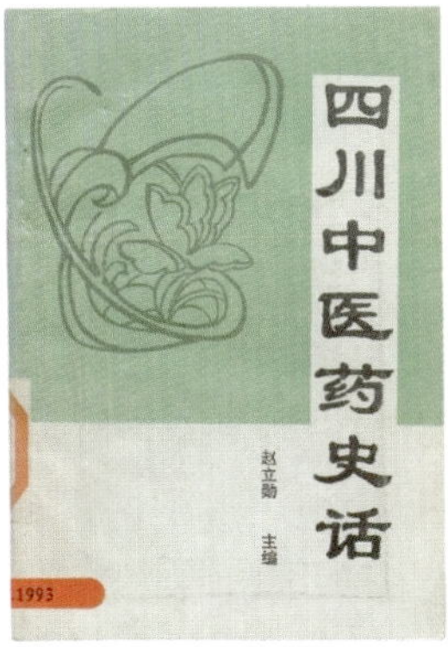

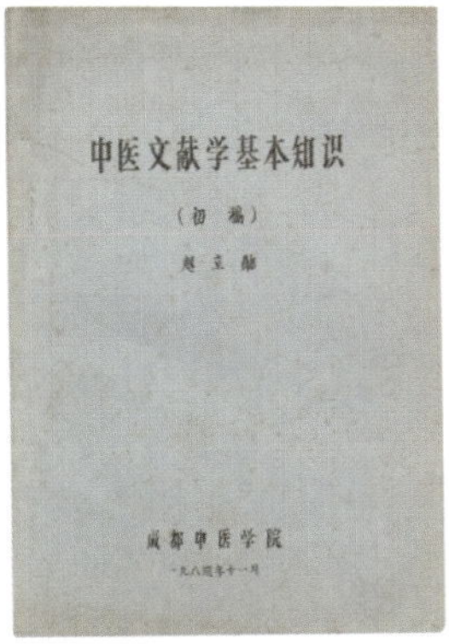

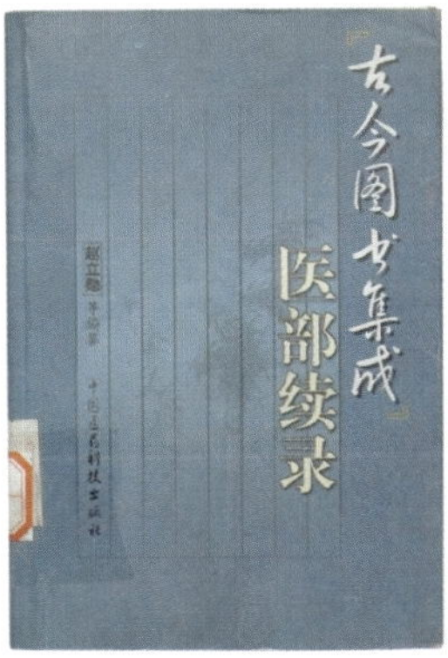

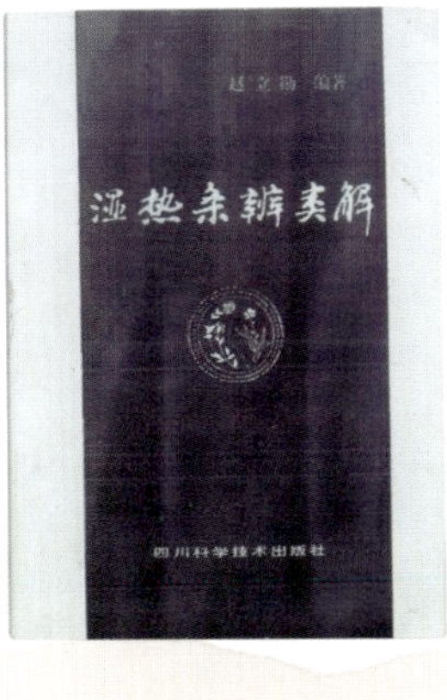

◎ 王祚久

王祚久（1914—1998），男，重庆丰都人。知名中医妇科专家。著有《妇科临床精华》等书。

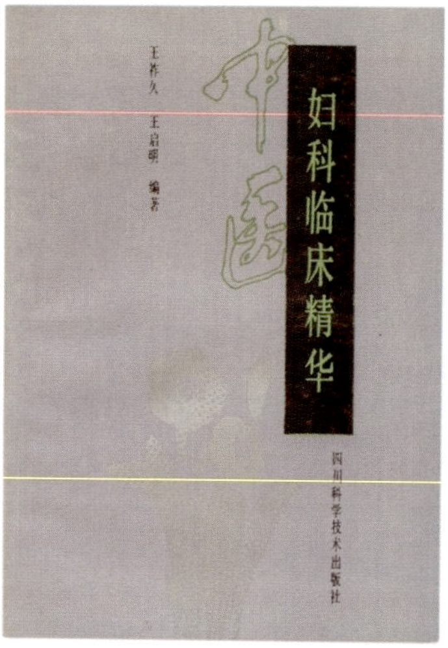

◎ 刘松元

刘松元（1921—1999），男，重庆江津（今属重庆市）人。中医眼科专家。著有《中医眼科学》等书。

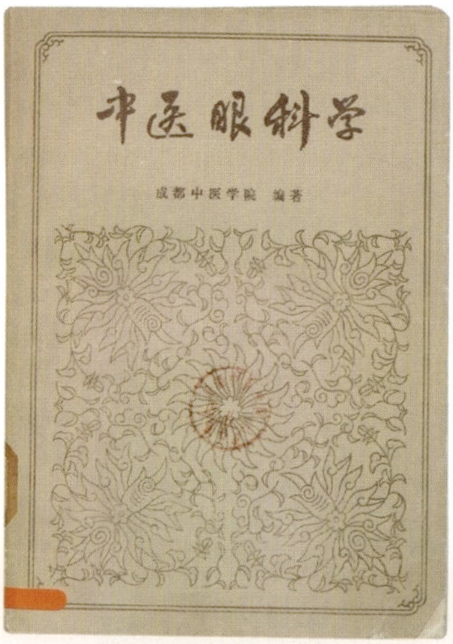

◎ 侯占元

侯占元（1926—2003），男，河北武安人。知名中医发展问题研究专家。著有《中医问题研究》、《中华自然疗法汇粹》等书。

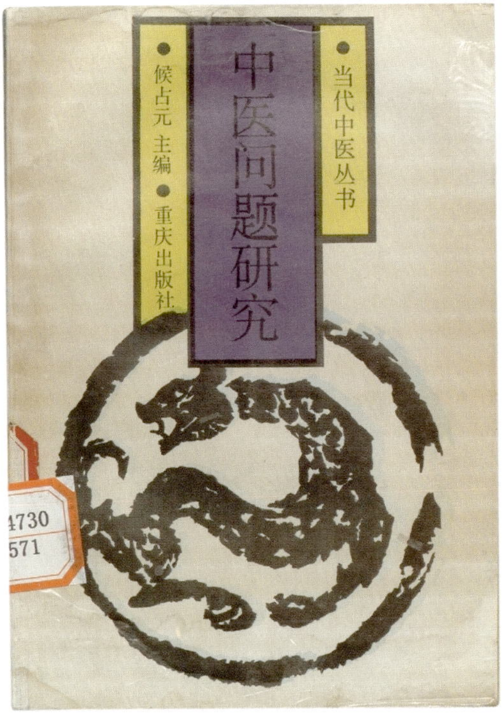

◎ 李仲愚

李仲愚（1920—2003），男，四川彭州人。知名中医临床专家、针灸学家。著有《气功灵源发微》、《杵针治疗学》、《李仲愚杵针治疗学——十四代秘传之独特疗法》（巴蜀名医遗珍系列丛书）、《李仲愚气功灵源发微》（巴蜀名医遗珍系列丛书）、《李仲愚临床经验辑要》（全国著名老中医临床经验丛书）、《李仲愚》（跟名师学临床系列丛书）、《灵源家课——李仲愚先生医道传心录》、《医道家课》等书。

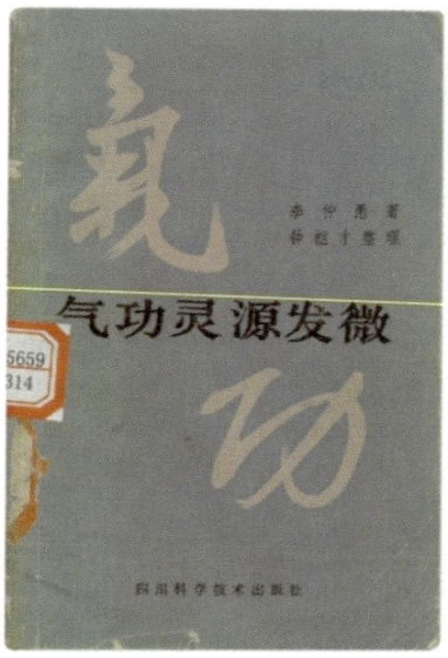

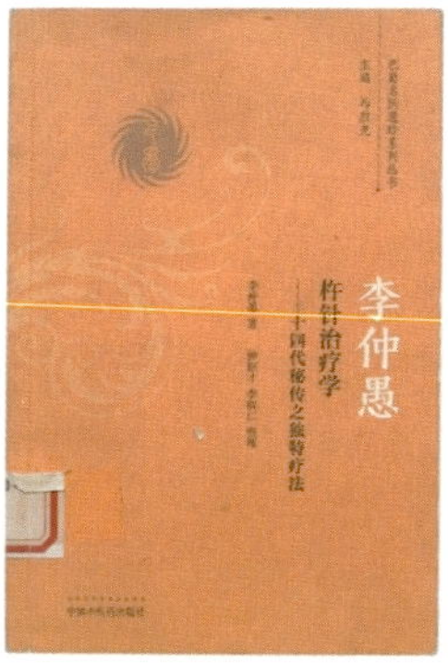

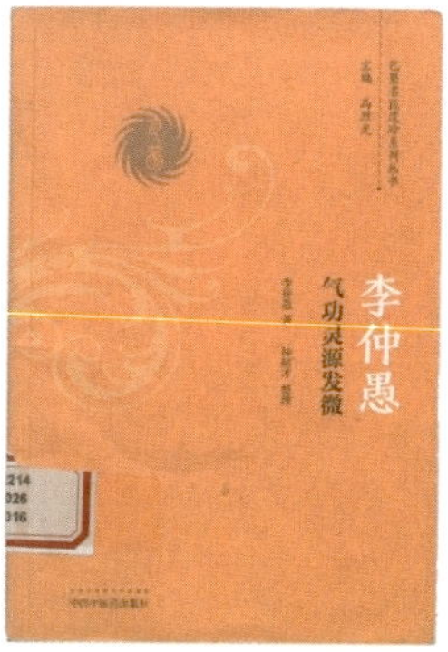

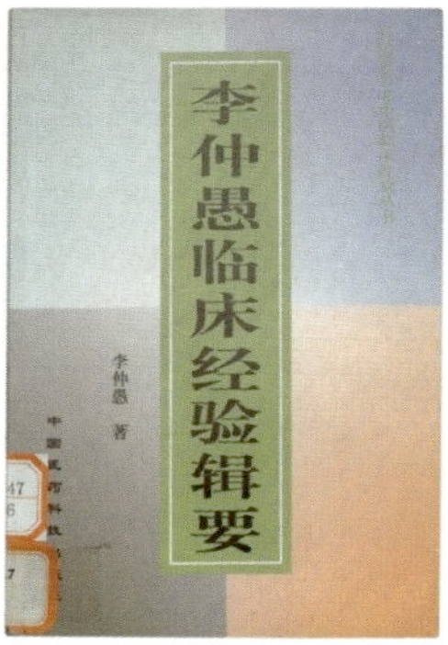

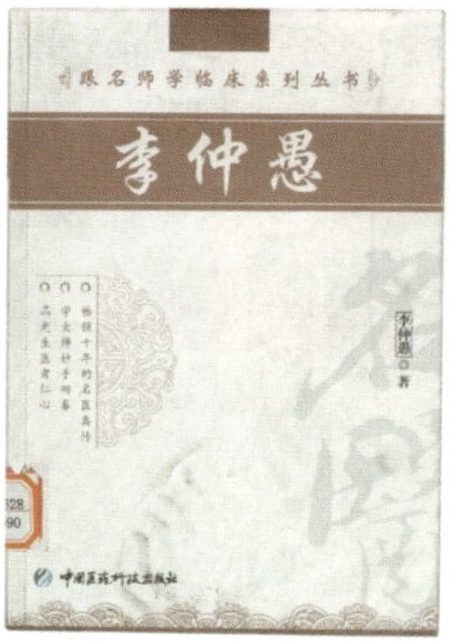

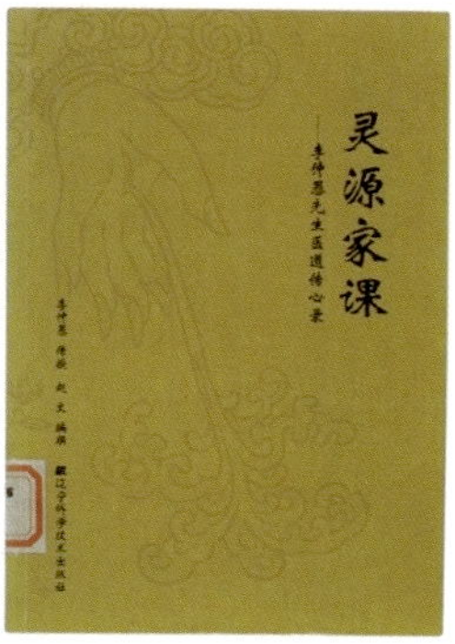

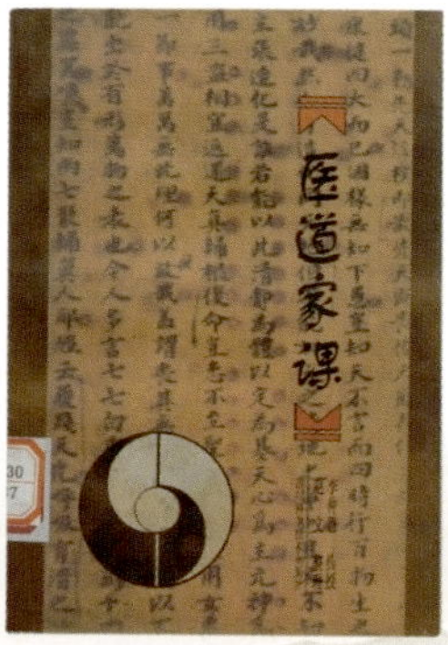

◎ 段光周

段光周（1941—2004），男，四川眉山人。知名中医基础理论专家。著有《金匮要略手册》、《中医奇证新编》、《中华大典·医药卫生典·医学分典·基础理论总部》、《〈金匮〉文摘汇编》、《〈内经〉自学指导》、《中华脐疗荟萃》等书。

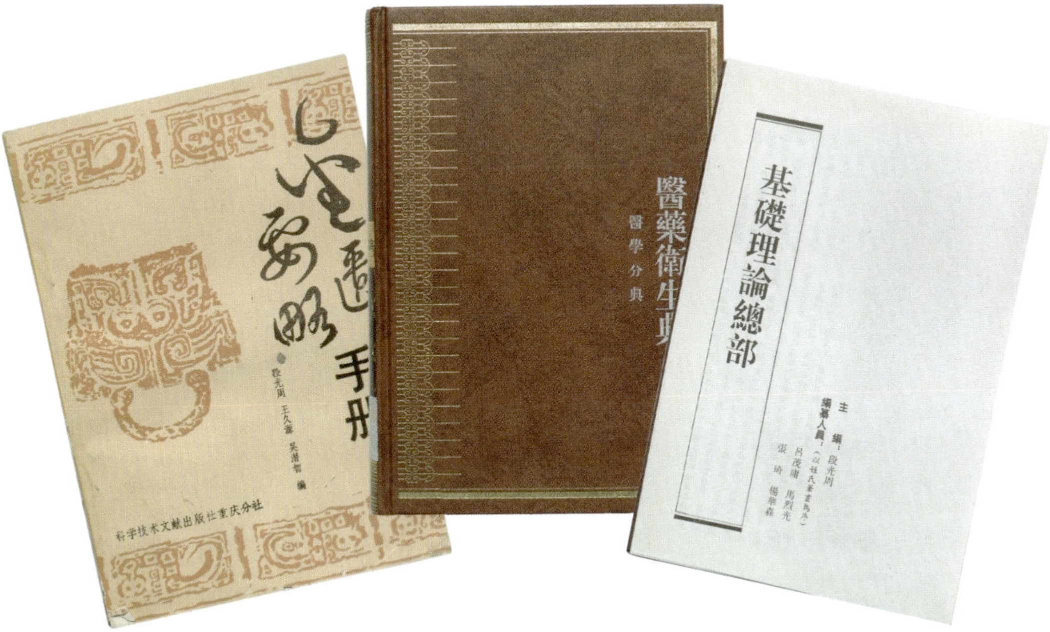

◎ 徐楚江

徐楚江（1920—2004），男，四川成都人。知名中药学家。著有《中药炮制学》（高等医药院校教材）、《中药房管理学》（中药普及自学教材）等书。

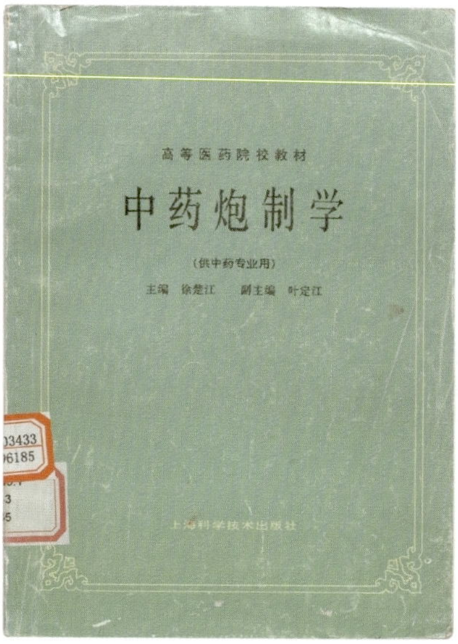

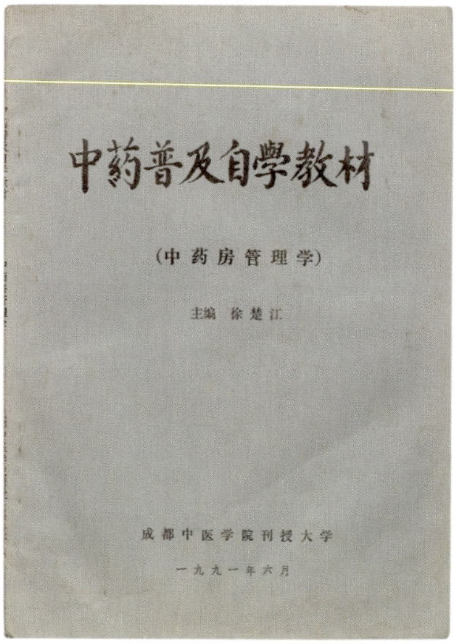

◎ 王廷富

王廷富（1920—2006），男，四川巴中人。知名中医金匮学专家。著有《金匮要略指难》、《王廷富金匮要略指难》（巴蜀名医遗珍系列丛书）等书。

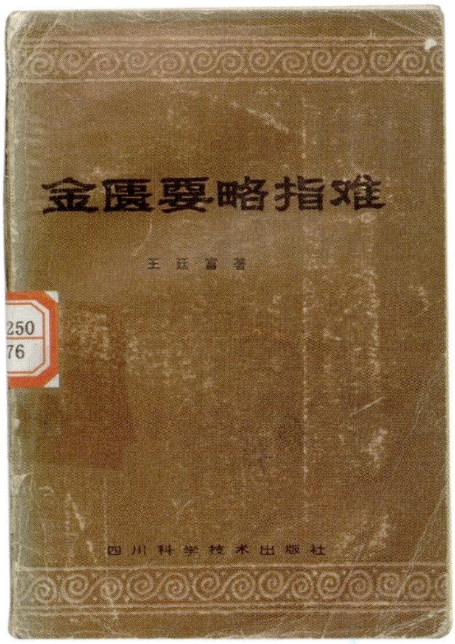

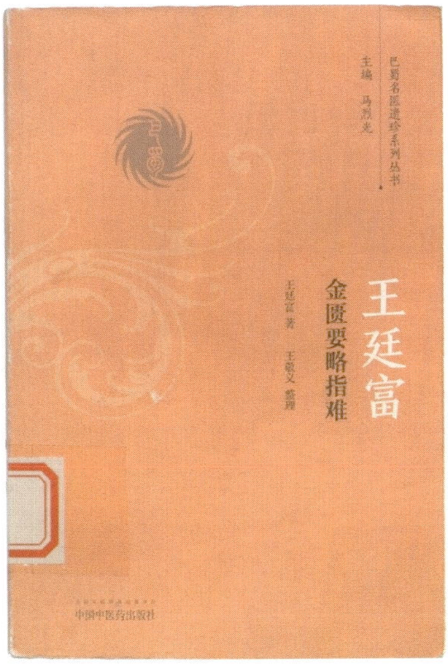

◎ 王再谟

王再谟（1937—2006），男，四川德阳人。知名中医内科专家。著有《中医内科学》、《现代中药临床应用》、《老年消化病》、《食物本草：现代食物应用指南》、《实用中医方歌》、《中医内科学通论》（普通高等教育中医药类研究生专业课试用教材）等书。

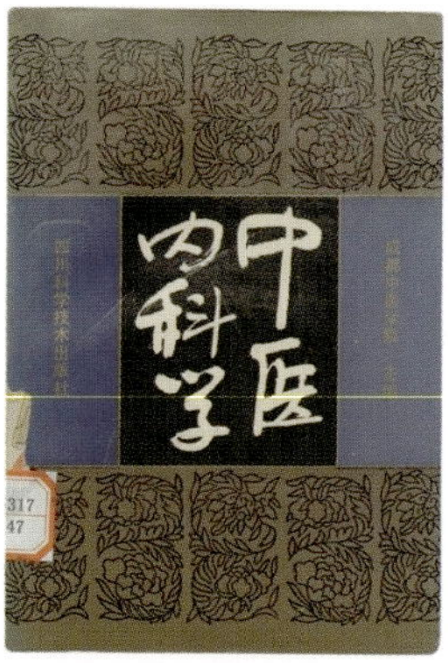

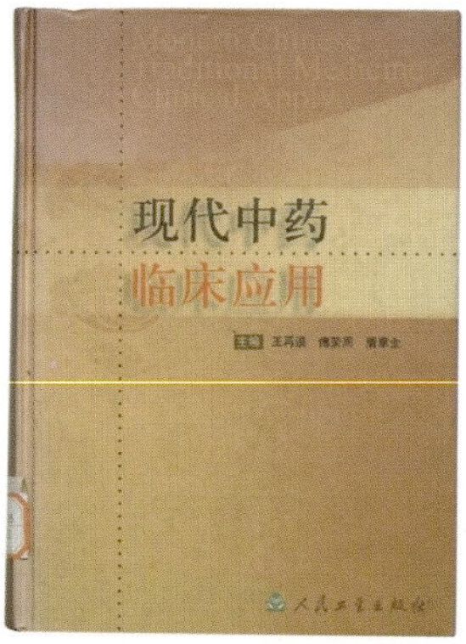

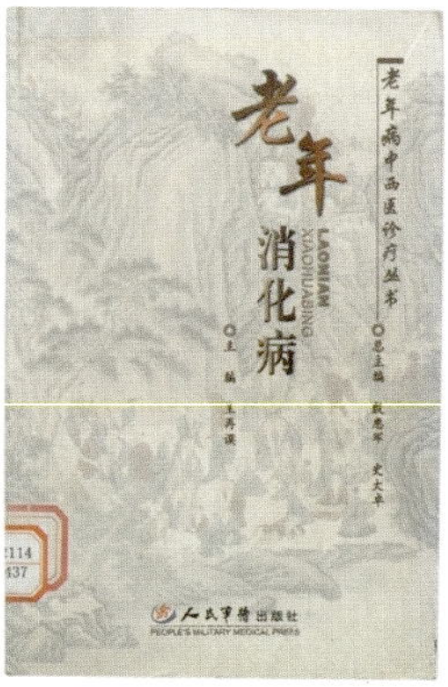

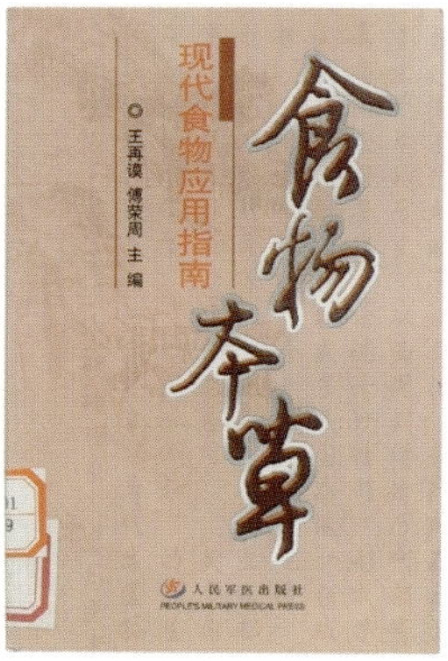

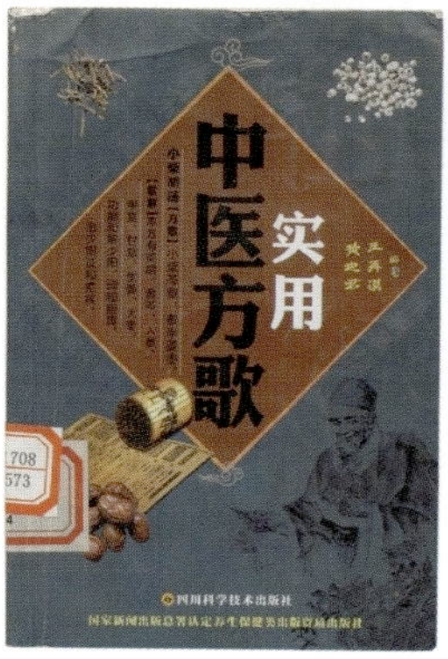

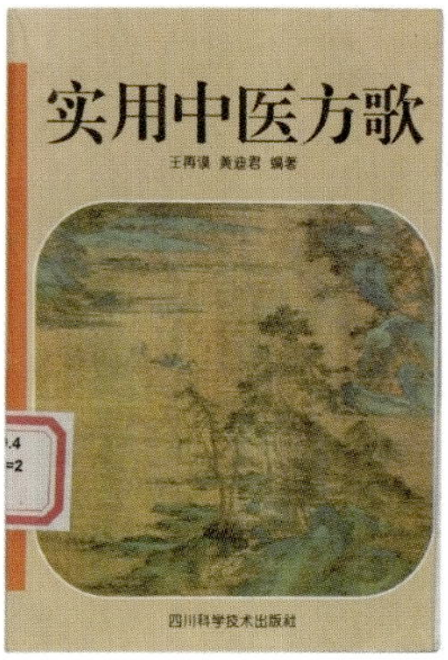

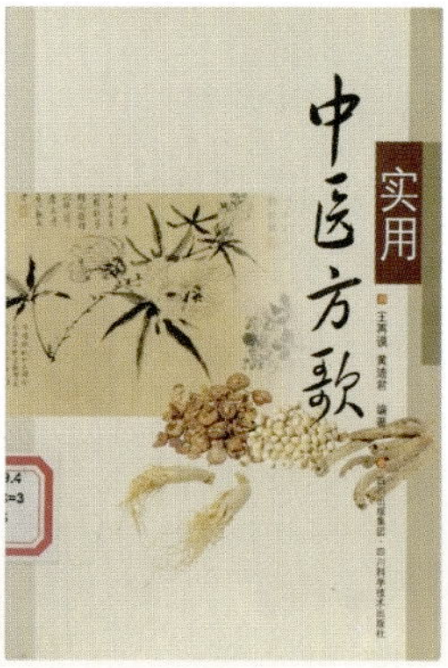

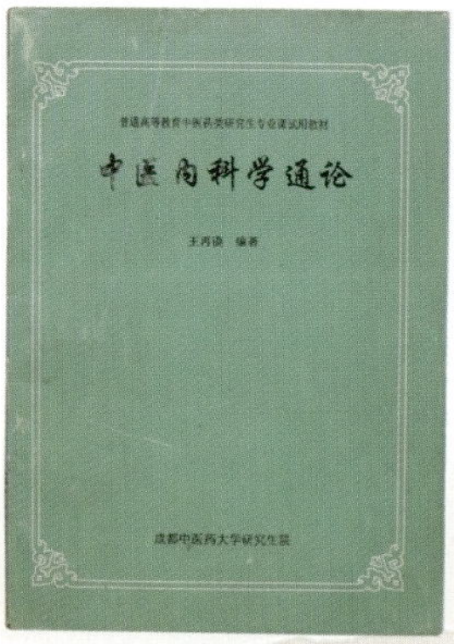

◎ 戴佛延

戴佛延（1913—2007），男，重庆合川（今属重庆市）人。知名中医伤寒学专家。著有《古方医案选编》等书。

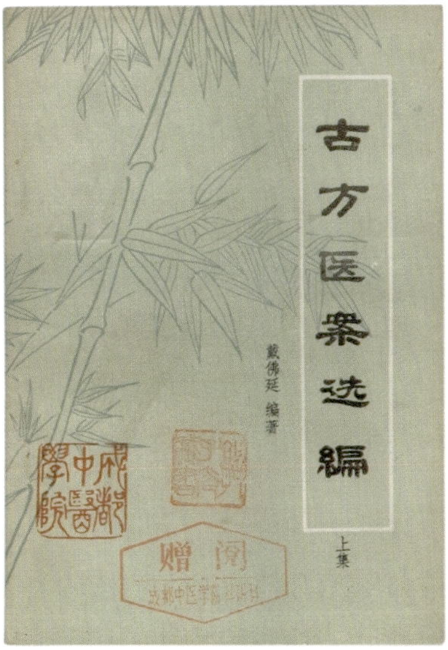

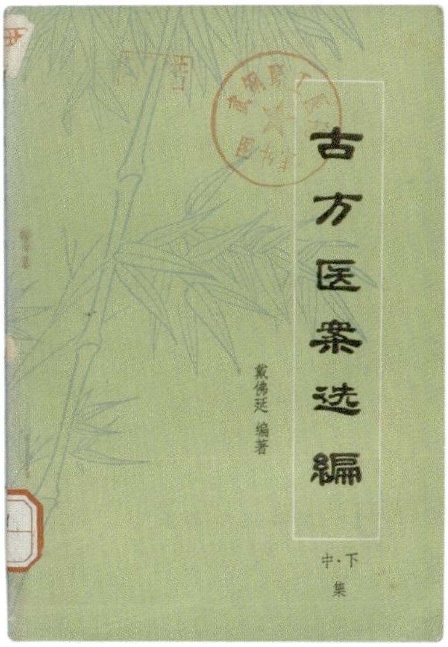

◎ 杨介宾

杨介宾（1929—2007），笔名水竹林，男，四川金堂人。知名中医针灸学家。著有《杨介宾临床经验辑要》（全国著名老中医临床经验丛书）、《针灸学》（中医专业自学考试指导丛书）、《针灸学题解》、《针灸有关问题析疑》、《针灸有关问题分析》、《中医专业自学指导丛刊·针灸学分册》、《杨介宾针灸学术思想述要》、《针灸学术论文集》、《针灸学》（中医自学教材）、《针灸源流概述》等书。

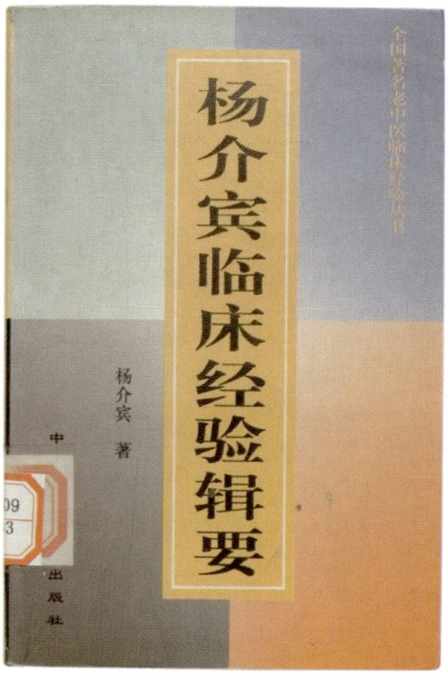

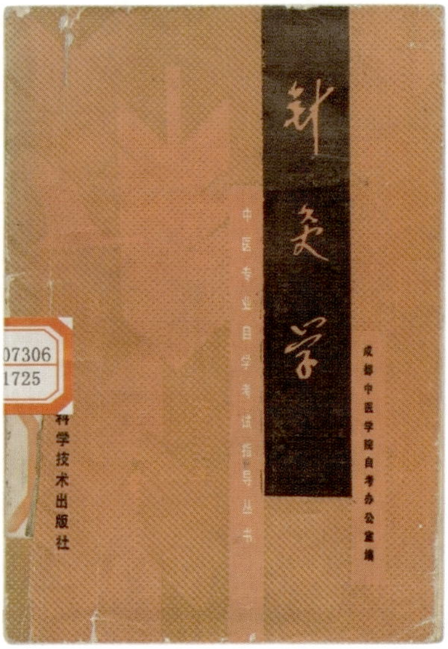

◎ 郑孝昌

郑孝昌（1924—2008），男，四川简阳人。知名中医古文学家。著有《医古文》（中医专业自学考试指导丛书）、《黄帝内经太素语译》（中医古籍整理丛书）、《黄帝内经太素校注》（中医古籍整理丛书）、《中医古籍校注释例（初稿）》、《中医训诂略例（初稿）》、《中医训诂学（讲稿）》、《中医专业自学考试指导丛刊·医古文分册》、《〈内经〉重言》等书。

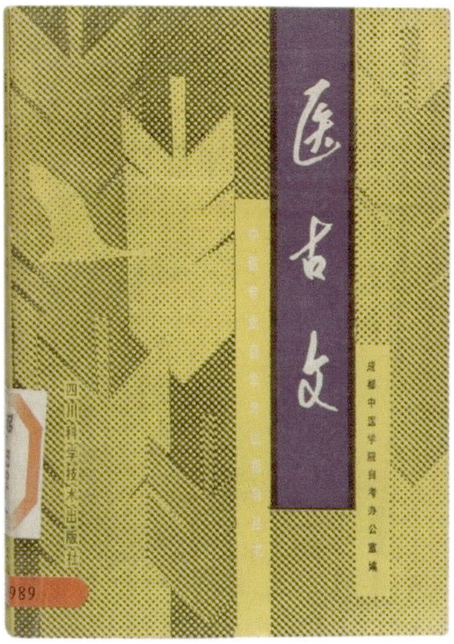

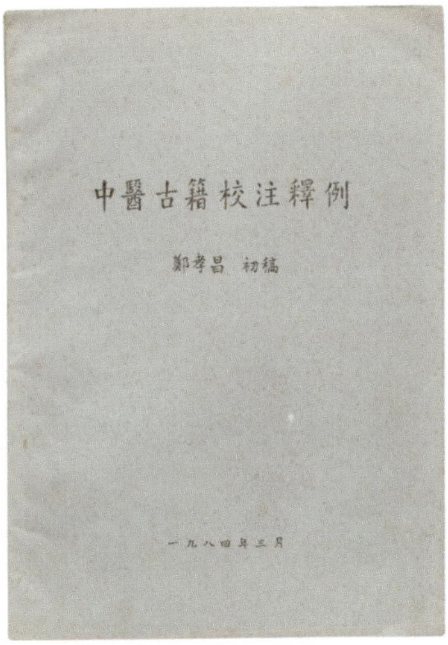

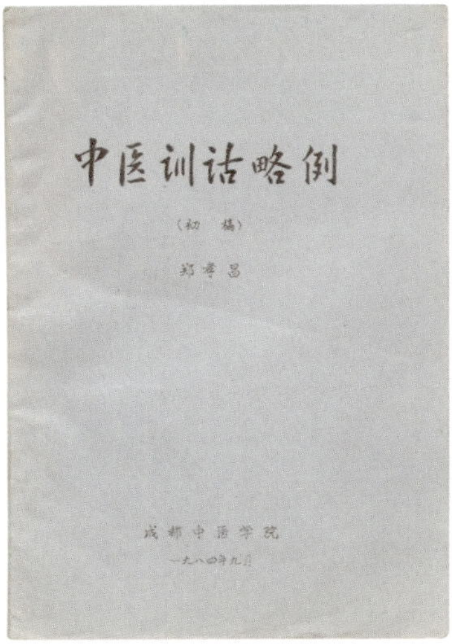

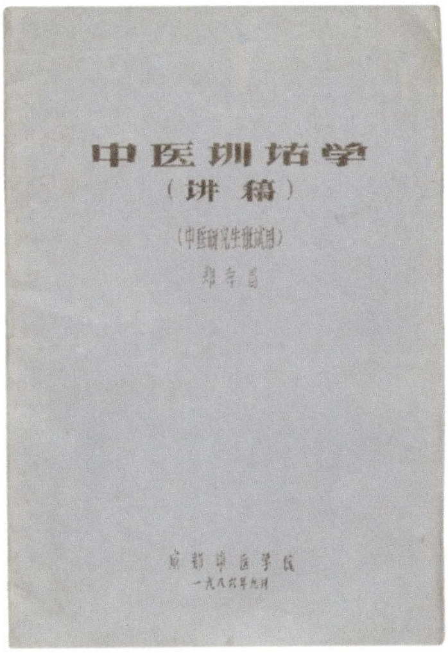

◎ 姚鸣春

姚鸣春（1928—2010），女，浙江湖州人。生物化学专家。著有《中医营养学》、《家庭西餐》等书。

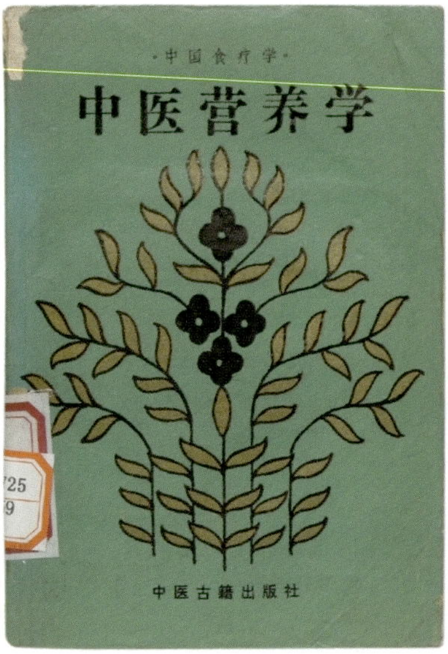

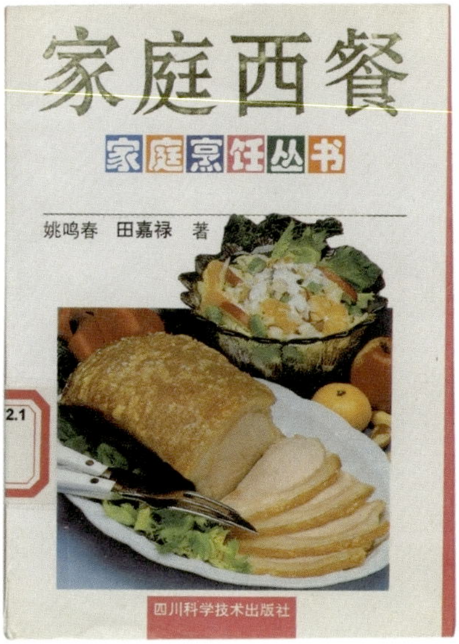

◎ 曾敬光

曾敬光（1918—2010），女，四川双流（今属成都市）人。知名中医妇科专家。著有《中医妇科学》（中医医学丛书之六）、《中医妇科学》等书。

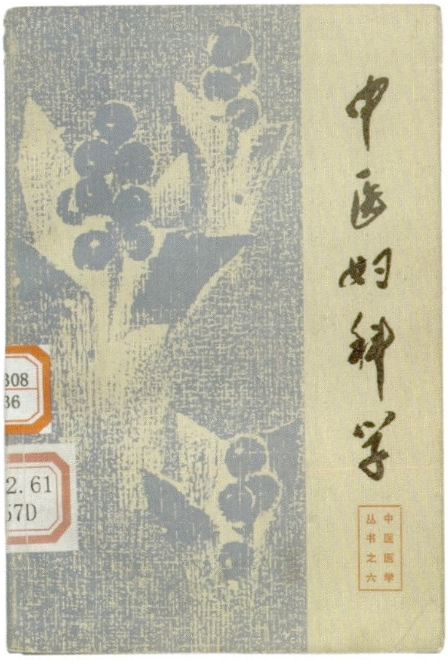

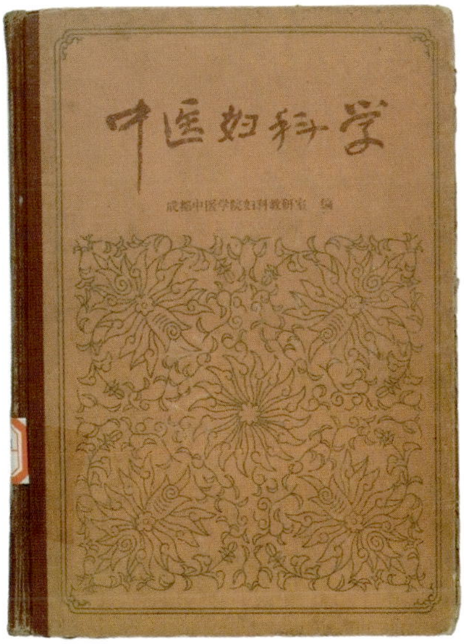

◎ 邓明仲

邓明仲（1934—2011），男，辽宁开原人。中医金匮学专家。著有《临床病案分析指南》（上册·内科性、下册·外科性）、《金匮血痹病原文解析》、《金匮要略讲稿》等书。

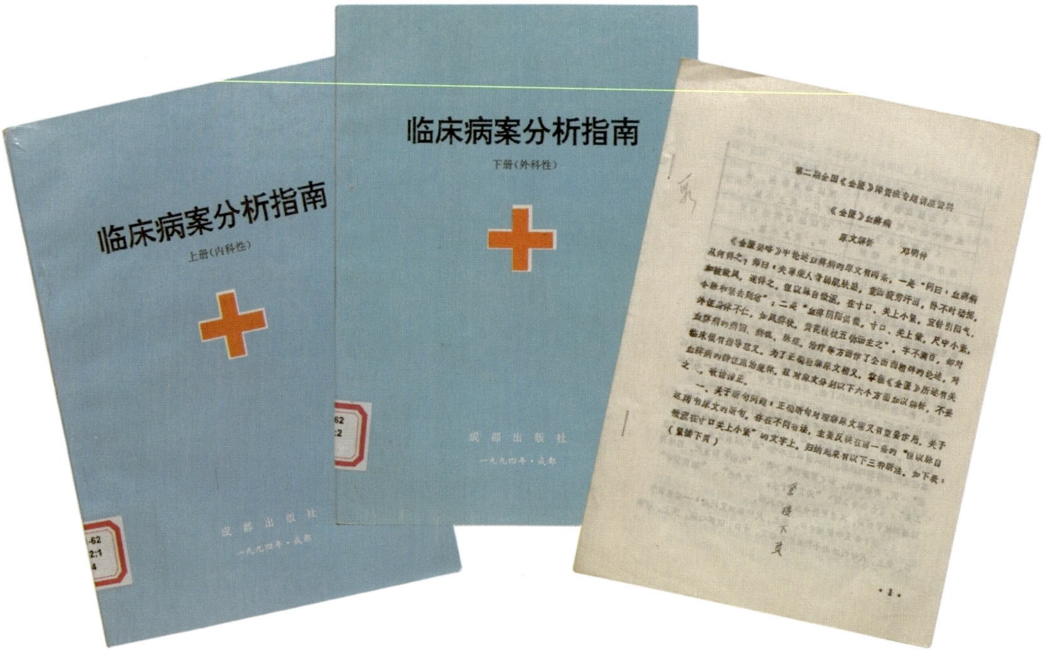

◎ 萧正安

萧正安（1928—2011），字体明，号萧康，男，四川金堂人。中医儿科专家。著有《中医儿科学》（中医精华丛书）、《中医儿科学》（中医自学考试指导丛书）、《四言医学》、《五言药性歌诀》、《常用中药功效歌诀》、《静安慈幼心书》、《中医专业自学指导丛刊·中医儿科学分册》等书。

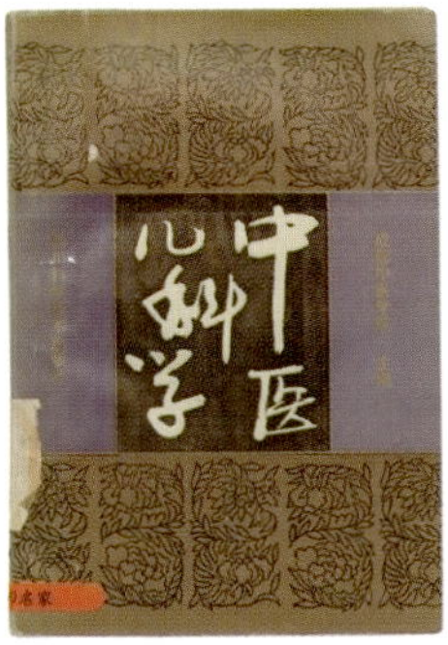

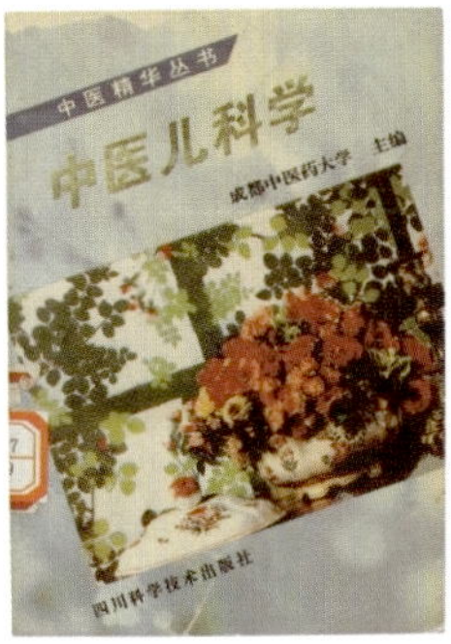

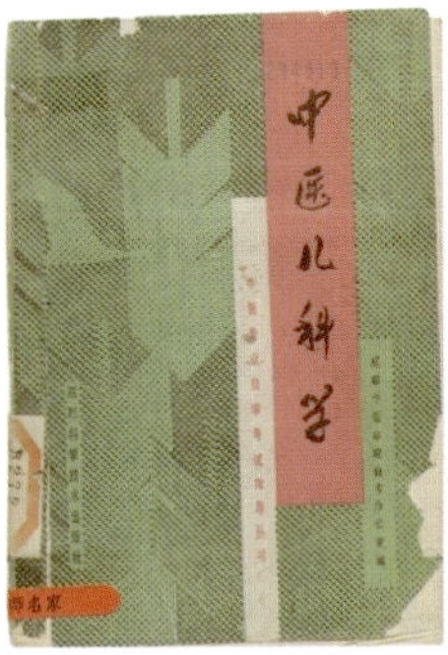

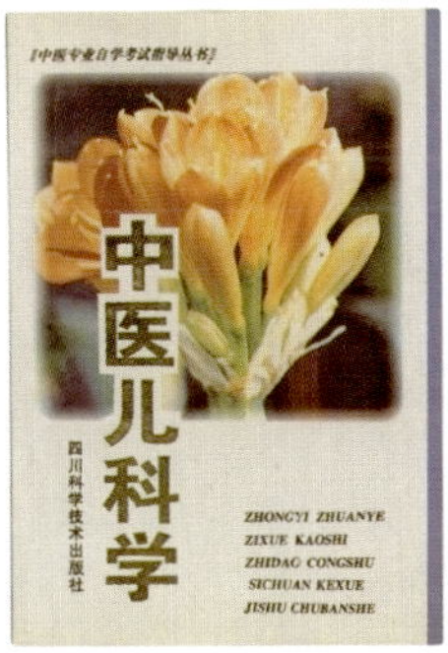

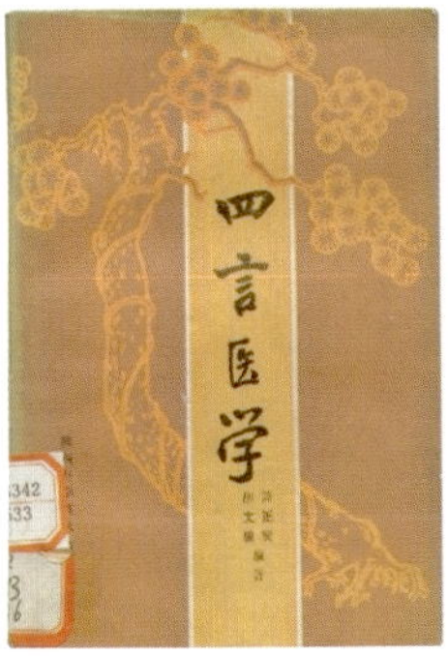

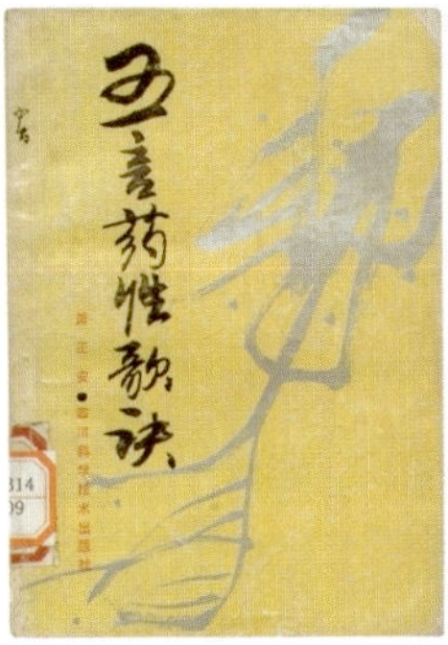

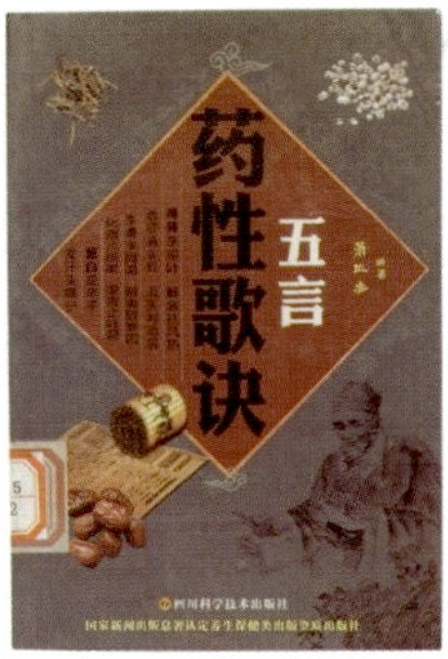

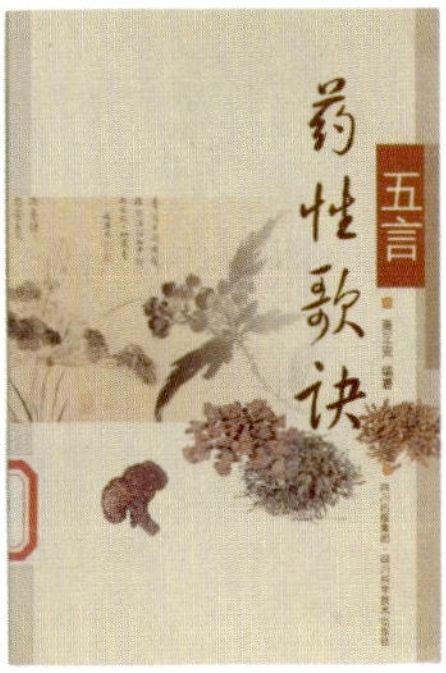

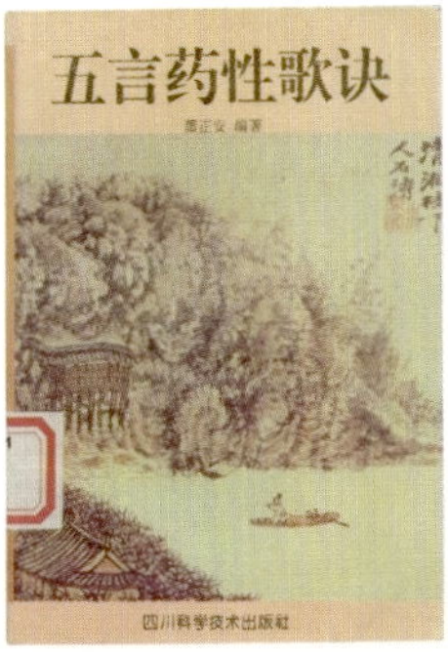

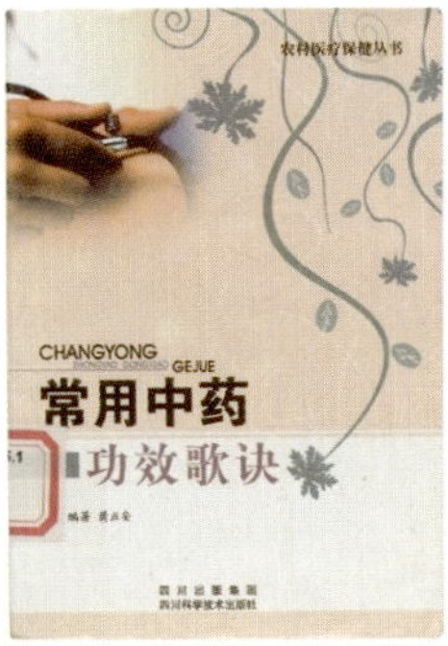

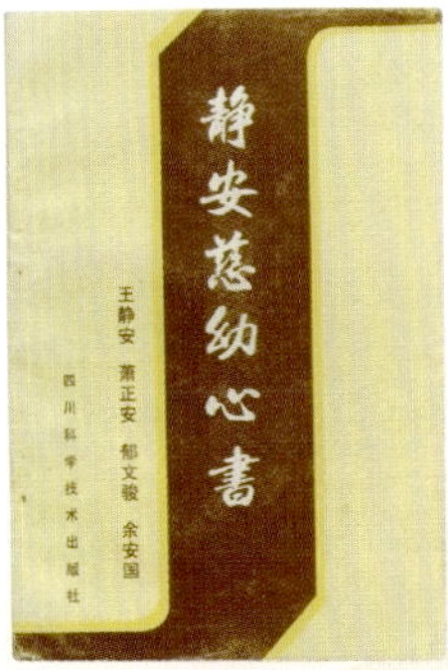

◎ 李介明

李介明（1921—2013），男，四川温江（今属成都市）人。中国医学史专家。著有《中医常用名词解释》（中国医学丛书之十三）等书。

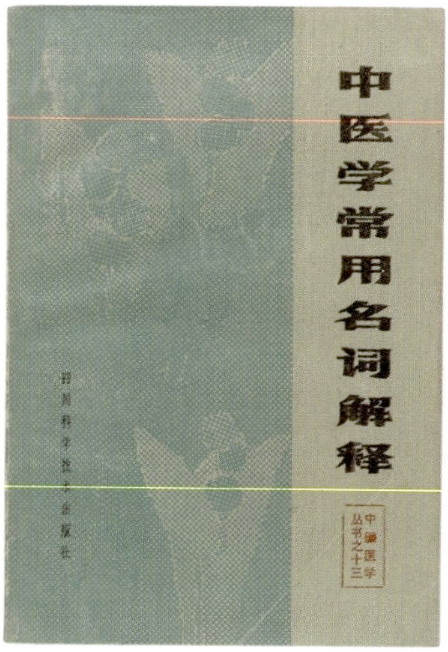

◎ 巫壁辉

巫壁辉（1925—2014），另名巫贤，女，四川蓬溪人。无机化学专家。著有《无机化学》（高等医药院校教材）等书。

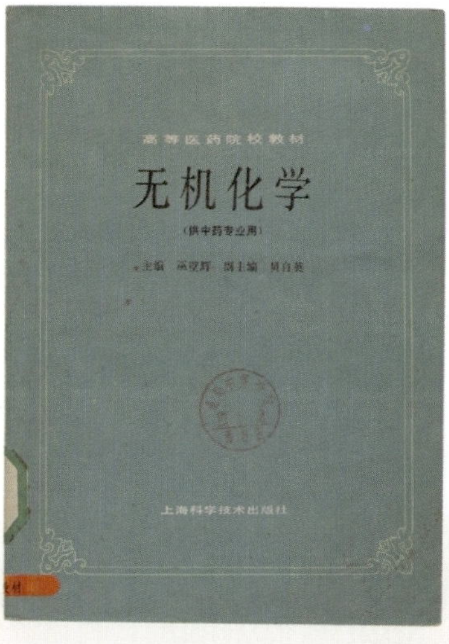

◎ 郭子光

郭子光（1932—2015），男，重庆荣昌（今属重庆市）人。著名中医学家、中医各家学说专家、伤寒专家，中医康复学科开创者。著有《现代中医治疗学》（第1、2版）、《日本汉方医学精华》、《中医康复学》、《伤寒论汤证新编》、《肺结核病》（百病中医自我疗养丛书）、《中医各家学说》、《中医奇证新编》、《实用中医学》、《中医养生康复学讲义》、《伤寒论专题讲稿》、《中医内科专题讲稿》等书。

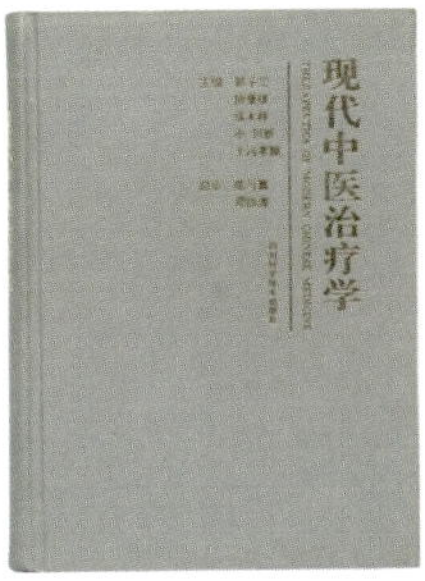

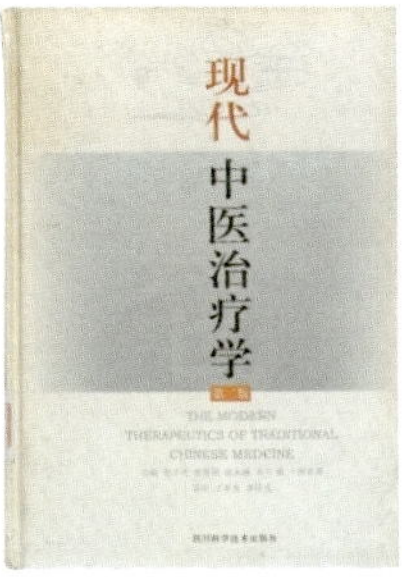

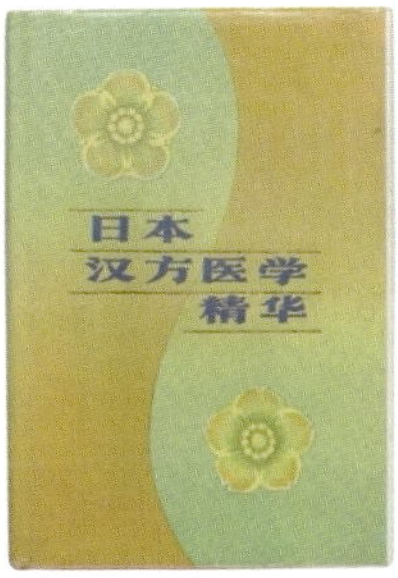

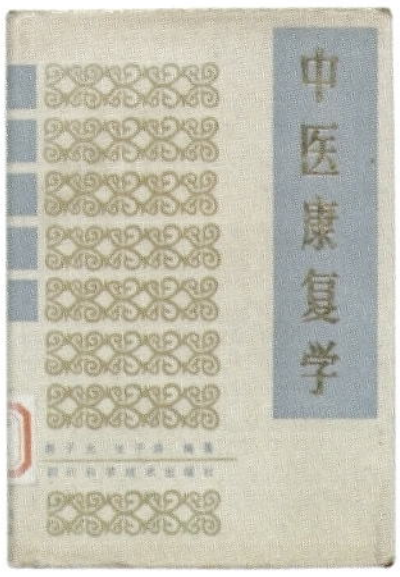

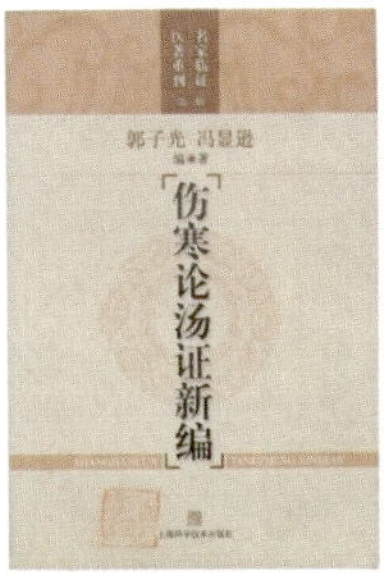

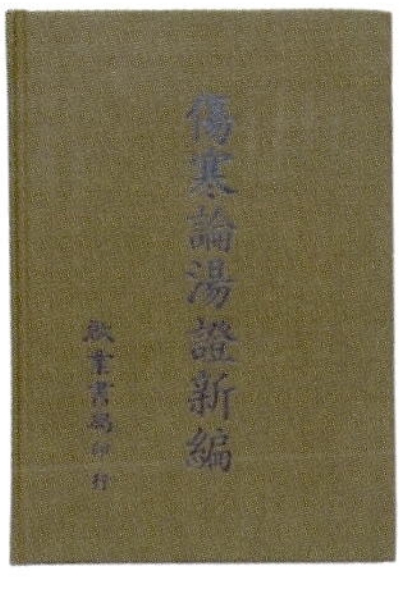

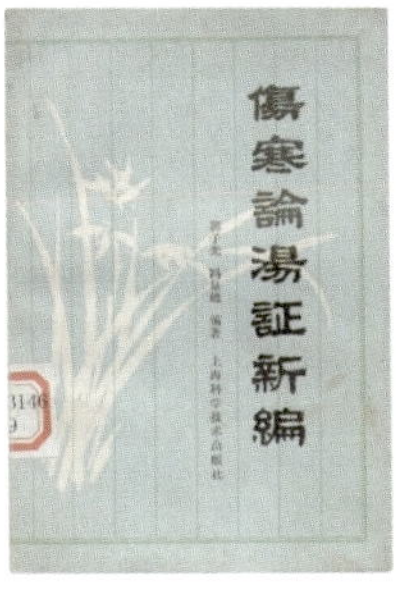

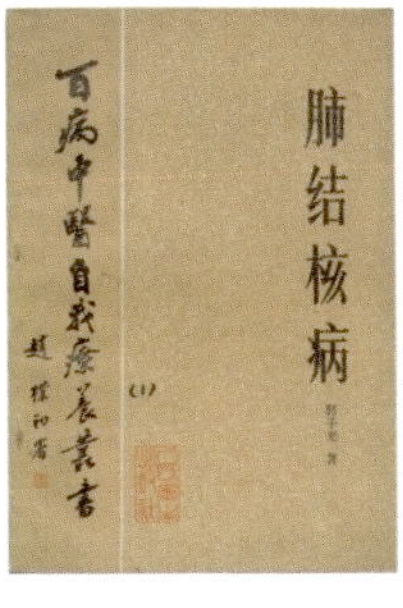

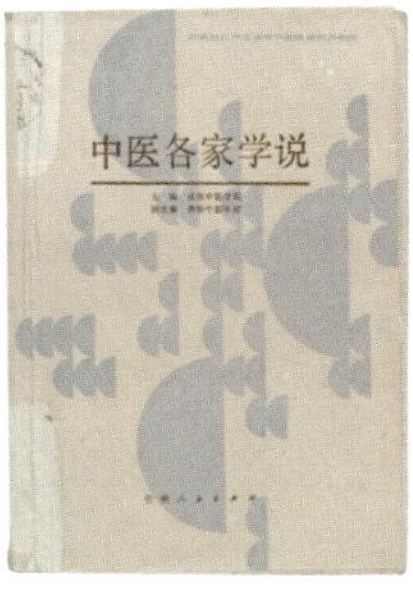

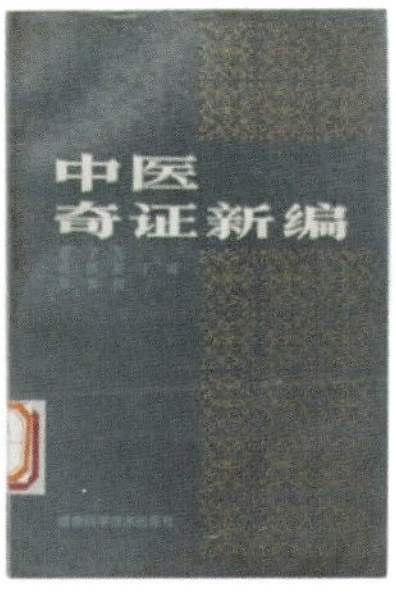

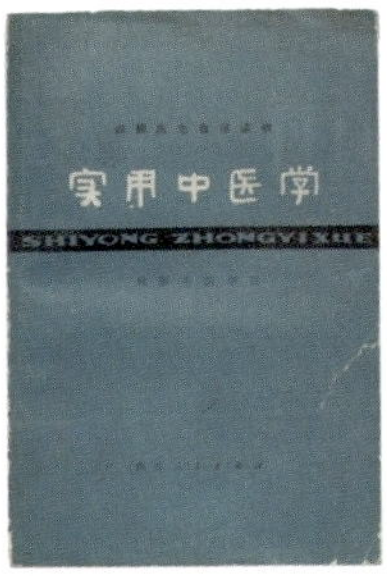

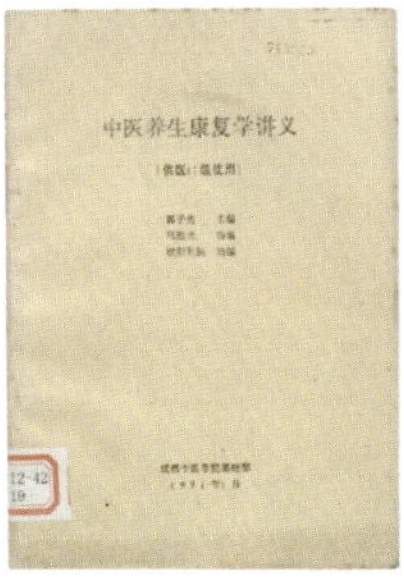

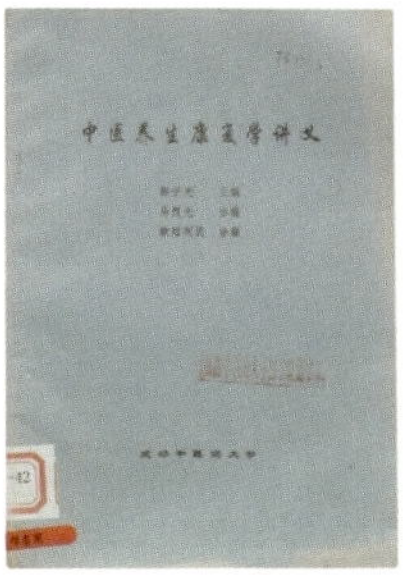

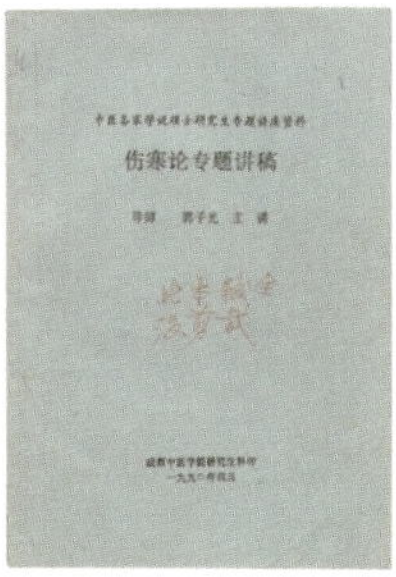

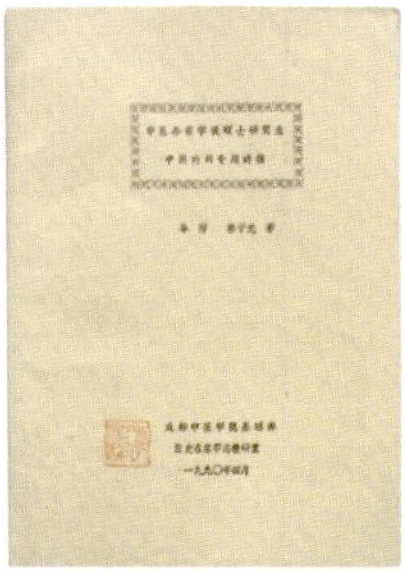

◎ 雷载权

雷载权（1928—2015），男，四川内江人。中药学专家。著有《中药学》（普通高等教育中医药类规划教材）、《中华临床中药学》、《中药学》（西南西北片区高等中医院校试用教材）、《实用食疗方精选》（实用医学书系）、《中药学》（中医专业自学考试指导丛书）、《中药学》（中医自学教材）、《中药学（盲文版）》（普通高等教育中医药类规划教材）、《中药学》（中医医学丛书）、《中药学学习指导》（普通高等教育中医药类规划教材学习指导丛书）等书。

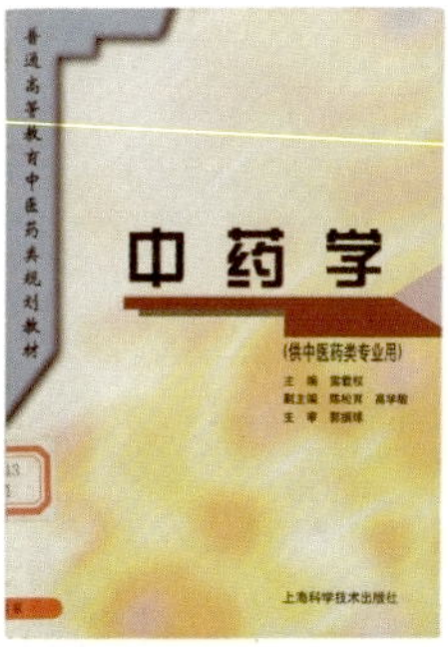

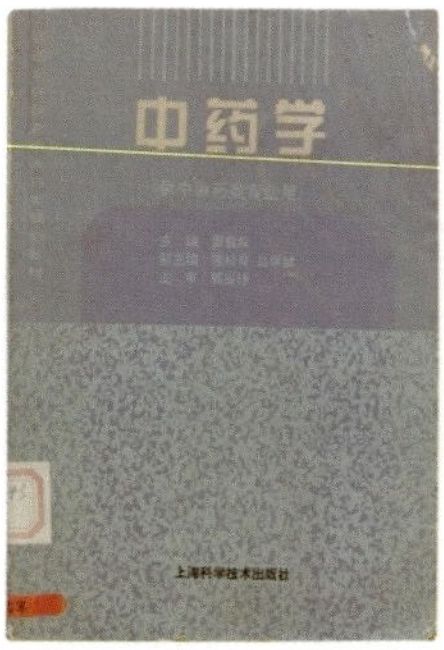

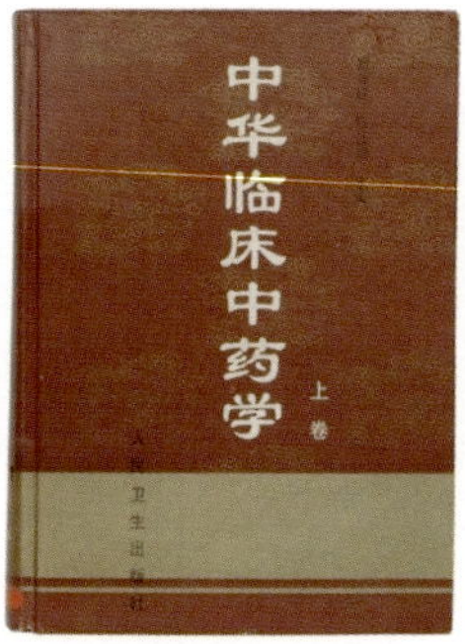

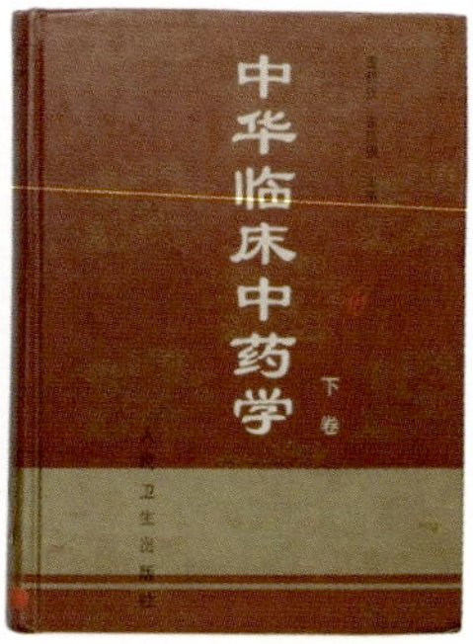

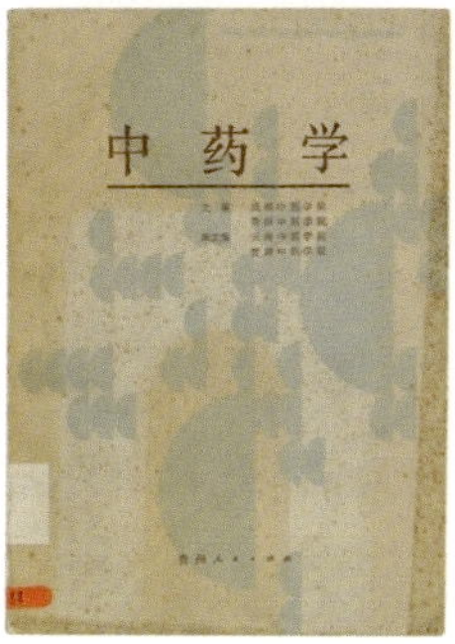

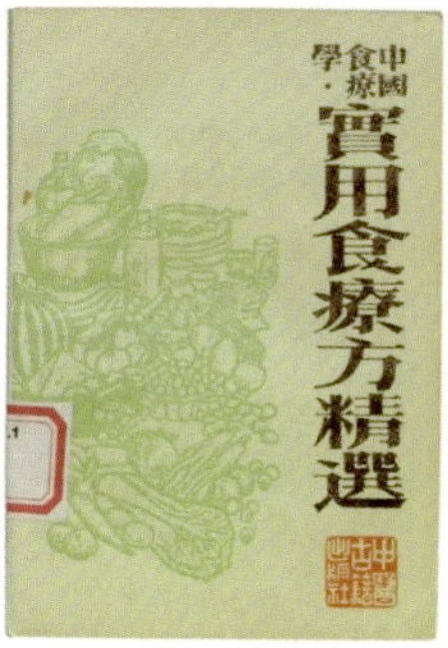

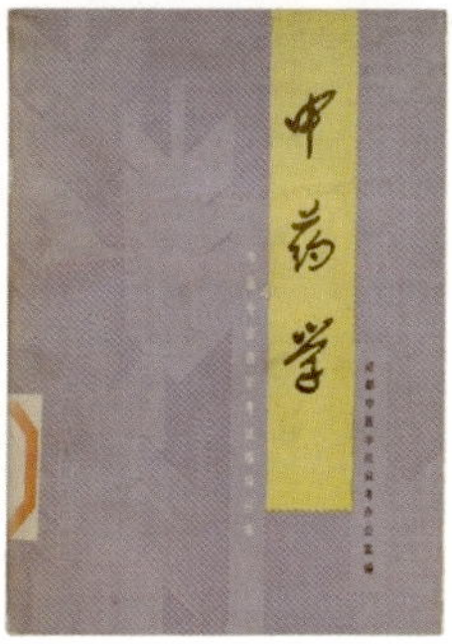

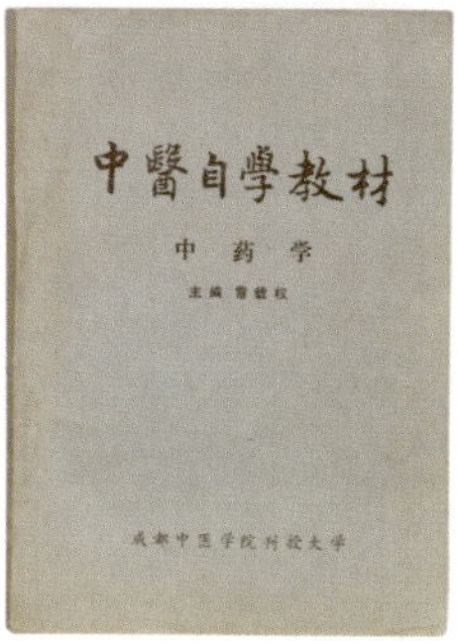

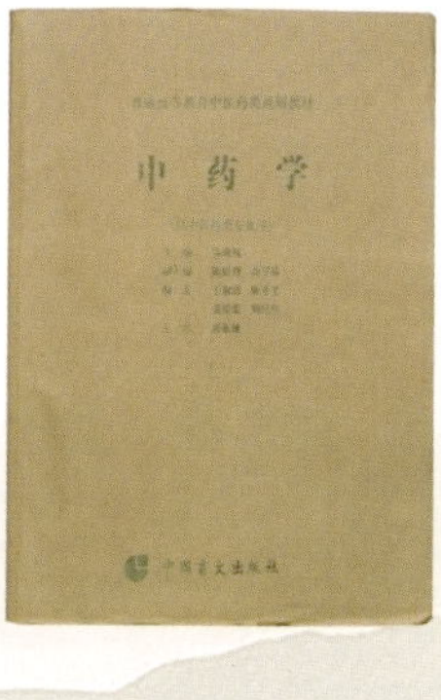

◎ 邹学熹

邹学熹（1930—2015），男，四川新都（今属成都市）人。医易学专家。著有《中医五脏病学》（中医精华丛书）、《中医五脏病学》（中医医学丛书之八）、《中国五脏病学》、《中国医易学》、《中医五脏病诊疗学》（当代中医名家经典丛书）、《易学十讲》、《易学易经教材六种》、《象数与中医学》（中华文化与中医学丛书）、《易经》（中医经典导读丛书）、《易学解难》、《易学图解》、《易学与兵法》（易学精华丛书）、《医易汇通》、《中医急证手册》、《中医谚语一百条》、《易学基础学》、《易学应用学》、《周易本经》、《周易大传》（易学系列教材）、《易学精要》（易学精华丛书）、《中医外科学》（中医自学教材）等书。

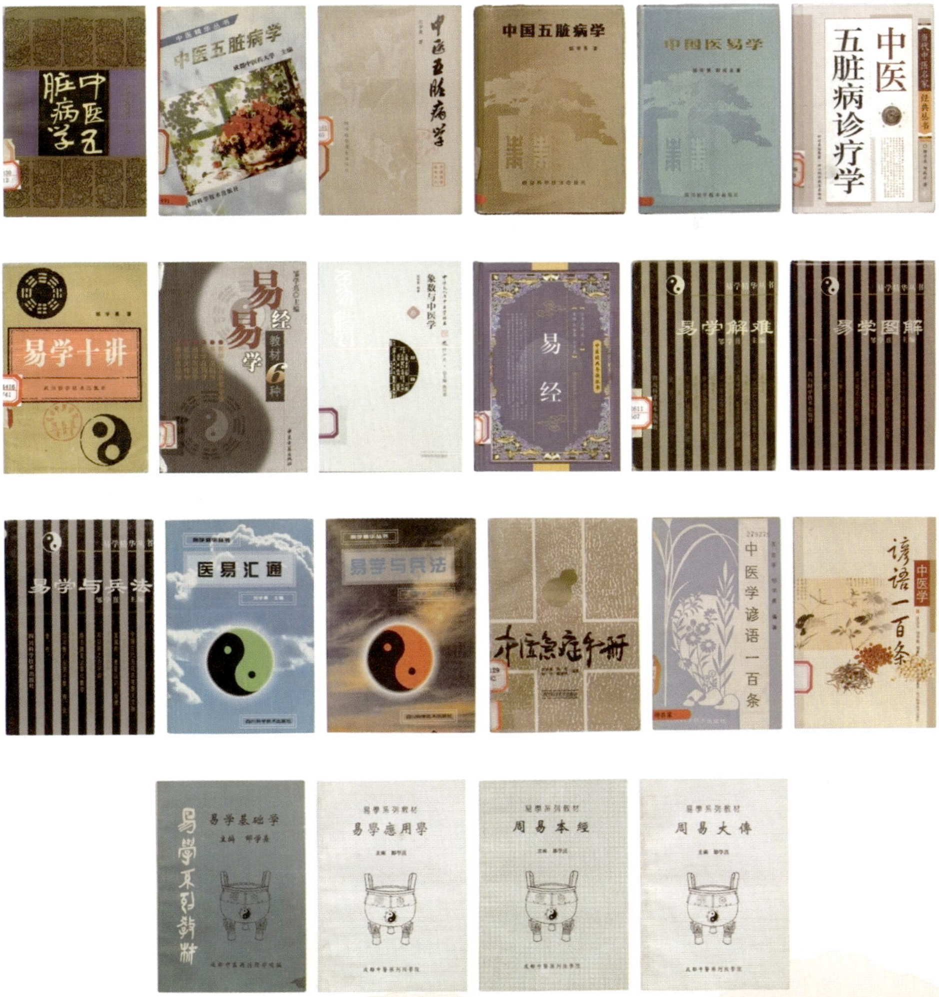

◎ 严石林

严石林（1943—2016），男，四川高县人。中医诊断学专家。著有《脉经》、《中华大典·医药卫生典·医学分典·诊法总部》、《中医诊断学解题指导》等书。

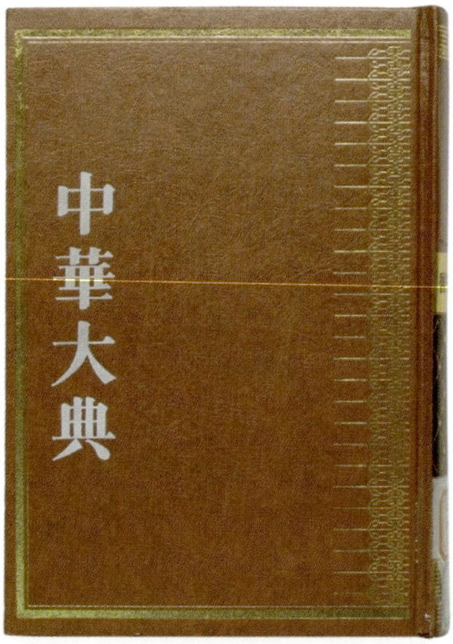

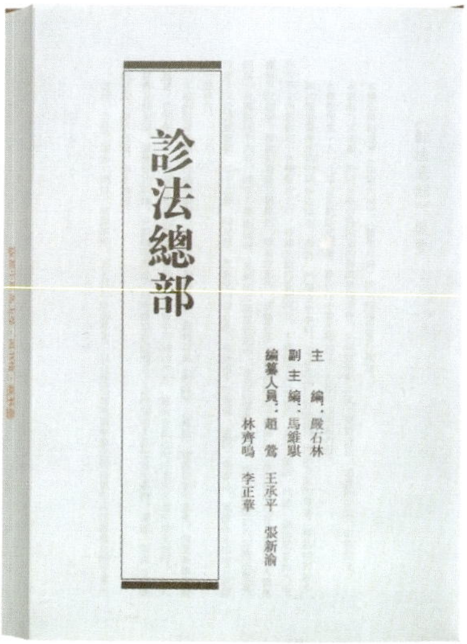

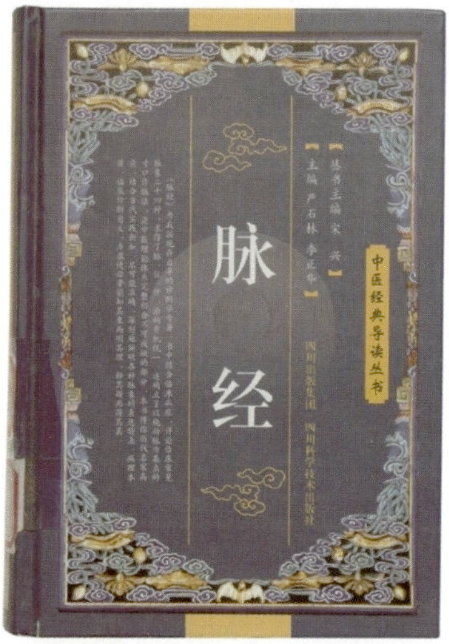

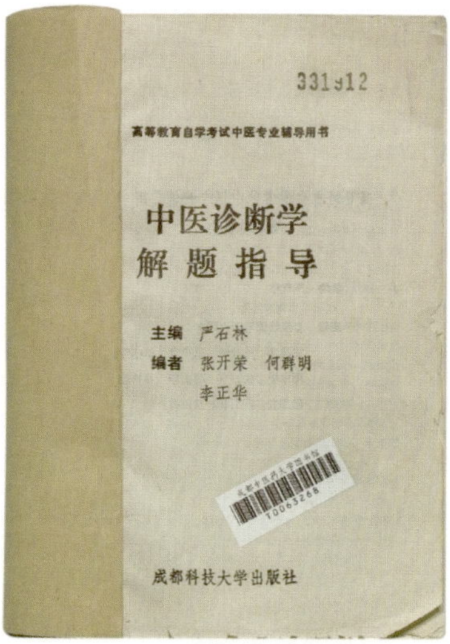

◎ 陈治恒

陈治恒（1929—2017），名和文，字治恒，男，重庆巴县（今属重庆市）人。中医伤寒学专家。著有《伤寒钩玄——陈治恒医论医话选》、《岐黄探微——陈治恒伤寒论十讲》、《伤寒疏解：陈注伤寒太阳病篇》等书。

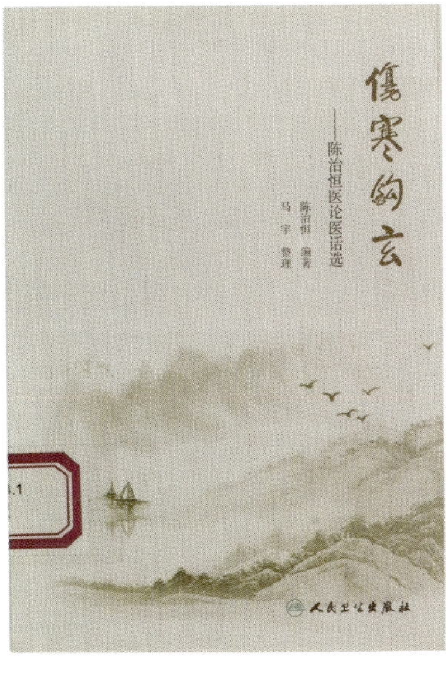

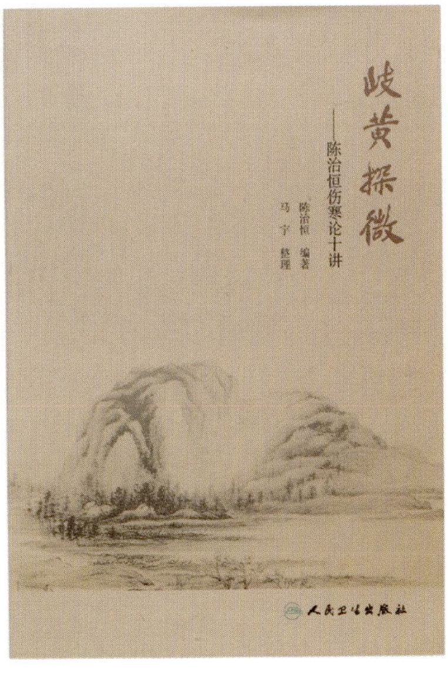

◎ 李永义

李永义（1931—2017），男，上海人。解剖学专家。著有《正常人体解剖学》（中医专业自学指导丛书）、《中医专业自学指导丛刊·正常人体解剖学分册》等书。

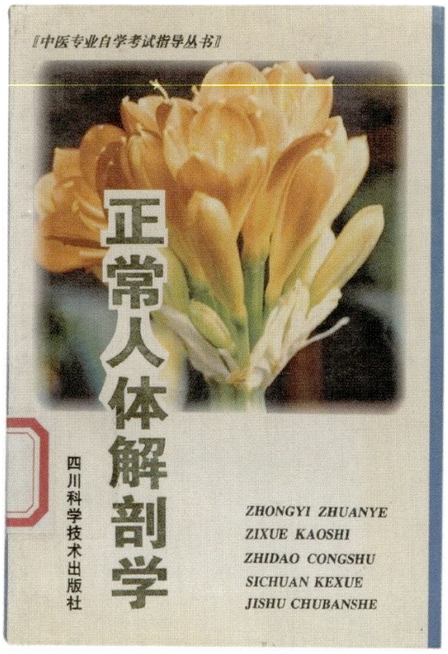

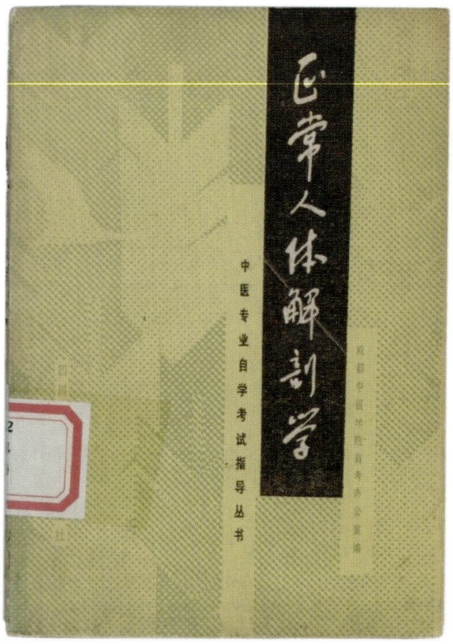

◎ 吴康衡

吴康衡（1932—2017），男，江苏宜兴人。中西医结合儿科专家。著有《内儿科学》、《中草药中毒急救小百科》等书。

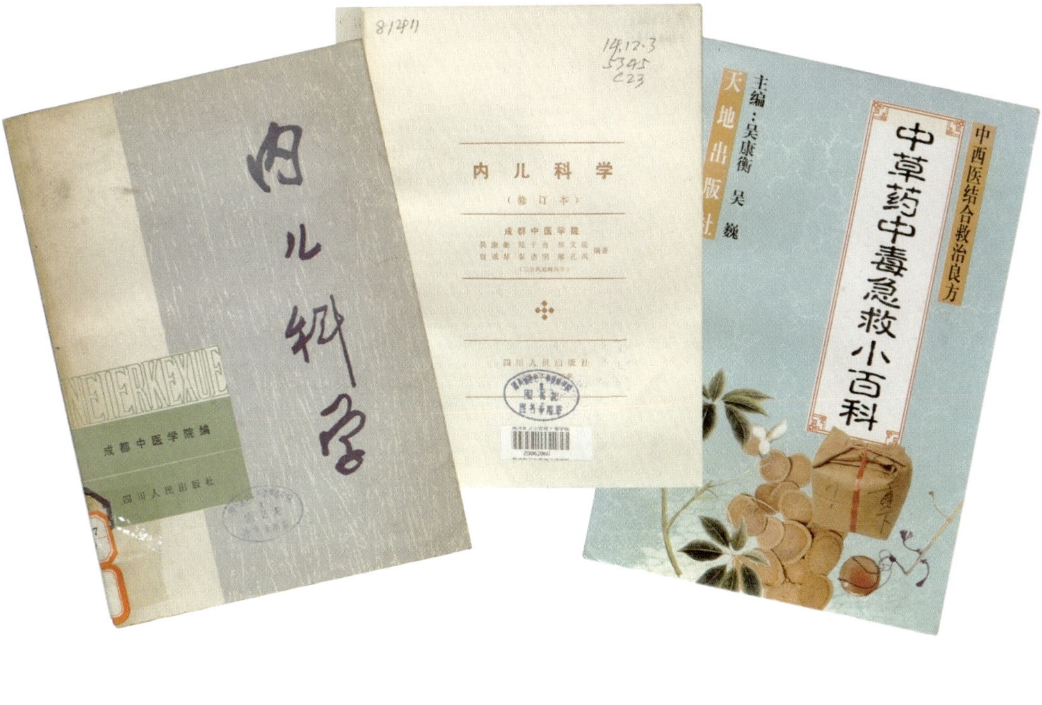

◎ 张敬姜

张敬姜（1937—2017），女，辽宁大连人。中西医结合外科专家。著有《西医外科学》（高等教育中医药院校试用教材）等书。

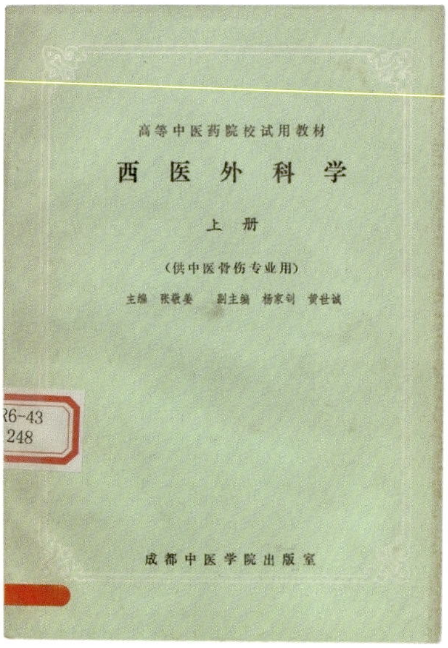

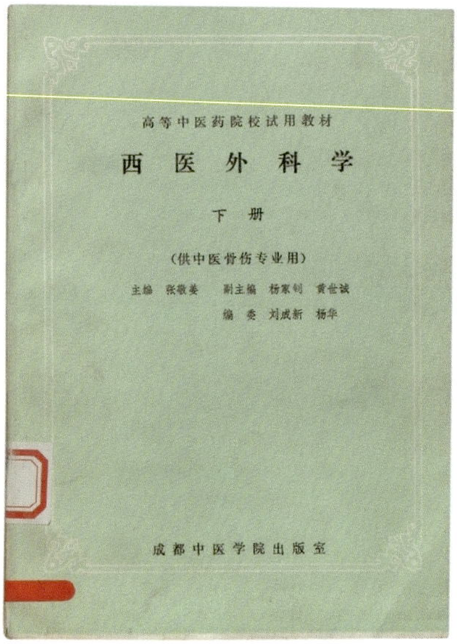

◎ 陈潮祖

陈潮祖（1929—2018），男，四川宜宾人。中医方剂学专家。著有《中医病机治法学》、《中医治法与方剂》（第3、4、5版）、《中医方剂与治法》（中医医学丛书之九）、《中医治法与方剂》、《方理求真》等书。

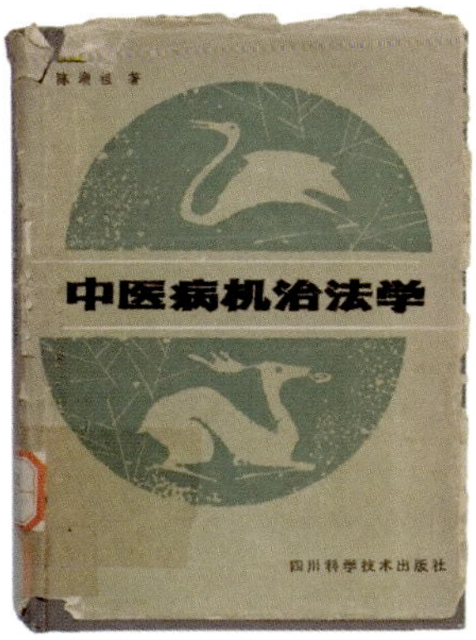

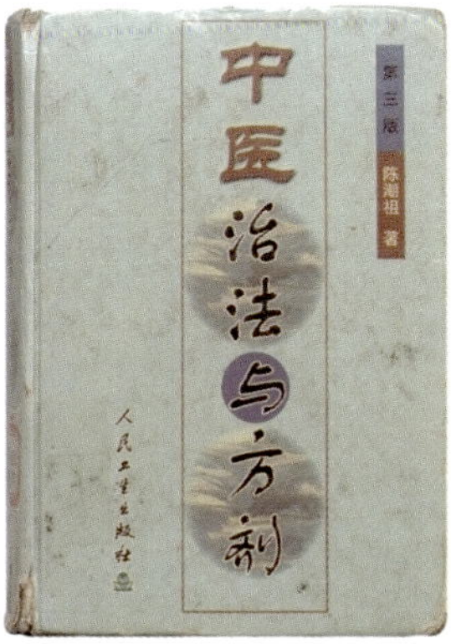

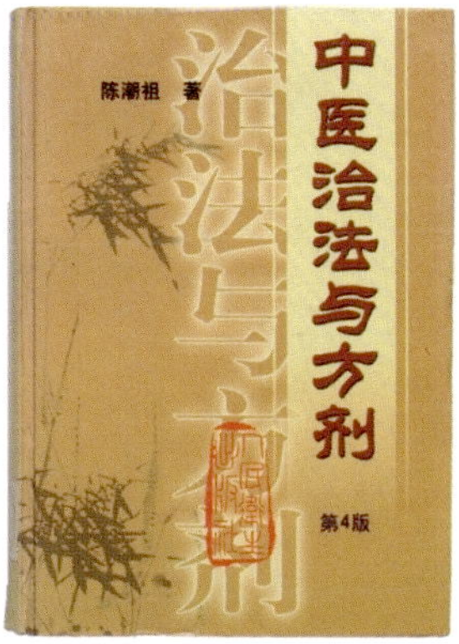

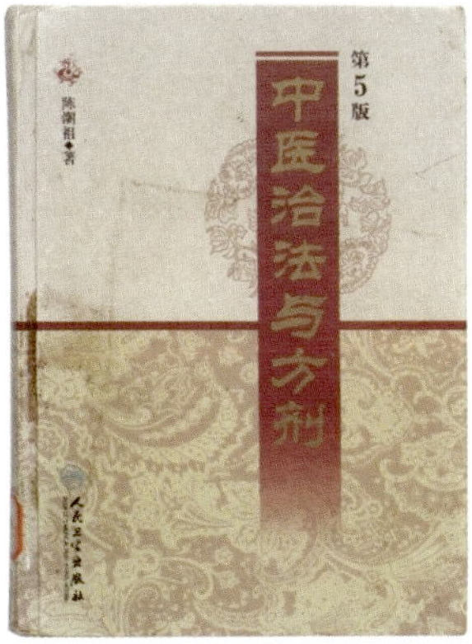

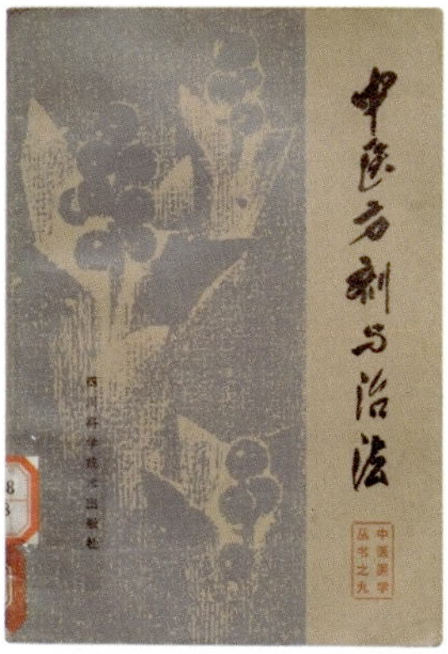

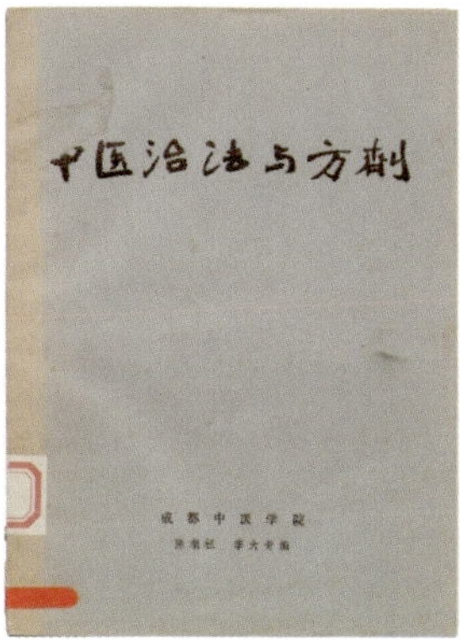

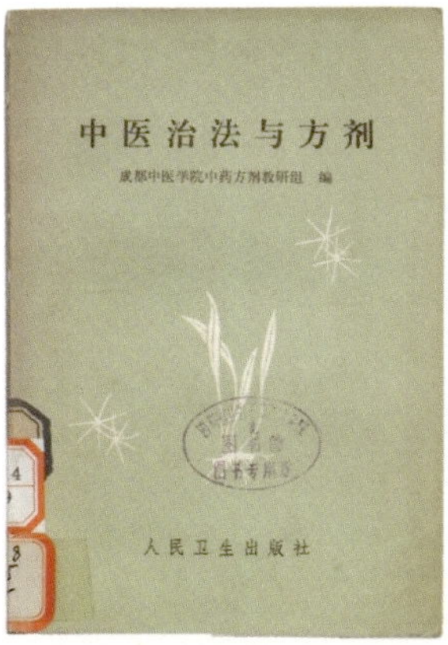

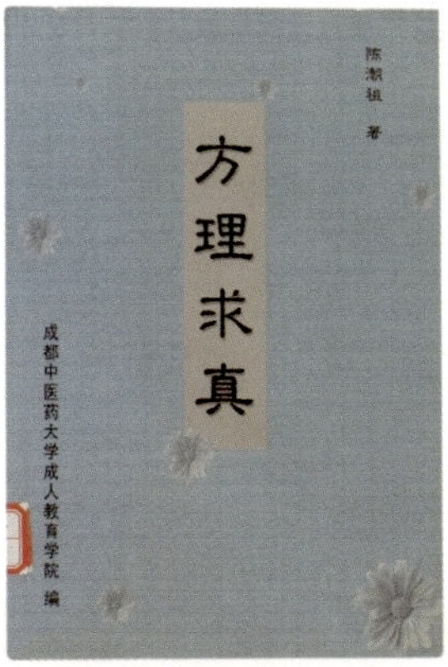

◎ 黄国钧

黄国钧（1945—2018），男，四川郫县（今属成都市）人。中药药理学专家。著有《中药药效研究方法学》、《医药实验动物模型——制作与应用》、《中药药理学图表解》、《中药药理学习题集》、《实用补养中药》等书。

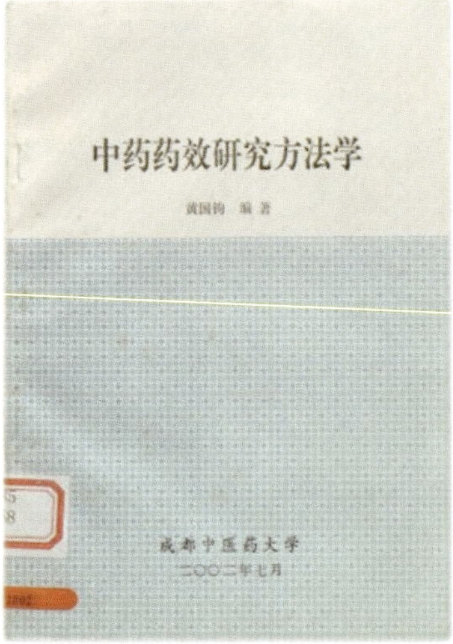

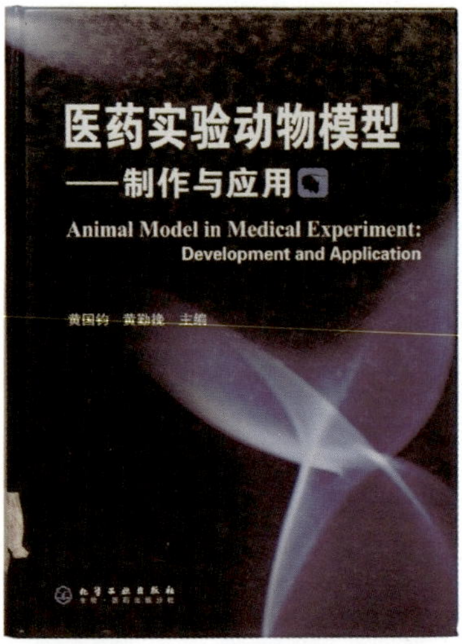

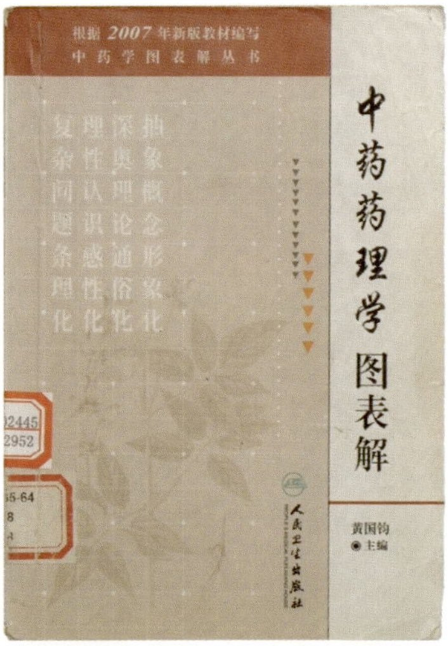

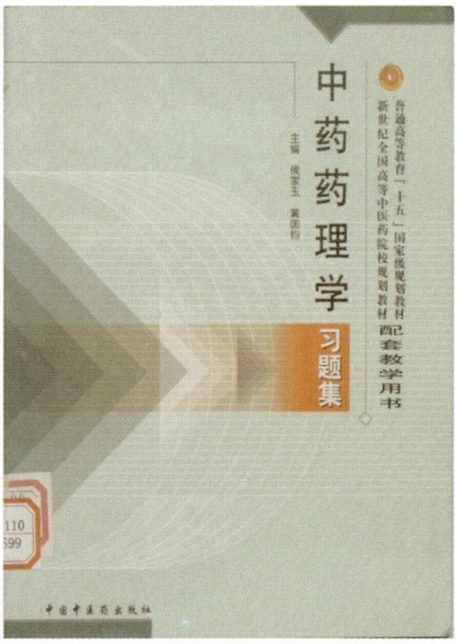

◎ 沈映君

沈映君（1934—2018），女，江苏江阴人。中药药理学专家。著有《中药药理学》（第1、2版）（中医药学高级丛书）、《中药药理学》（普通高等教育中医药类规划教材）、《中药药理学专论》（卫生部“十一五”规划教材）、《中药解表方药研究》、《中药药理学》（普通高等教育“十一五”国家级规划教材）等书。

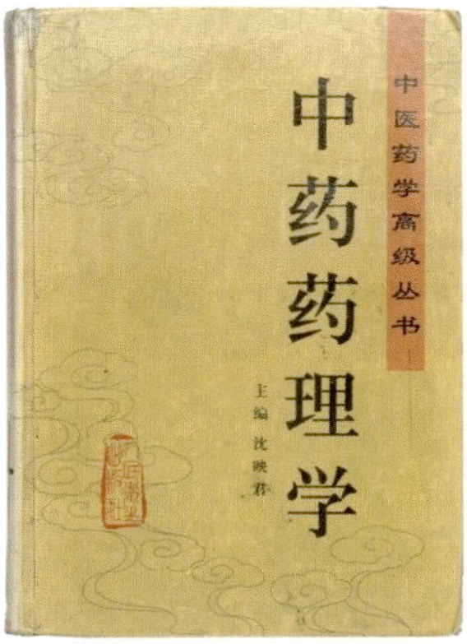

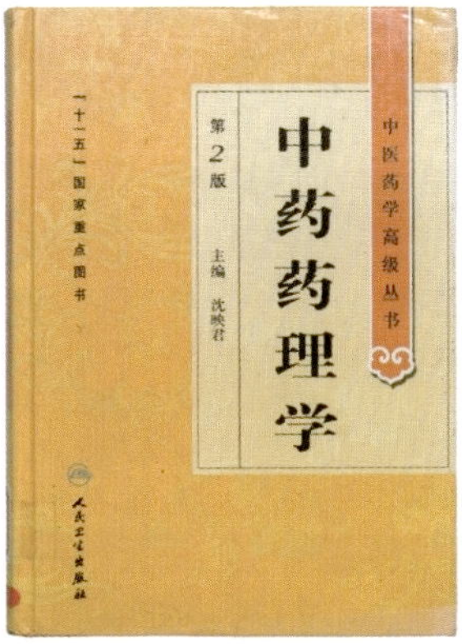

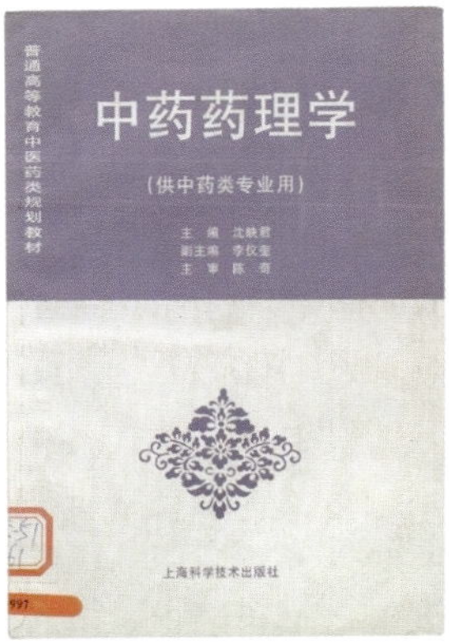

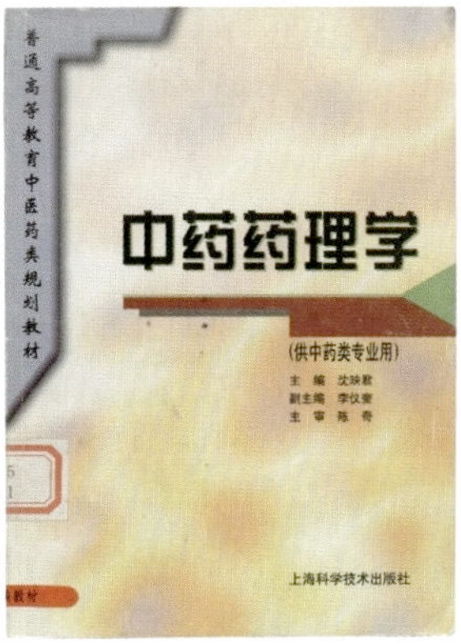

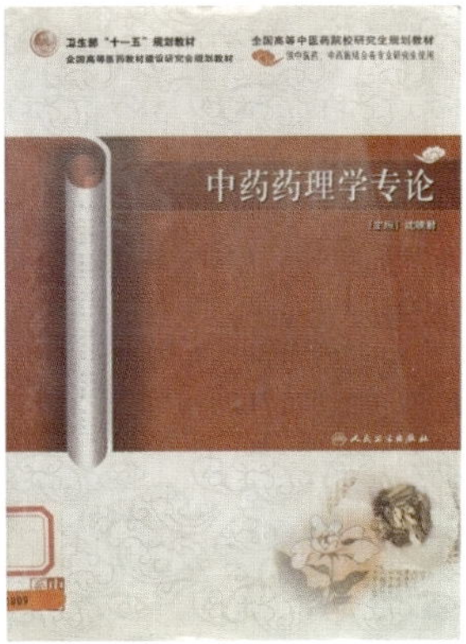

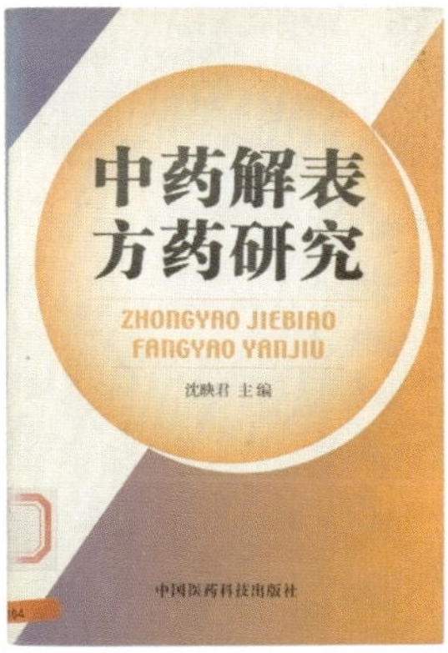

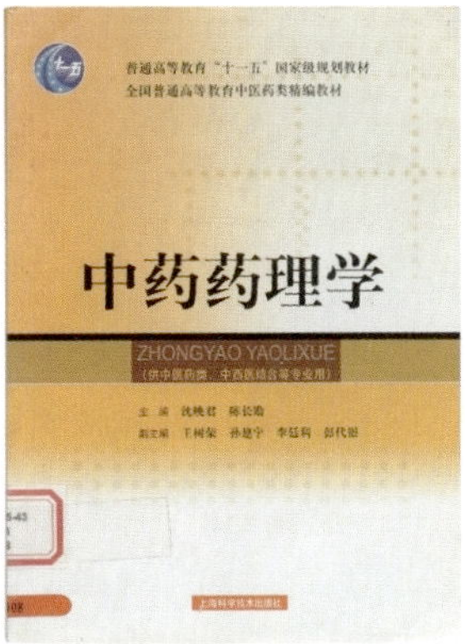

◎ 肖崇厚

肖崇厚（1927—2018），四川新都（今属成都市）人。中药化学专家。著有《中药化学》（普通高等教育中医药类规划教材）、《中药化学》（高等医药院校试用教材）、《中药提取鉴定原理》等书。

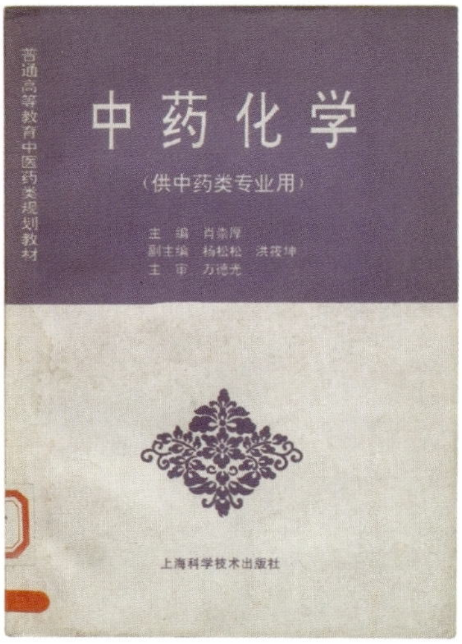

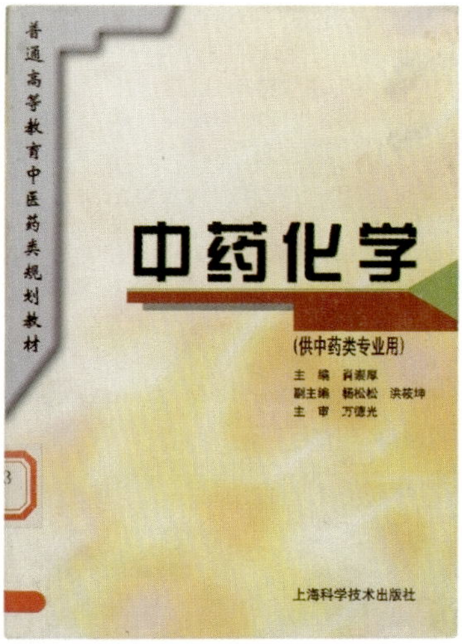

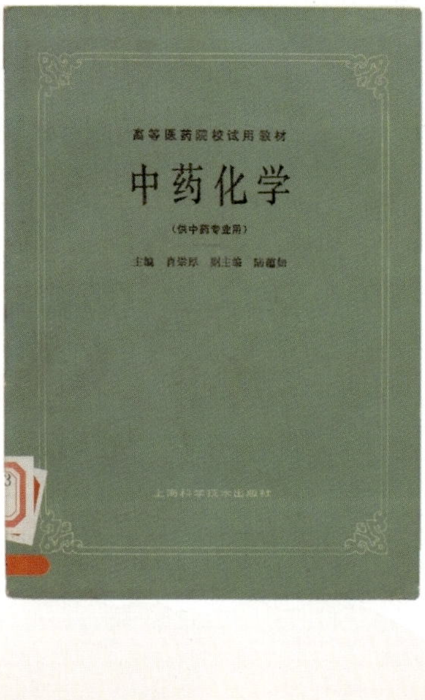

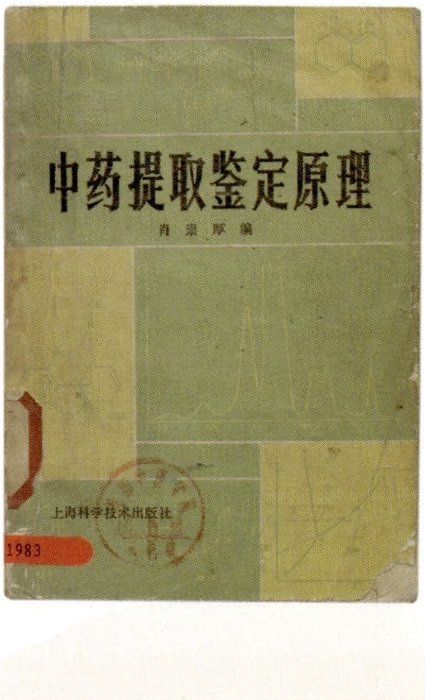

◎ 贾敏如

贾敏如（1934—2019），原名自觉，男，四川南部人。中药鉴定学专家。著有《中国民族药志要》、《中国民族药辞典》（国家中医药管理局民族医药文献整理丛书）、《国际传统药和天然药物》（成都中医药大学特色教材）、《中药的品种、质量鉴定和资源开发——中药鉴定专家贾敏如教授及其合作者学术论文集（1960—2010）》、《贾敏如教授学术论文集》、《中药鉴定学习题集》（高等医药院校教学参考书）、《川芎、川北芷生产质量管理规范（GAP）的研究》等书。

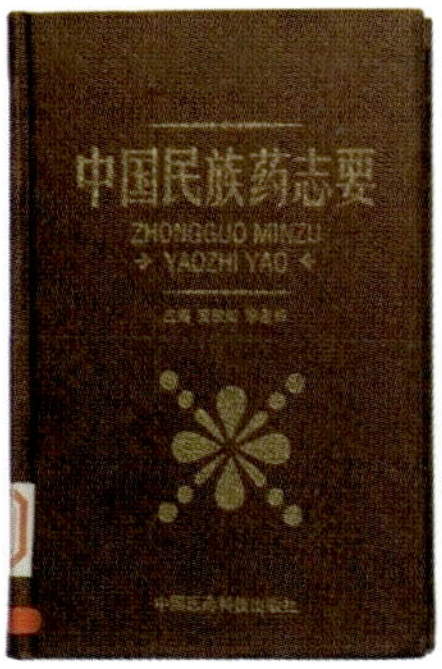

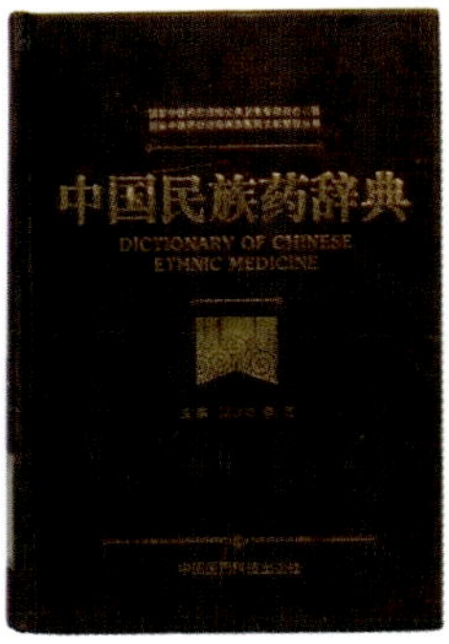

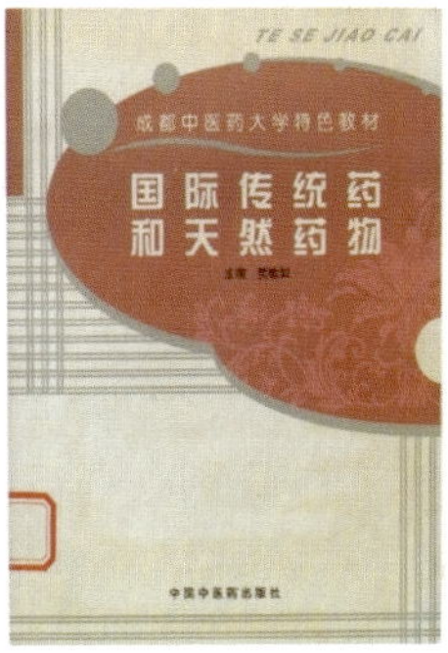

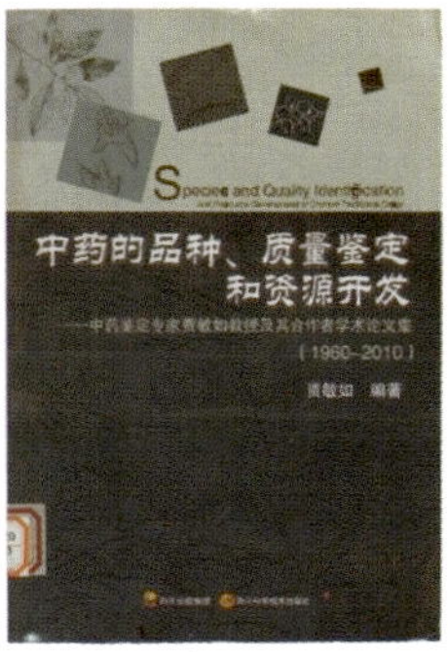

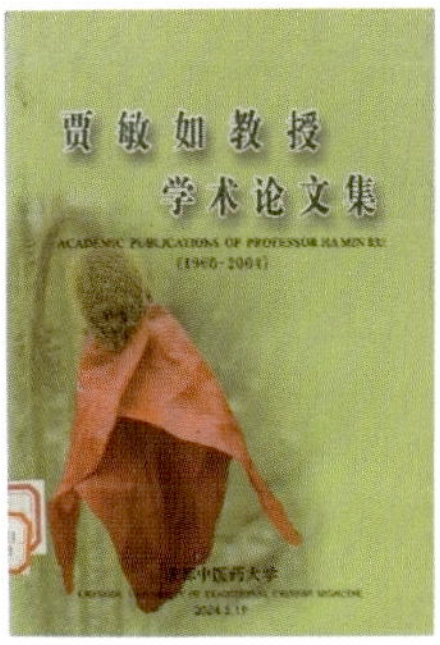

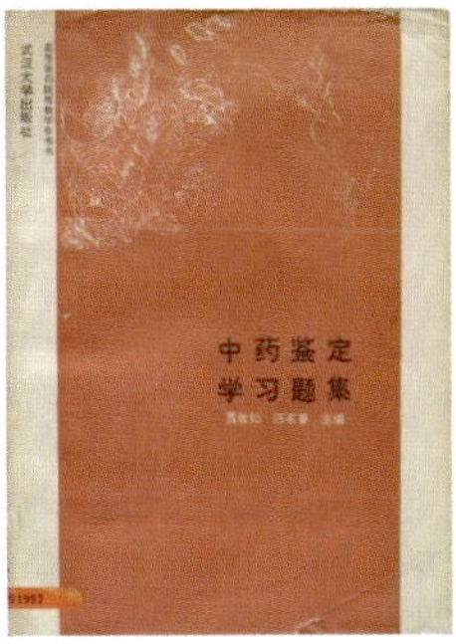

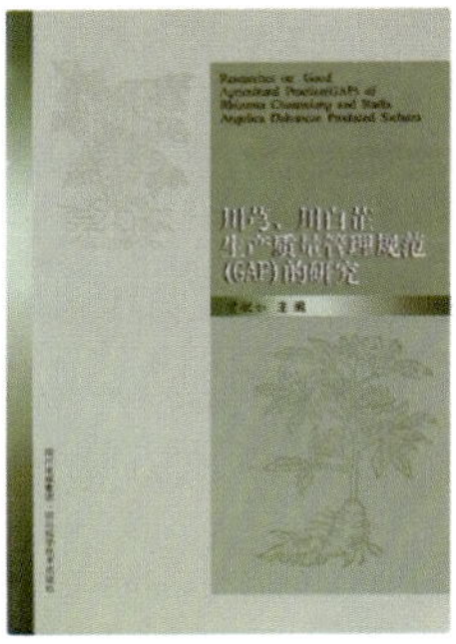

◎ 马逾英

马逾英，女，（1958—2019），重庆人。中药品质鉴定专家。著有《全国中药材购销指南》。

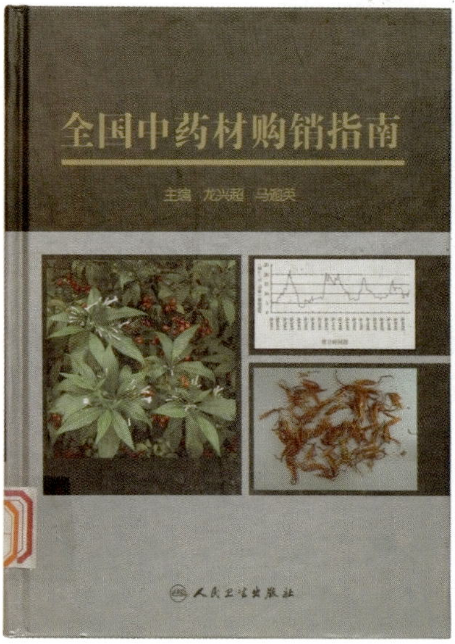

◎ 谢克庆

谢克庆（1945—2019），男，河南滑县人。中医医史文献学专家。著有《汉字的规范与使用》、《杏林诗书》、《中国书法艺术指要》等书。

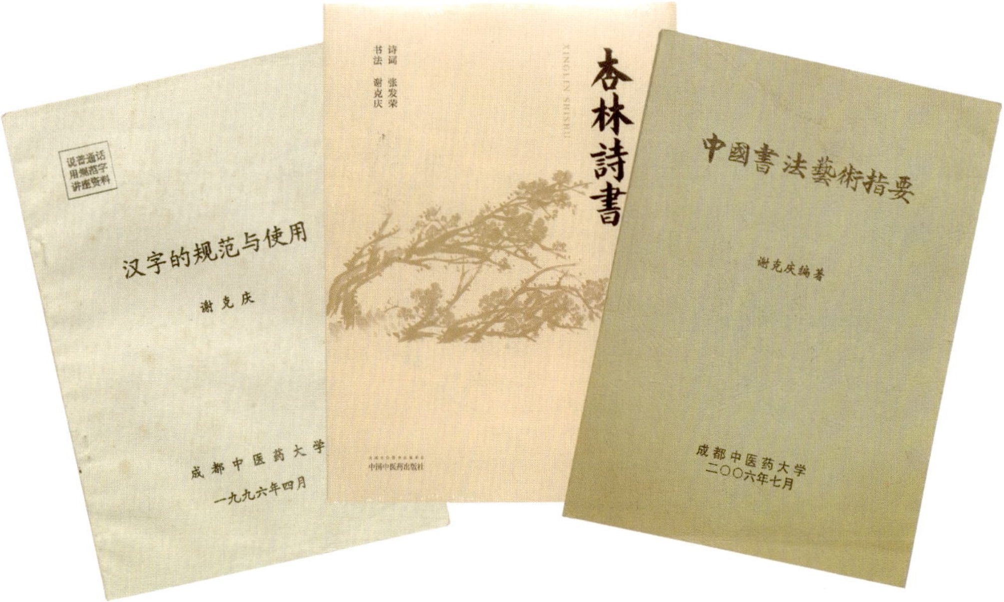

◎ 徐治国

徐治国（1939—2019），男，浙江海宁人。中药学专家。著有《中药学》、《清热药阐微切用》、《中药讲座（第一辑）》、《当代中医内科学》等书。

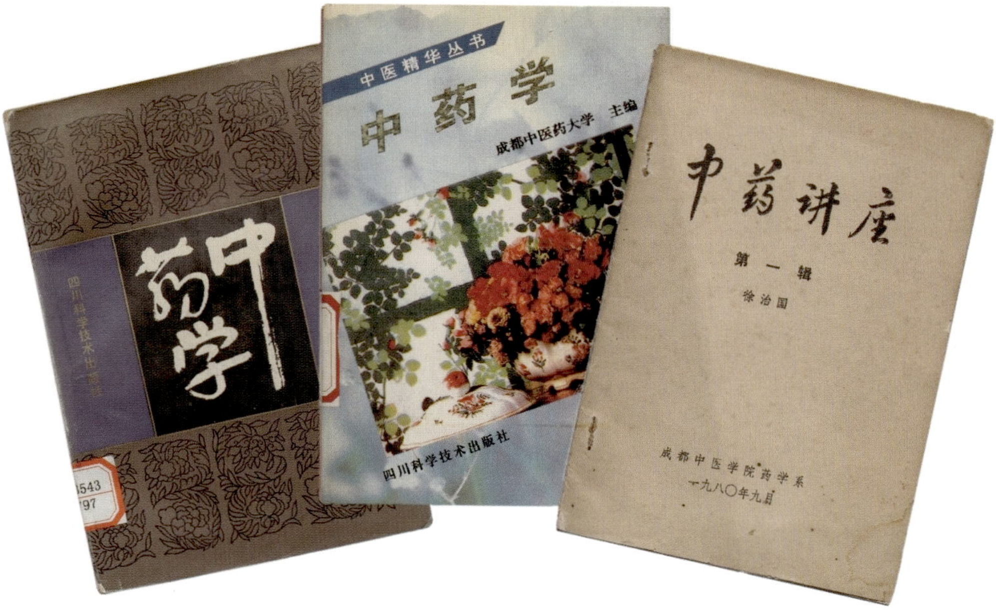

◎ 邓中甲

邓中甲，男，（1943—2022），江苏江阴人。中医方剂学专家。著有《方剂学》（全国普通高等教育中医药类精编教材）、《邓中甲方剂学讲稿》（中医名家名师讲稿）、《中医学基本思维原理十讲》、《女科良药——芍药说》、《百病之主——桂枝说》、《至阴之品——地黄说》、《方剂学》（普通高等教育“十五”国家级规划教材）、《方剂学》（普通高等教育“十一五”国家级规划教材）、《方剂学》（全国中医药行业高等教育老课本新经典）、《方剂学习题集》、《中医方剂学解题指导》等书。

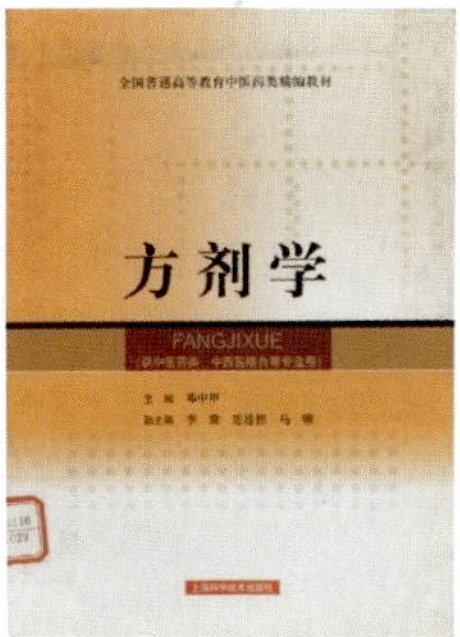

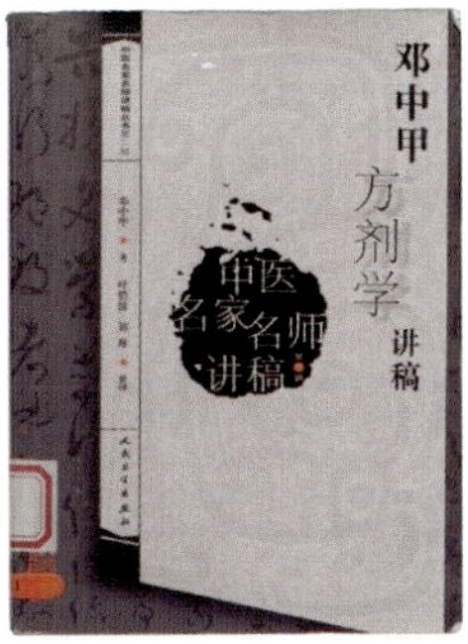

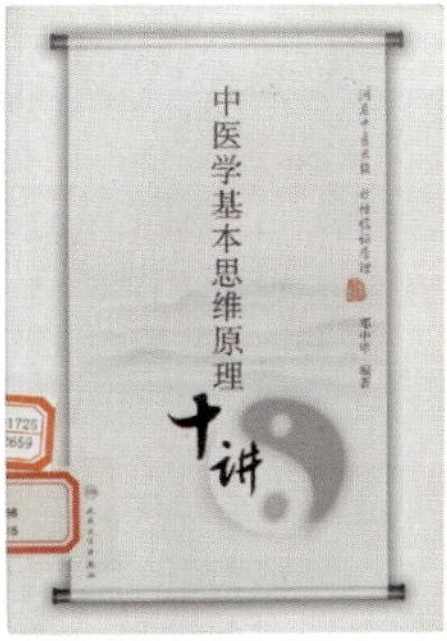

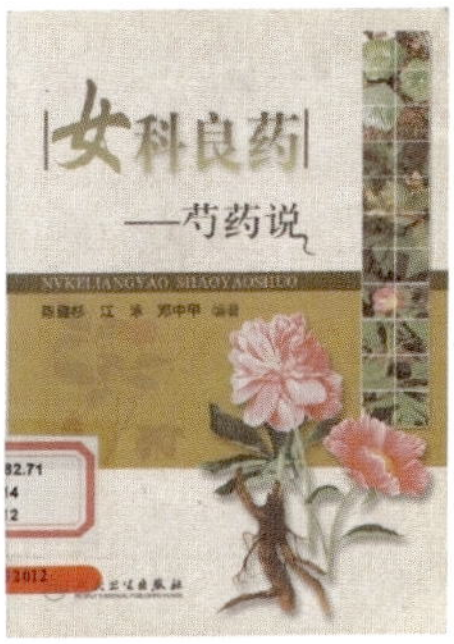

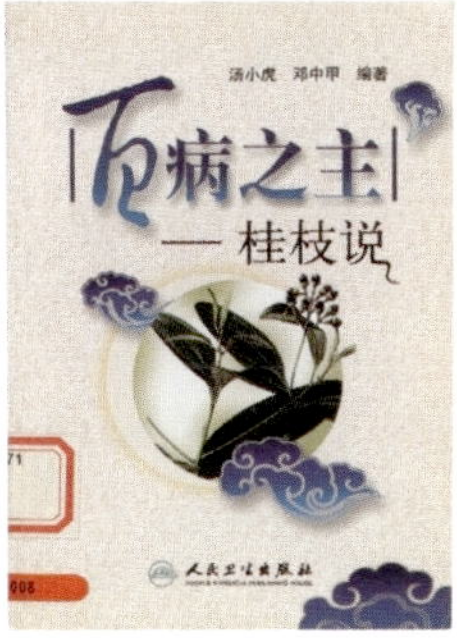

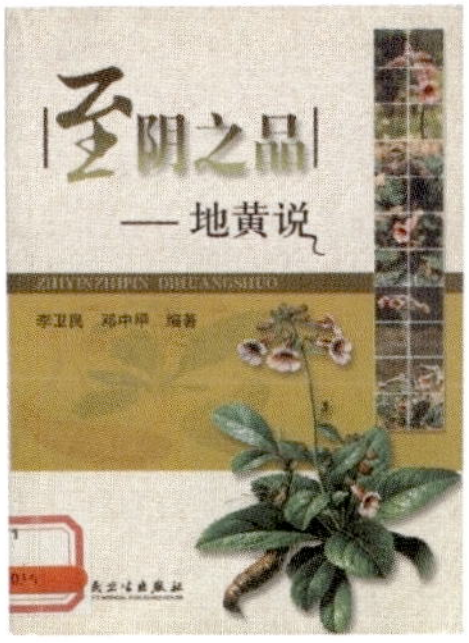

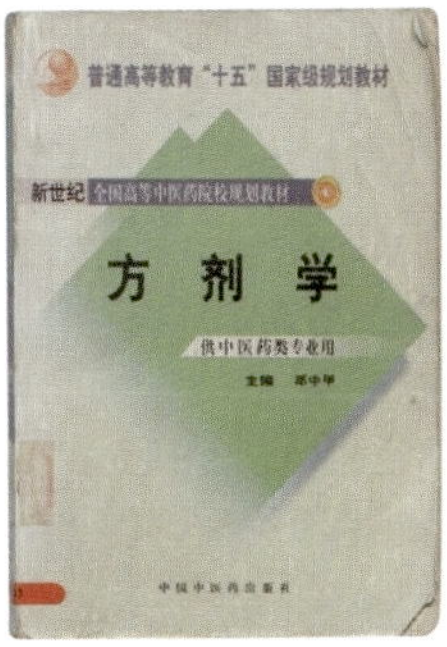

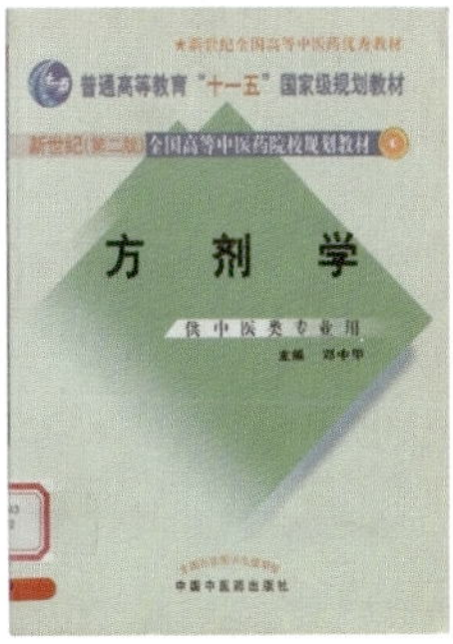

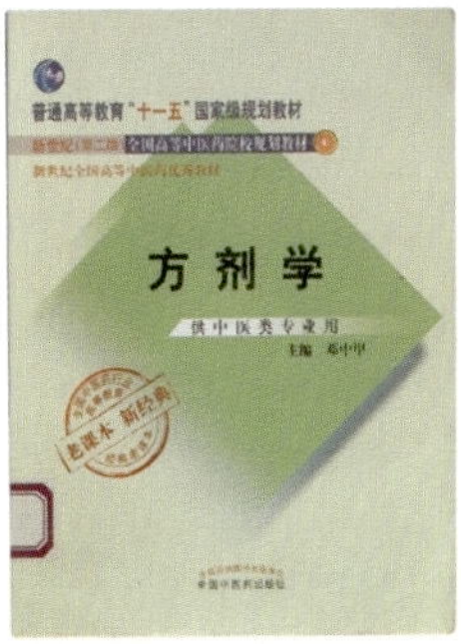

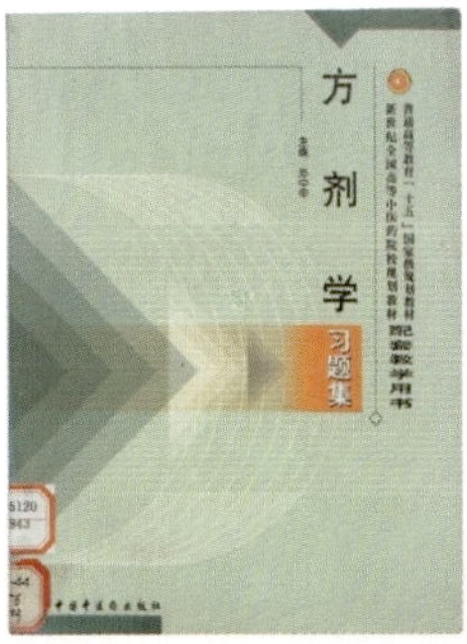

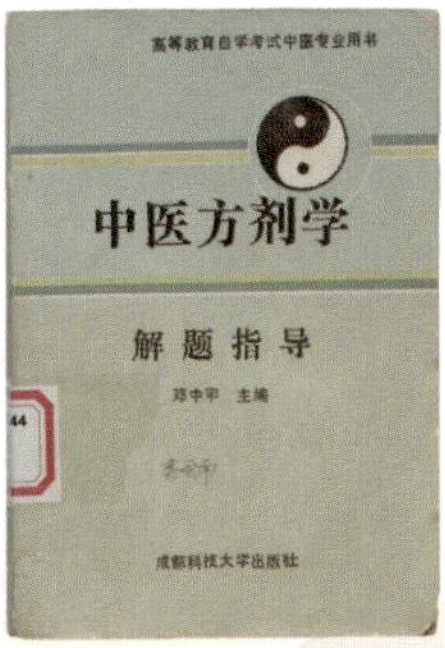

◎ 陆懋宣

陆懋宣，男，（1934—2022），四川成都人。生理学专家。著有《生理学解题指导》（高等教育自学考试中医专业用书）。

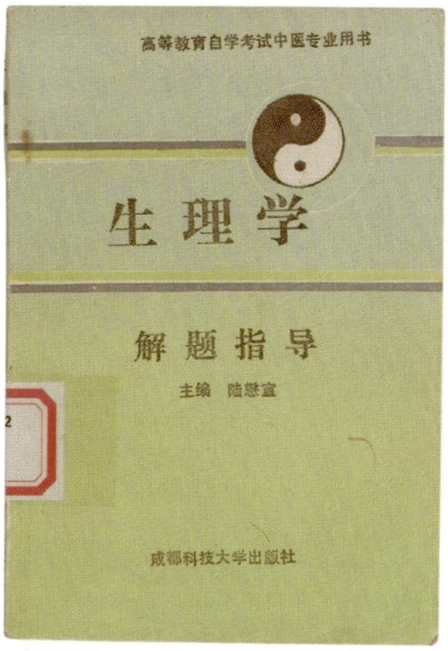

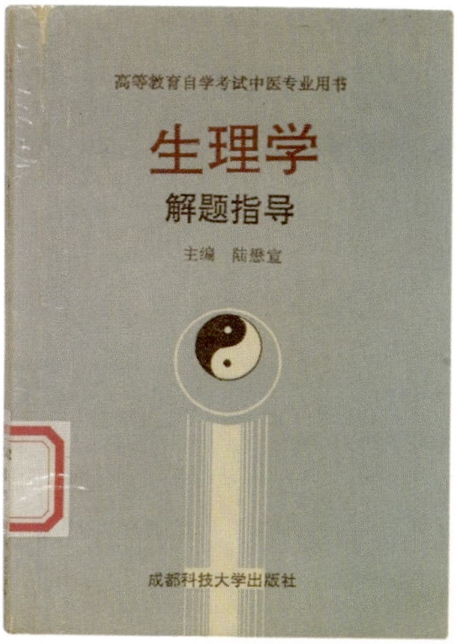

◎ 亓鲁光

亓鲁光，女，1951年生，山东济南人，中医内科学专家。与德国国际中医学会（SMS）主席Josef Hummelsberger教授合编有德文专著*Diabetesbehandlung mit chinesischer Medizin*（中文译名：《糖尿病的中医治疗》）。

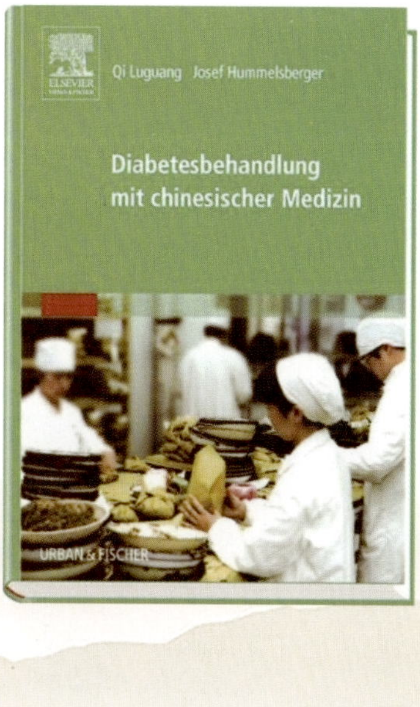

下　篇

◎ 李克光

李克光，男，1922年生，四川成都人。中医学专家。著有《金匮要略译释》（第1、2版）、《金匮要略》（第1、2版）（高等中医药院校教学参考丛书）、《金匮要略讲义》（高等医药院校教材）、《黄帝内经太素语译》（中医古籍整理丛书）、《黄帝内经太素校注》（中医古籍整理丛书）、《实用中医内科学》、《中医学问答题库·金匮要略分册》、《金匮要略讲稿》等书。

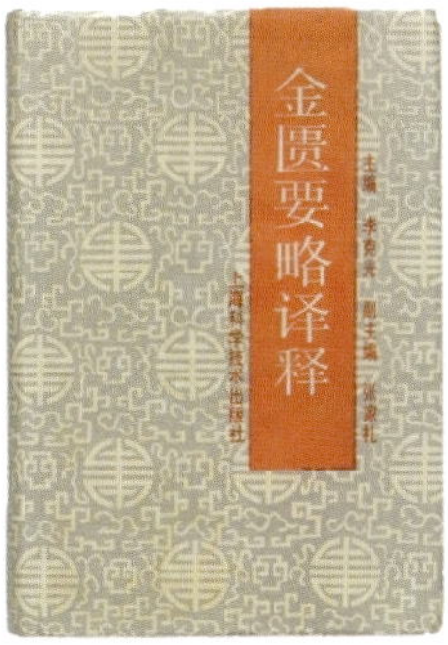

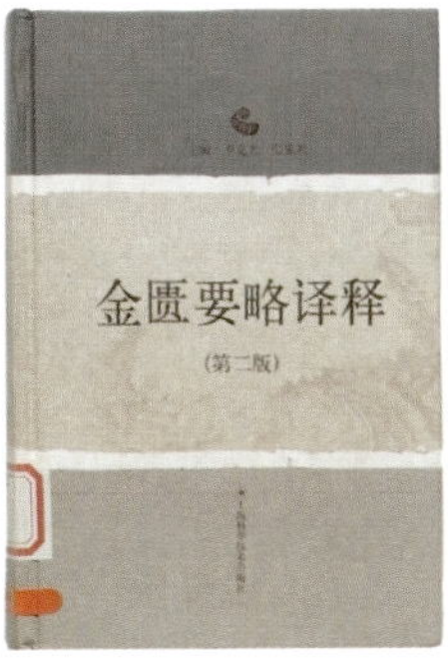

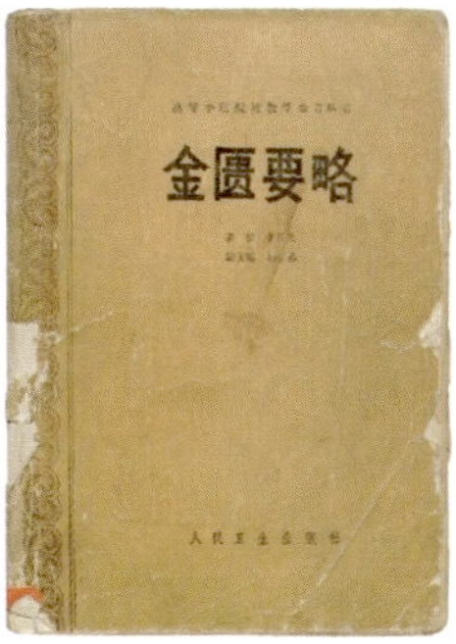

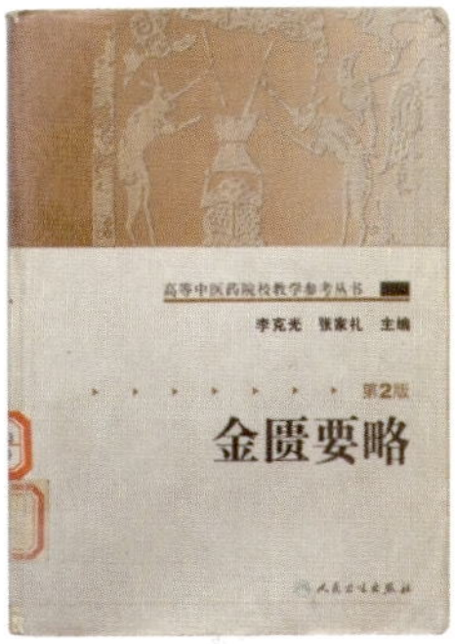

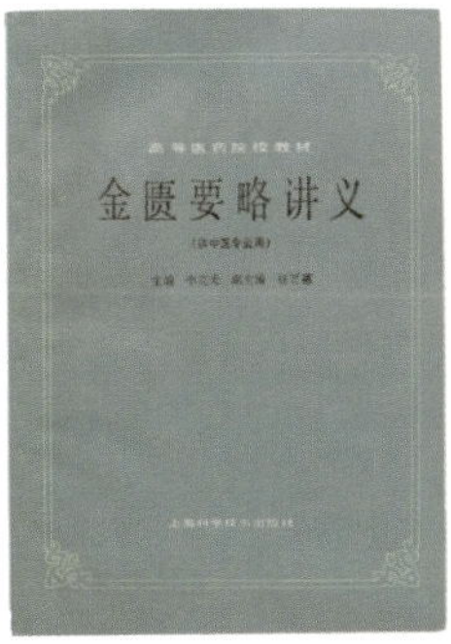

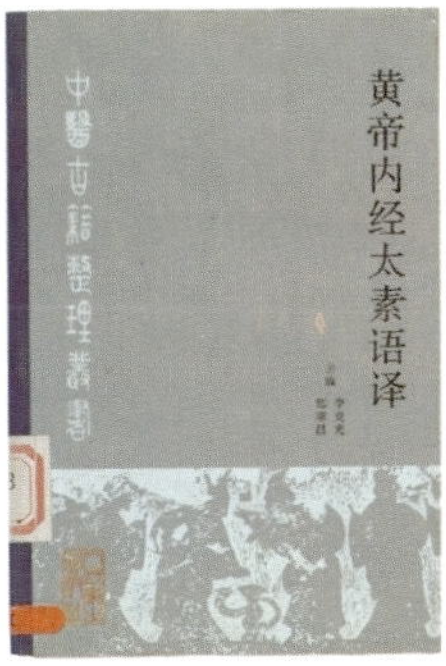

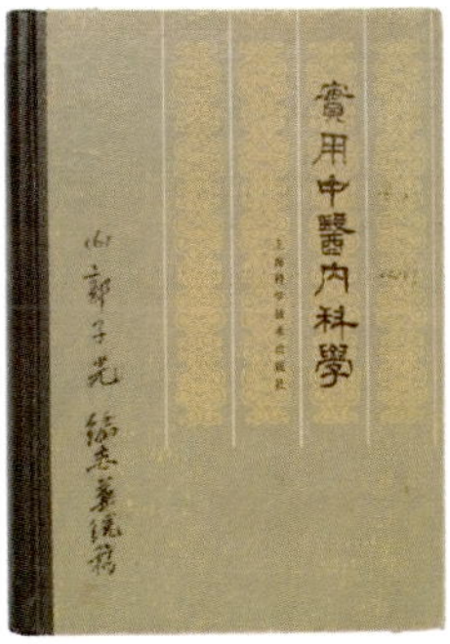

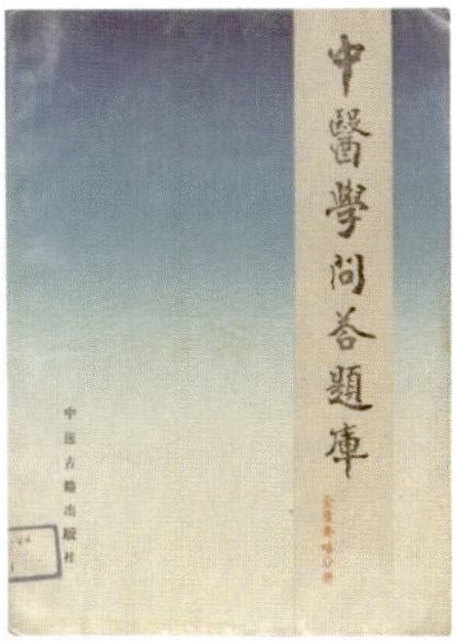

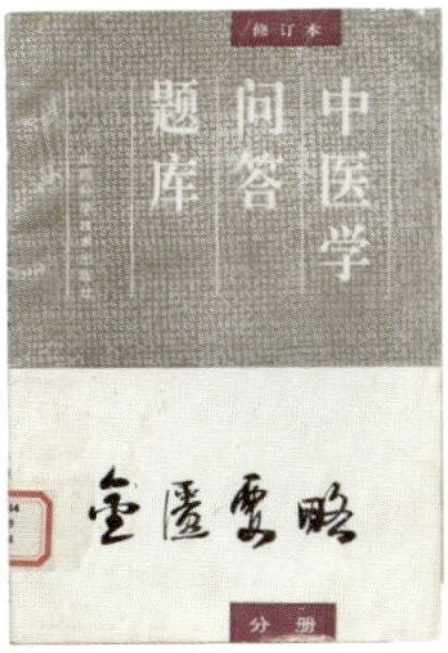

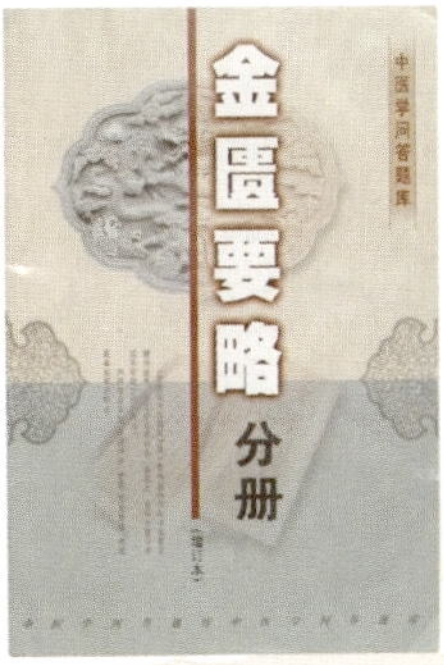

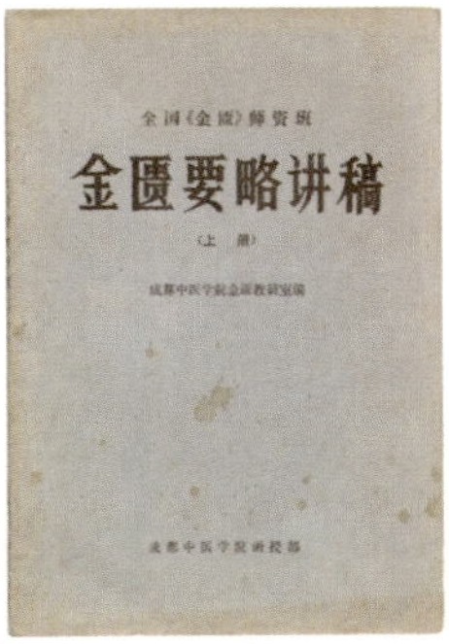

◎ 周邦靖

周邦靖，男，1924年生，四川新都（今属成都市）人。微生物学与免疫学专家。著有《常用中药的抗菌作用及其测定方法》、《中药方剂的免疫与抗菌》等书。

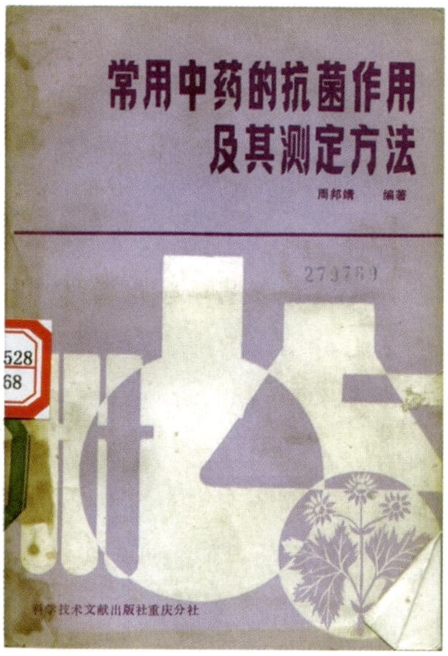

◎ 杨纪曾

杨纪曾，男，1926年生，广东梅县人。中西医结合生理学专家。著有《生理学》（中医专业自学考试指导丛书）、《中医专业自学指导丛刊·生理学分册》等书。

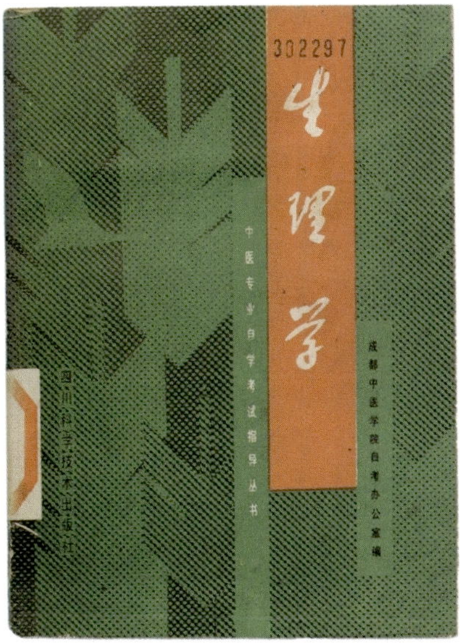

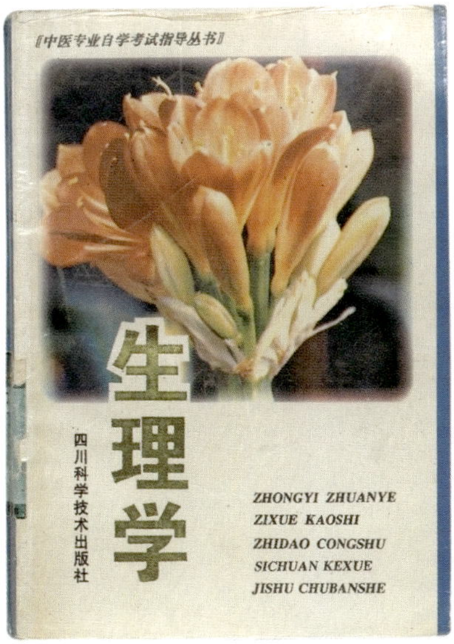

◎ 李良信

李良信，男，1928年生，重庆南川（今属重庆市）人。中西医结合心内科专家。著有《中西医结合内科急救医学》。

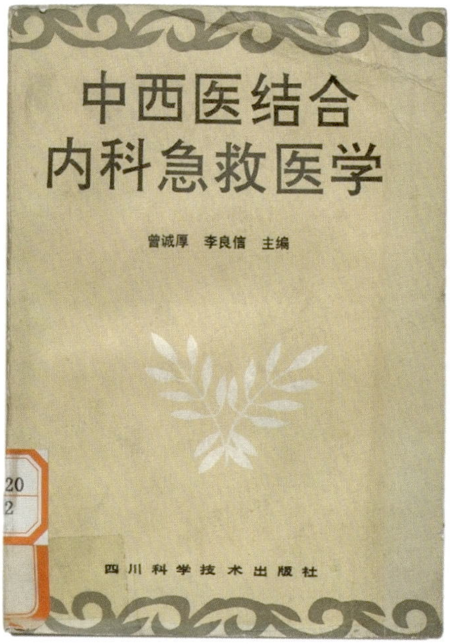

◎ 曹吉勋

曹吉勋，男，1929年生，山东乳山人。中西医结合肛肠病专家。著有《实用中医痔瘘疗法》、《中国痔瘘学》、《新编中国痔瘘学》等书。

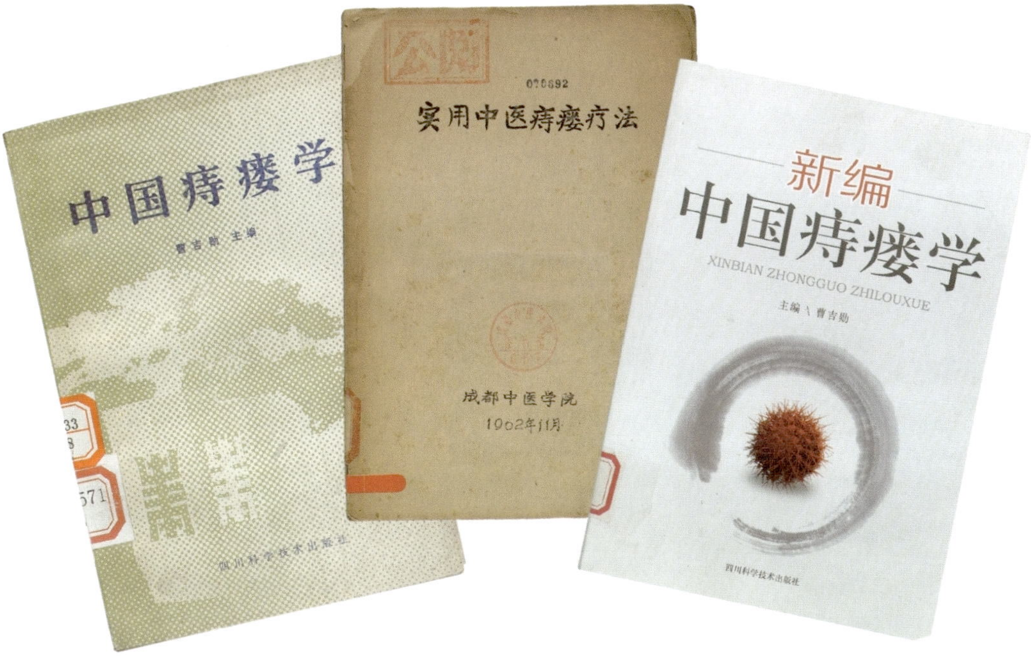

◎ 曾诚厚

曾诚厚，男，1931年生，重庆璧山（今属重庆市）人。中西医结合内科专家。著有《中西医结合内科急救医学》、《西医内科学》（高等医药院校教材）、《西医内科学》（修订版）（高等医药院校教材）、《内儿科学》、《中医专业自学指导丛刊·西医内科学基础分册》、《西医内科学基础》（中医专业自学考试指导丛书）等书。

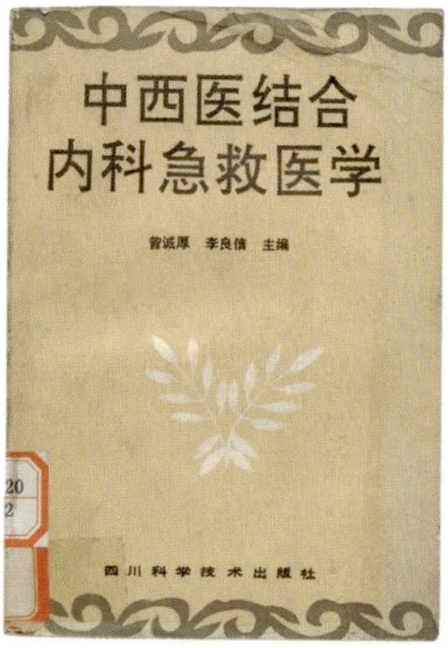

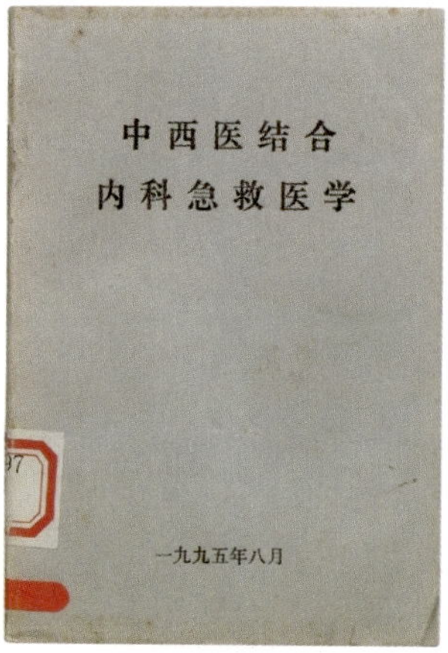

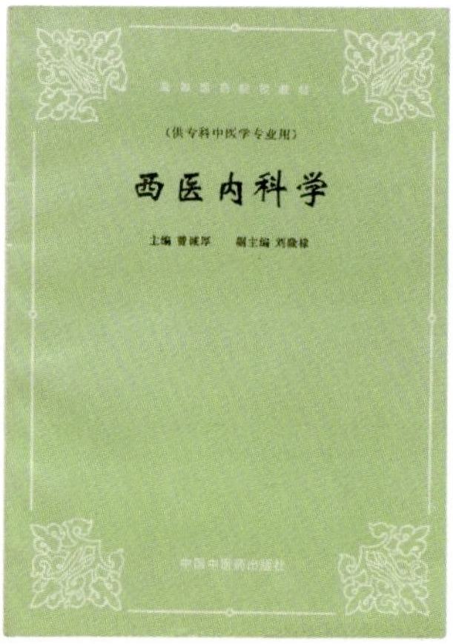

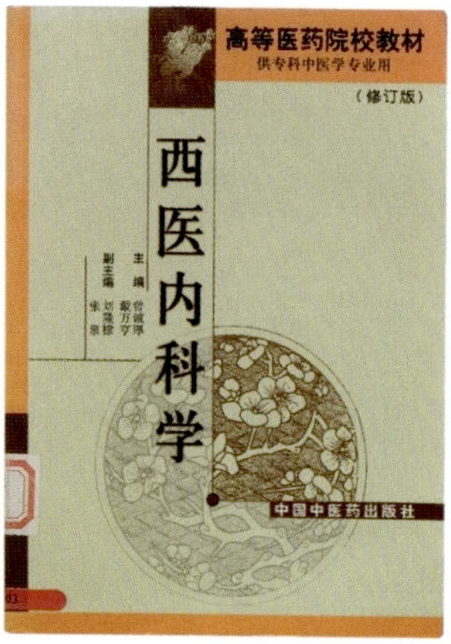

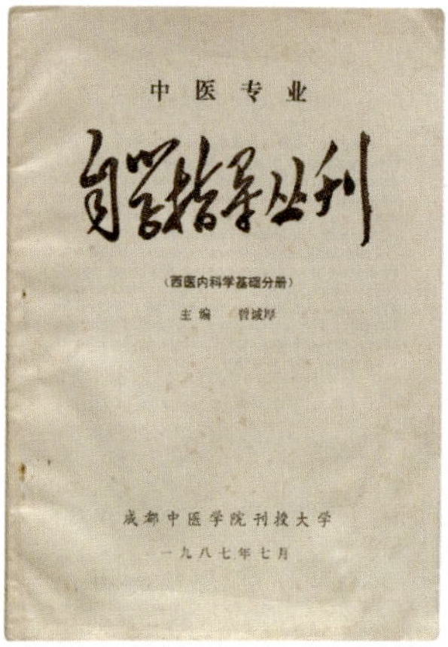

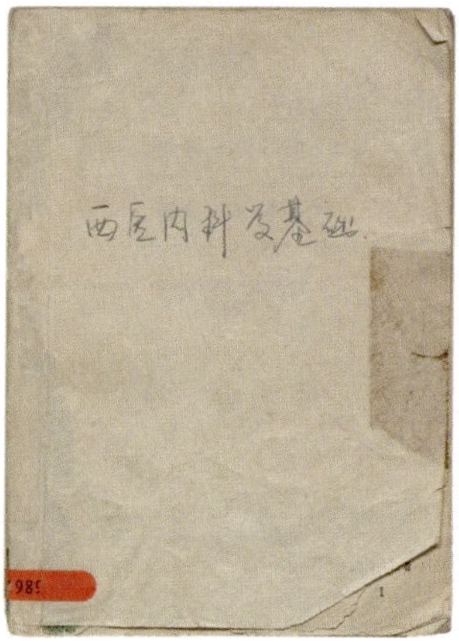

◎ 邓亚平

邓亚平，女，1932年生，湖南常宁人。中西医结合眼科专家。著有《眼耳鼻喉科学》、《中医眼科学》等书。

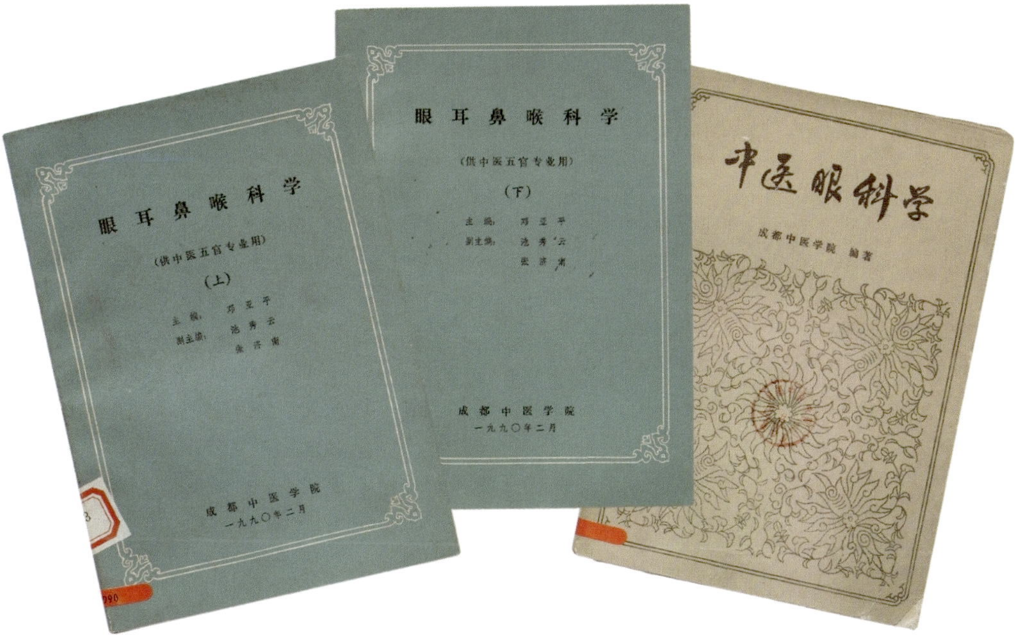

◎ 刘敏如

刘敏如，女，1933年生，四川成都人。中医妇科专家。著有《中医妇产科学》（第1、2版）（中医药高级丛书）、《中医妇科学》（第2版）（高等中医院校教学参考丛书）、《实用中医妇科学》、《世界传统医学妇科学》、《中医妇科学》（中医精华丛书）、《中医妇科学》（全国高等中医院校成人教育教材）、《中医妇科学》（中医专业自学考试指导丛书）、《中医专业自学指导丛刊·中医妇科学分册》等书。

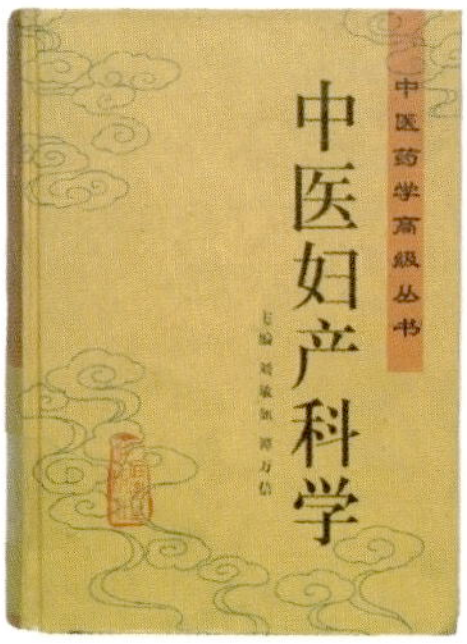

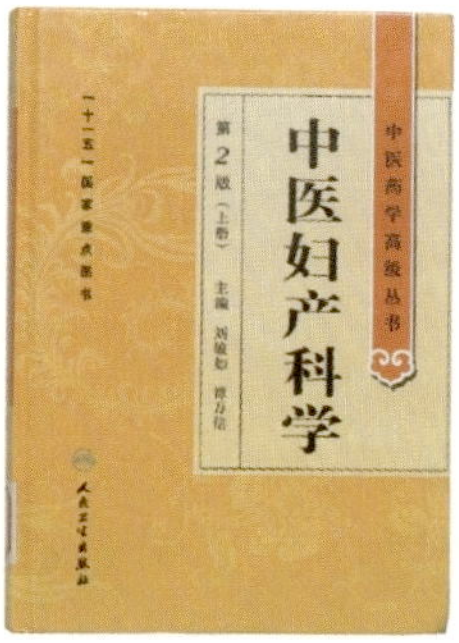

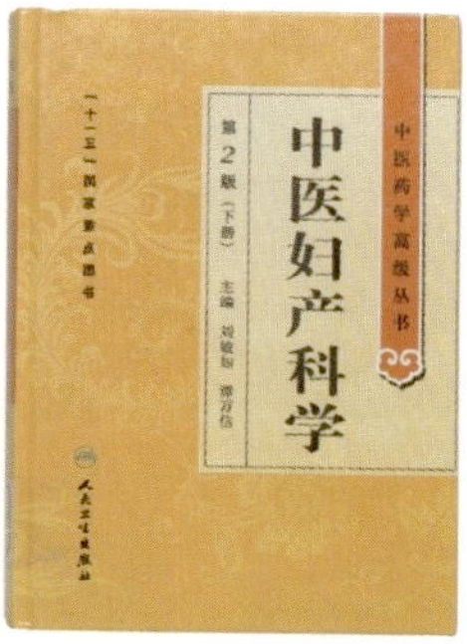

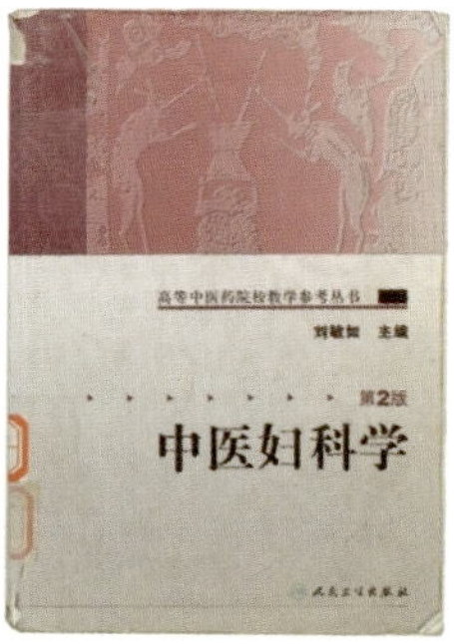

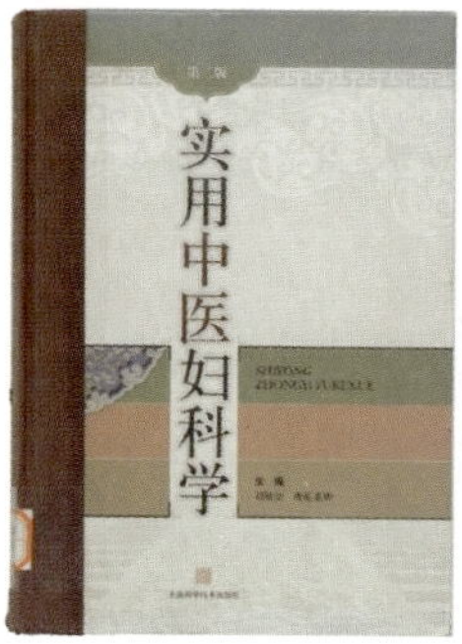

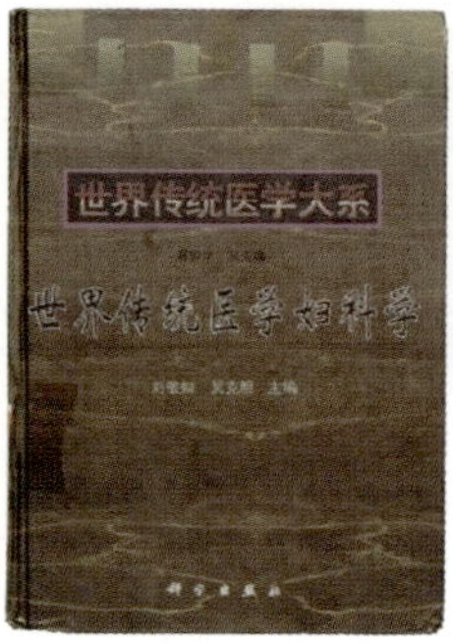

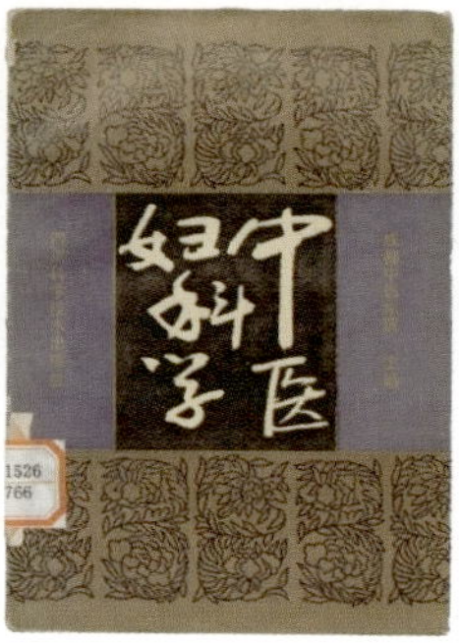

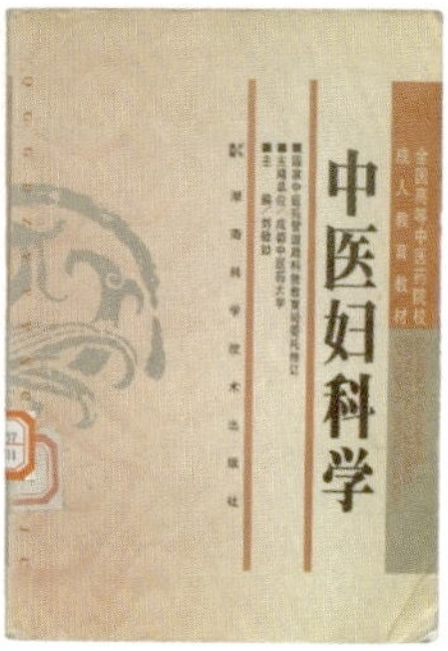

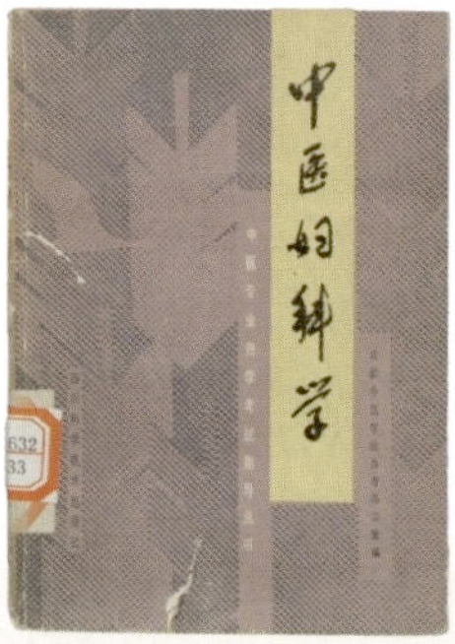

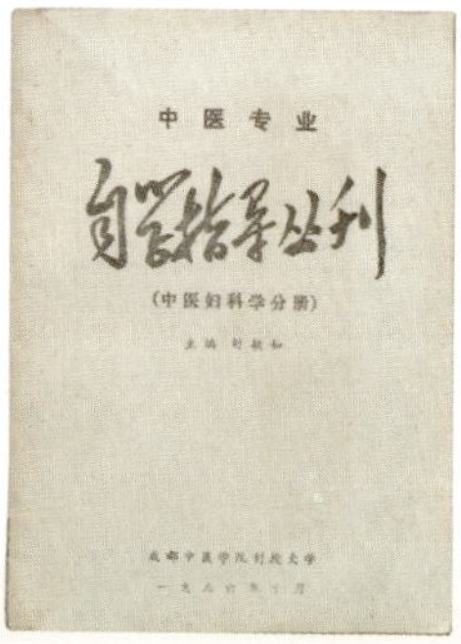

◎ 郁文骏

郁文骏，男，1934年生，浙江宁波人。中医学专家。著有《内经新识》、《四言医学》、《中医药抗癌研究与临床》、《静安慈幼心书》、《中医病因病机学》、《内儿科学》等书。

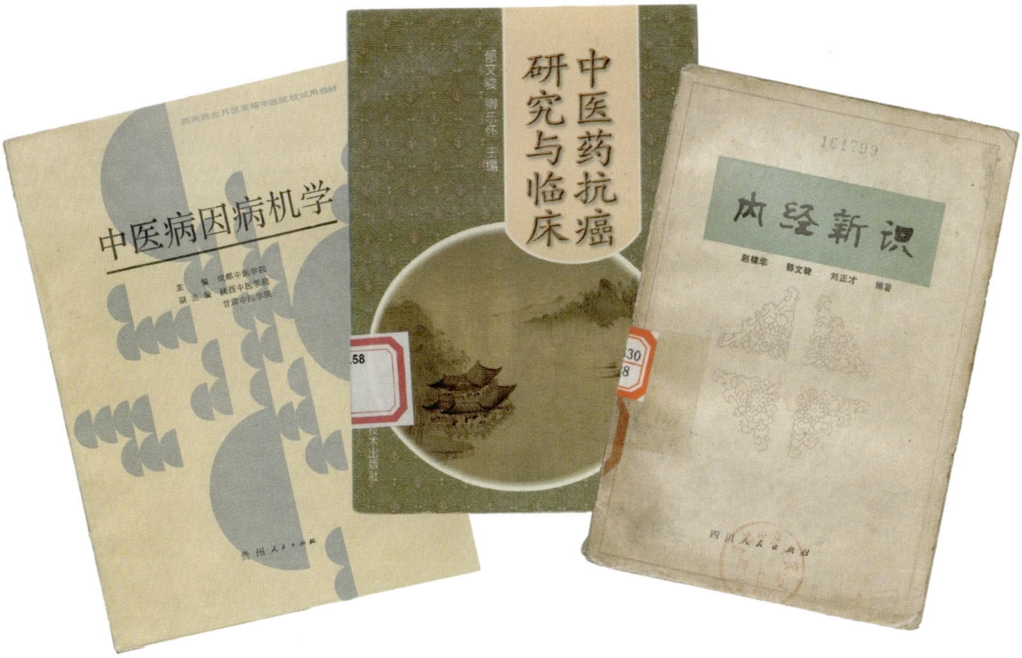

◎ 阙再忠

阙再忠，男，1935年出生，四川仁寿人。中医骨伤科专家。著有《中医骨伤科学》（中医医学丛书之七）、《中医骨伤科学》（中医精华丛书）、《中医骨伤科古医籍选》（第1、2版）（高等中医药院校教材）、《骨伤医籍选》（高等中医药院校试用教材）、《骨伤治疗学》、《筋伤学》等书。

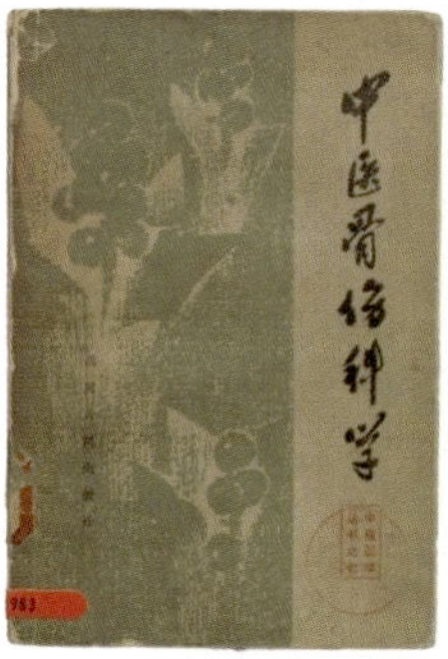

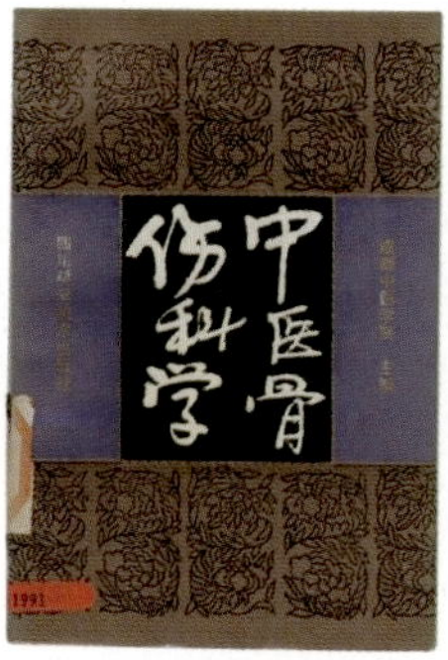

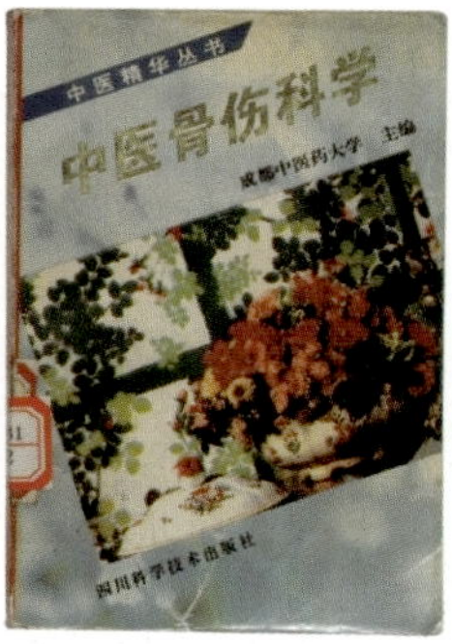

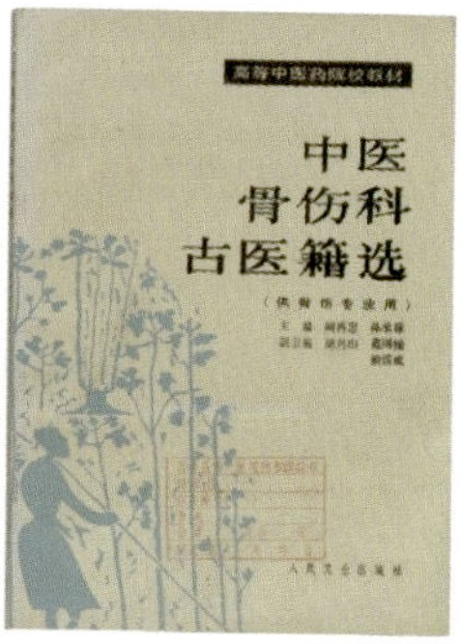

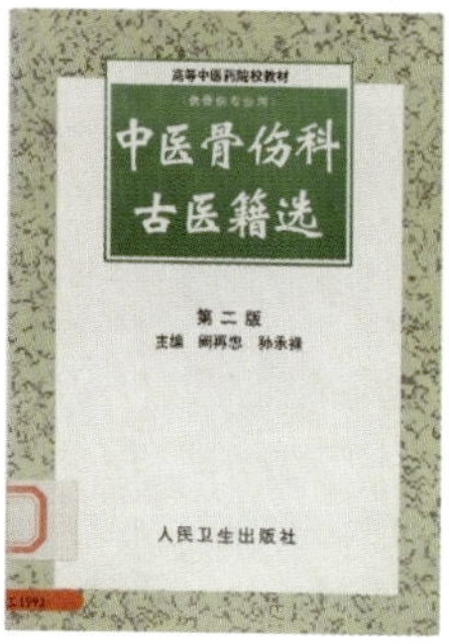

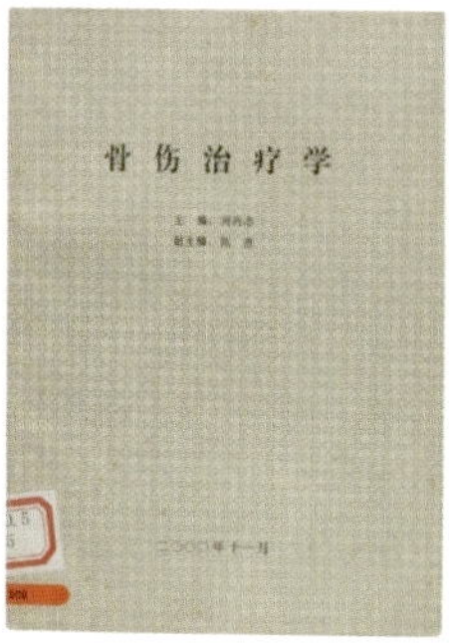

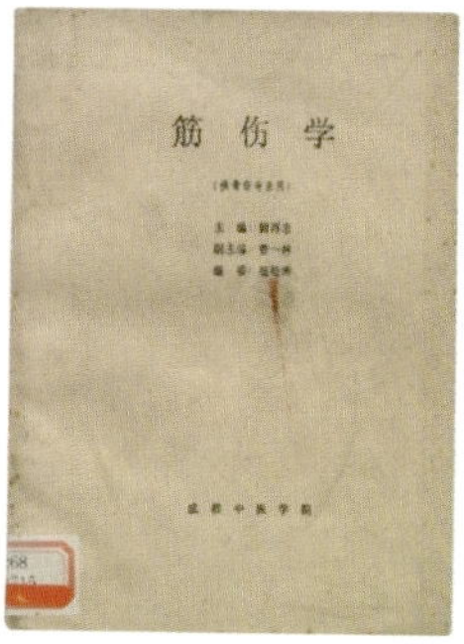

◎ 张发荣

张发荣，男，1935年生，重庆人。中医内科学专家。著有《中医内科学》、《中医内科学》（高等医药院校教材）、《中医内科学》（修订版）（高等医药院校教材）、《中医内科学》（中医专业自学考试指导丛书）、《中医内科津梁》、《中西医临床脑髓病学》、《中医学基础》（中医精华丛书）、《中西医结合糖尿病治疗学》、《杏林诗书》等书。

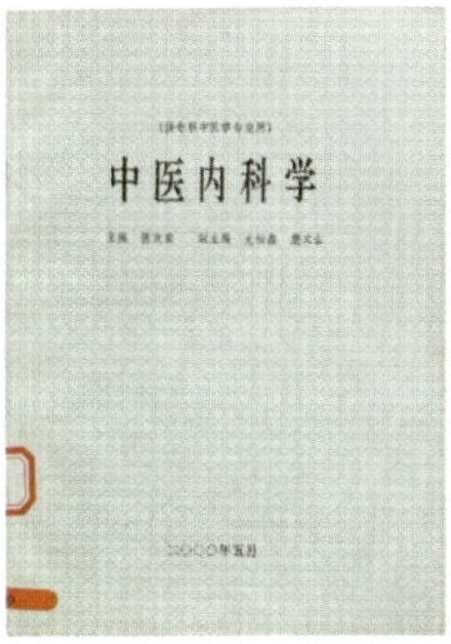

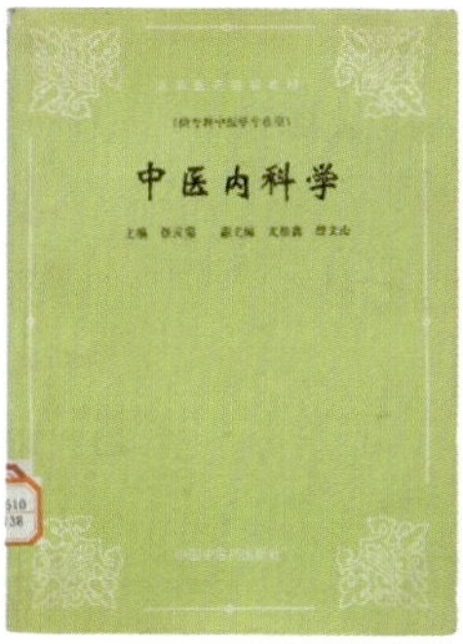

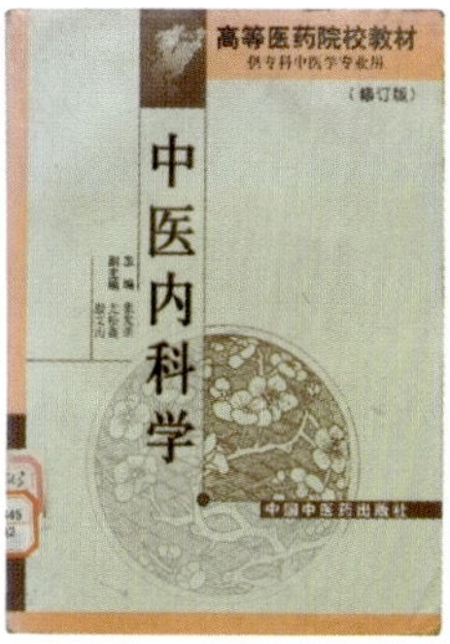

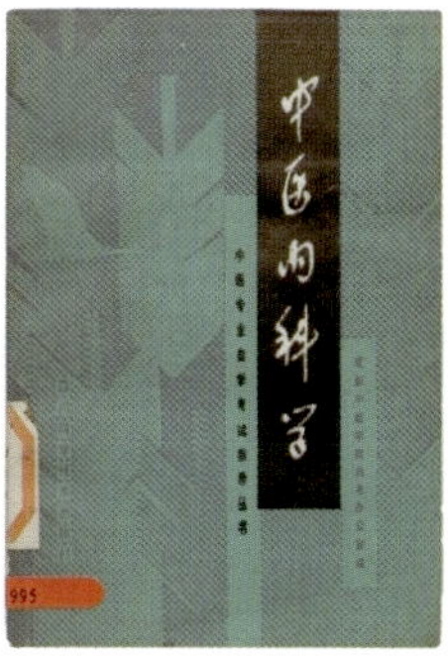

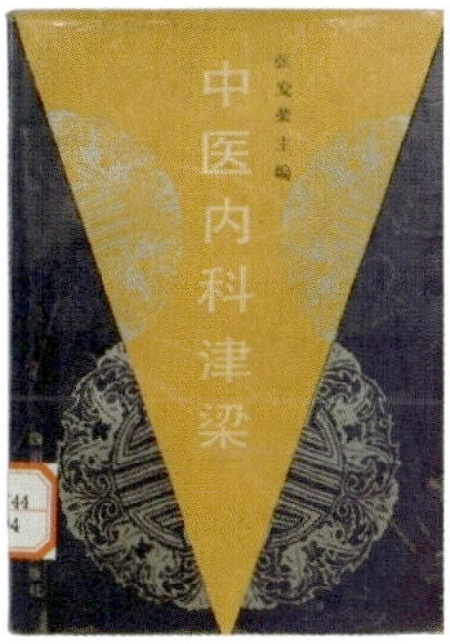

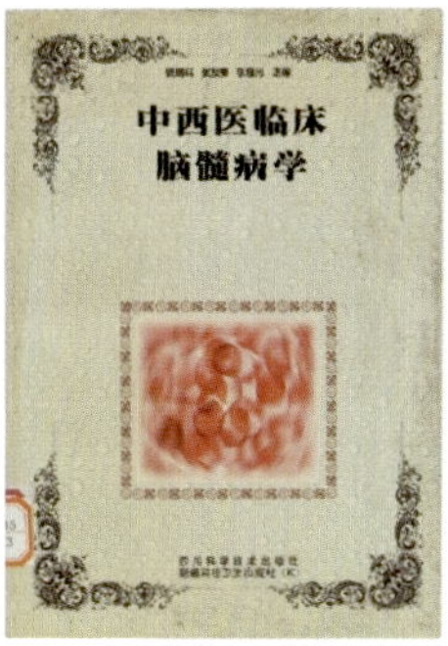

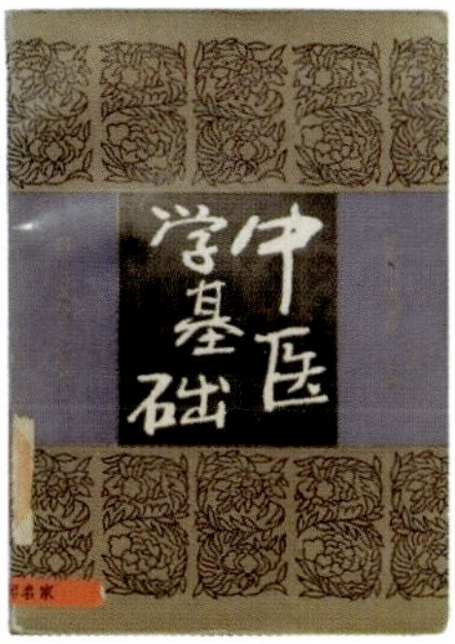

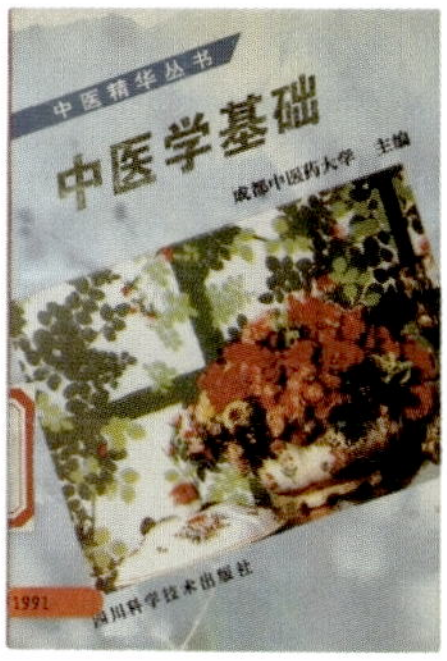

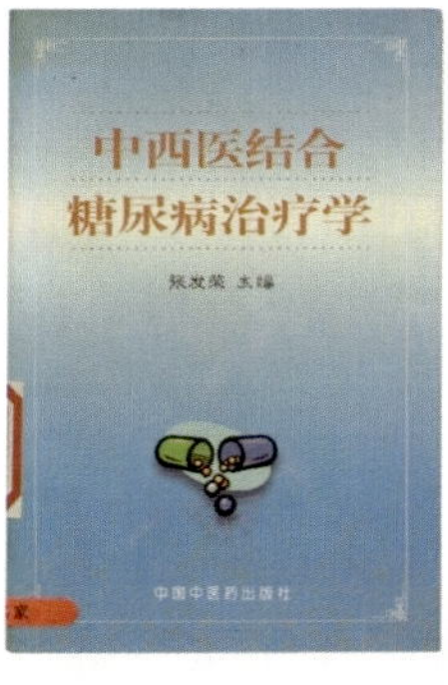

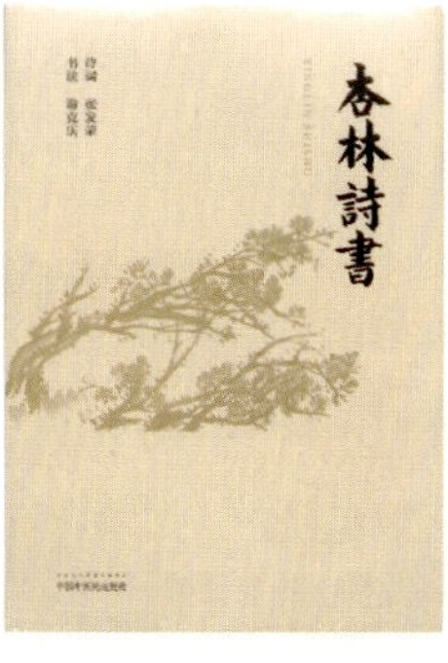

◎ 黄秀凤

黄秀凤，男，1936年生，四川三台人。病理学专家。著有《临床学基础（基本病理过程）》（高等医药院校试用教材）。

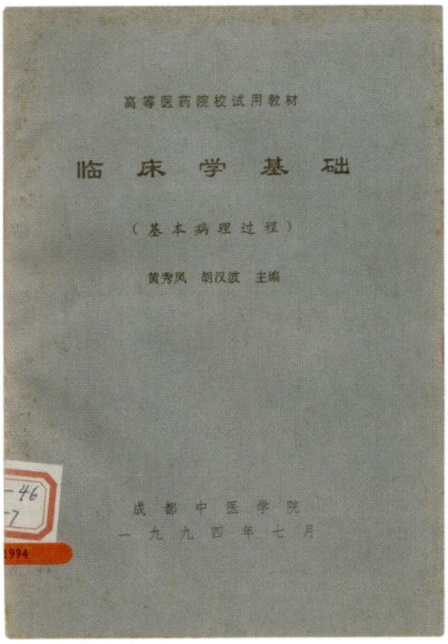

◎ 刘继林

刘继林，男，1936年生，四川安县人。临床中药学专家。著有《中药学》（中医医学丛书之十一）、《中药学》（全国中等卫生学校试用教材）、《食疗本草学》、《中医食疗学》（全国中等中医药学校教材）、《中医食疗学概要》、《〈中医食疗学〉教学大纲（试行）》、《食疗宝典》、《家庭饮食疗养》、《家庭食疗保健大全》、《让你变得更聪明——大脑保健与食谱》等书。

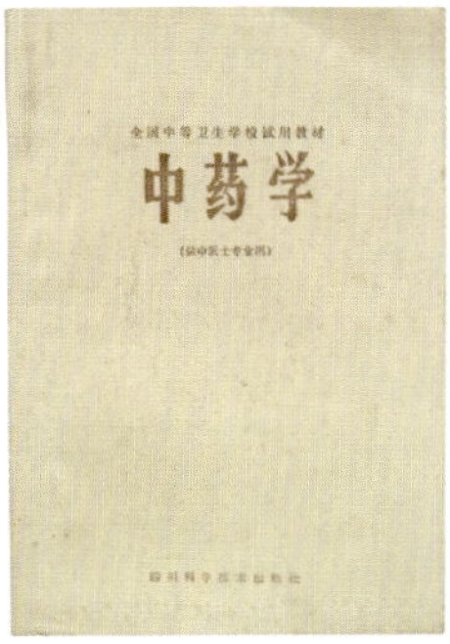

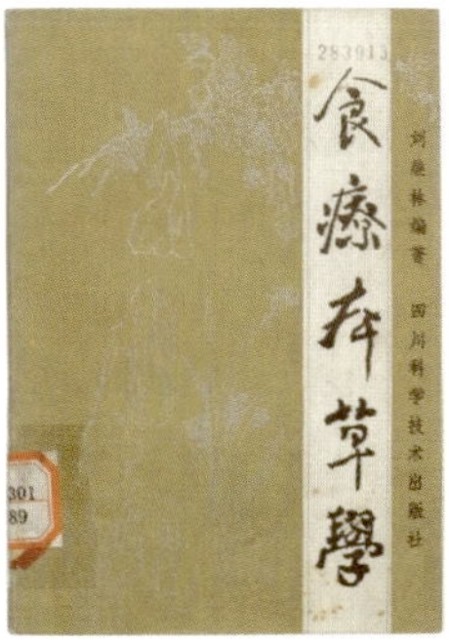

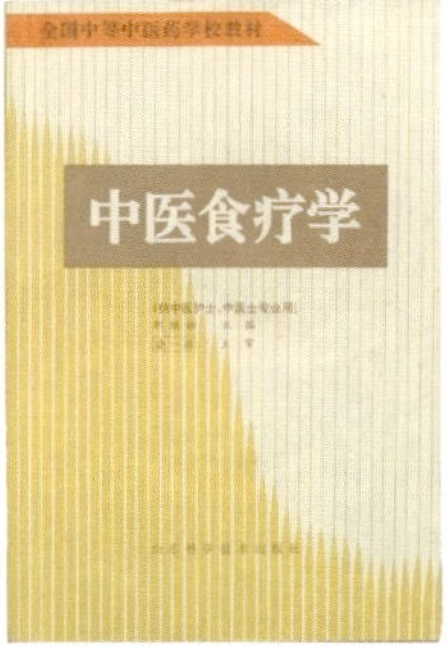

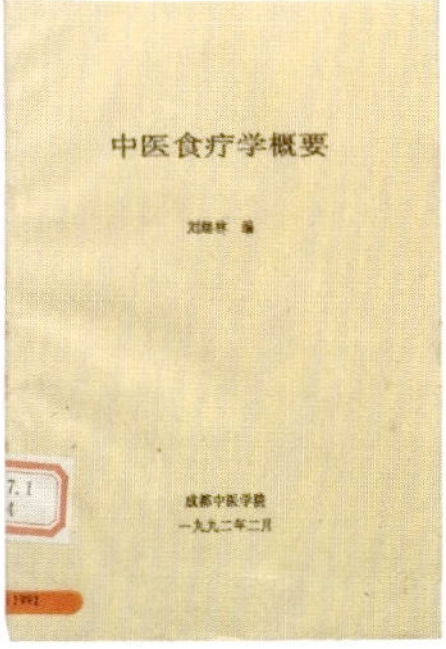

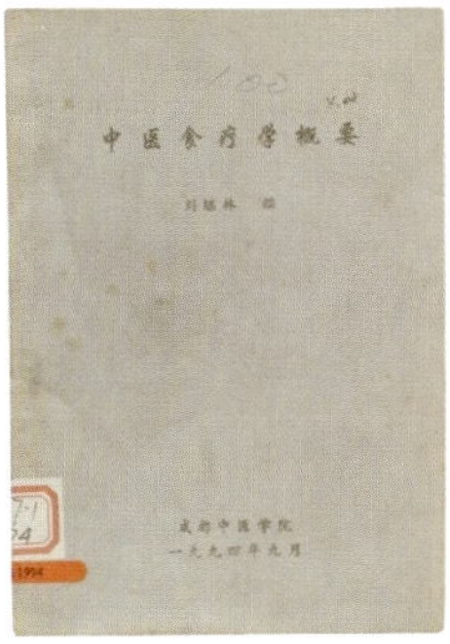

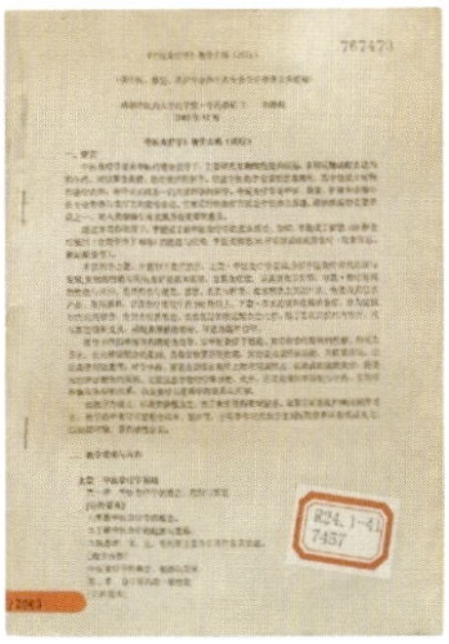

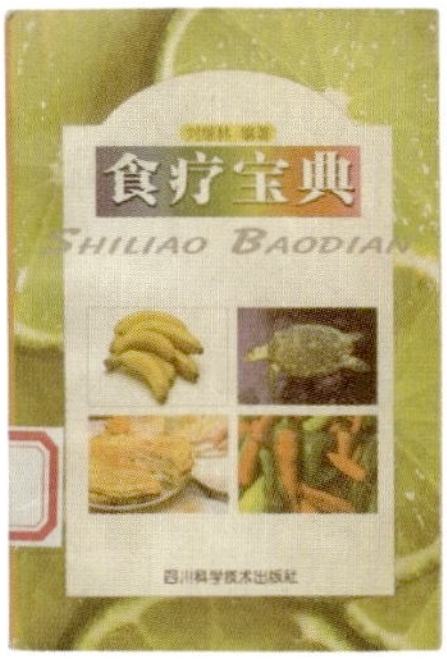

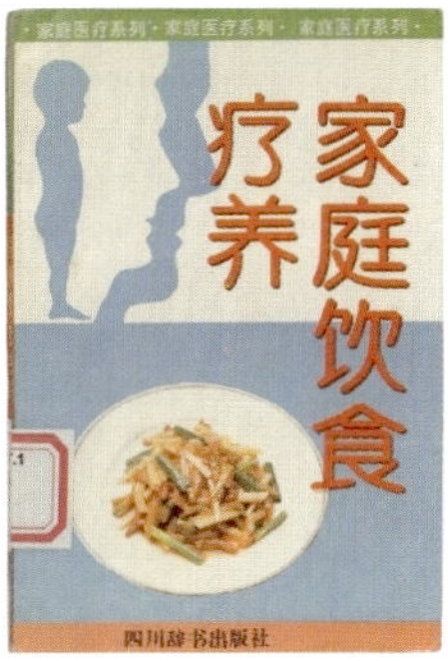

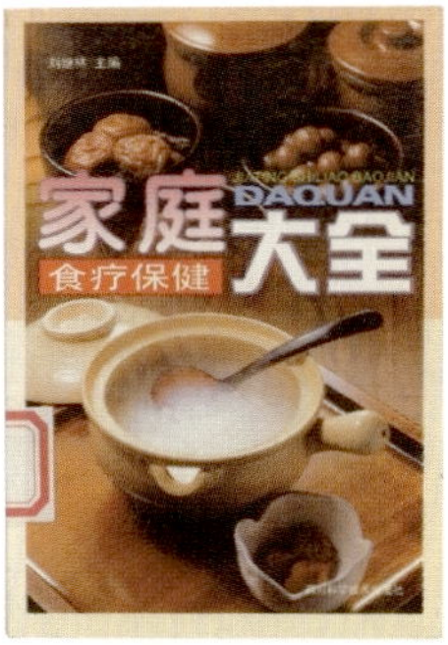

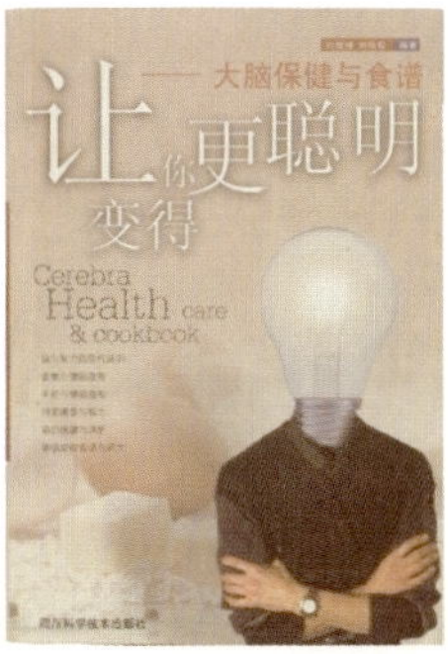

◎ 骆永珍

骆永珍，女，1936年生，重庆万县（今属重庆市）人。中西医结合免疫学专家。著有《针灸与免疫》、《变态反应基础与临床》、《医学免疫学参考资料》、《红细胞免疫学新探》、《免疫学试验参考指导》等书。

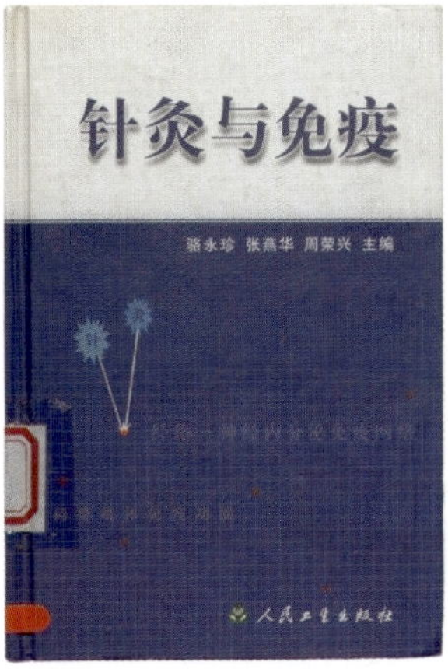

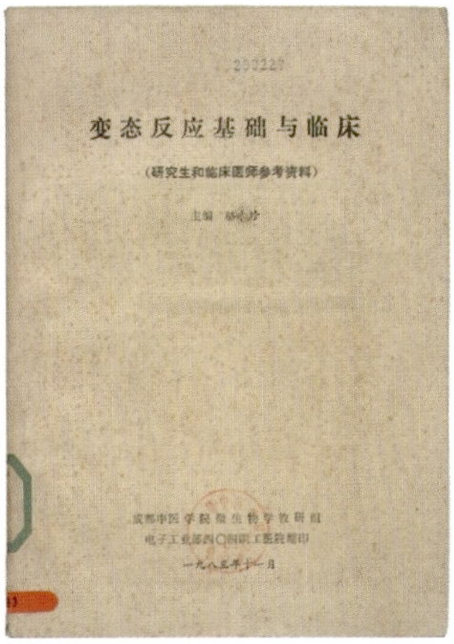

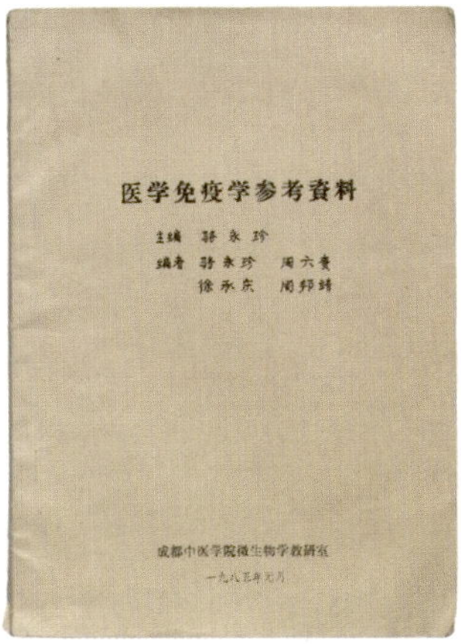

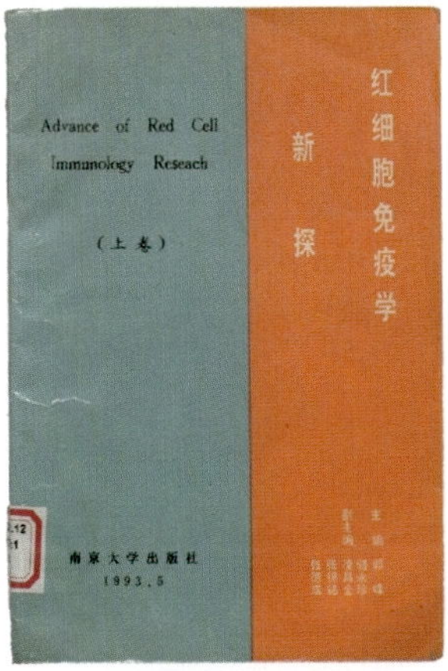

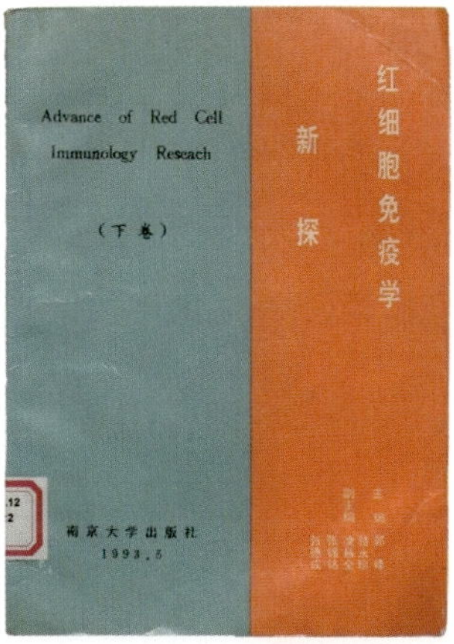

◎ 王咏芳

王咏芳，女，1936年生，四川合江人。医古文专家。著有《医古文常用字九百例》、《医古文解题指导》等书。

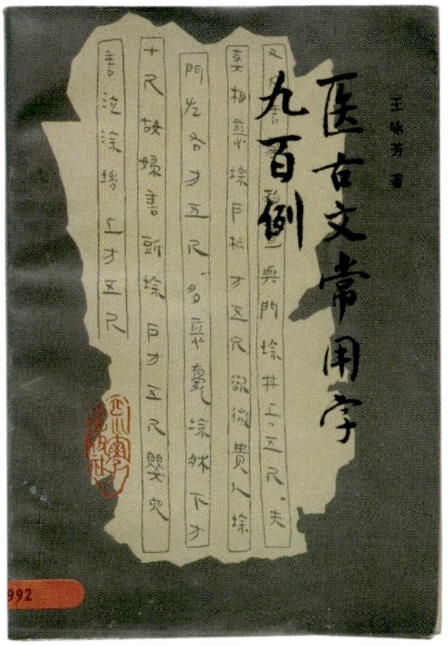

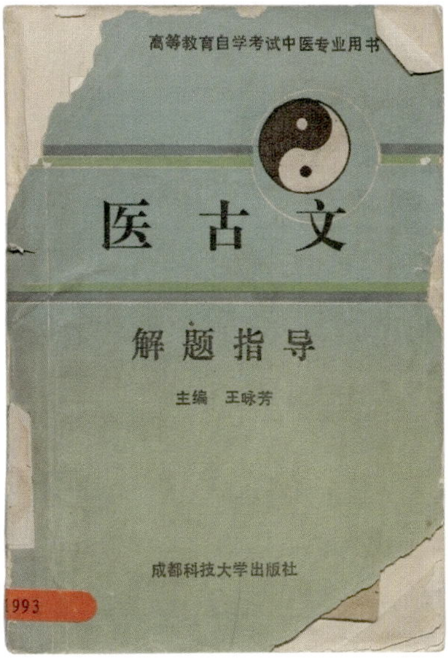

◎ 叶传蕙

叶传蕙，女，1936年生，四川成都人。中西医结合肾病专家。著有《诊断学基础》（普通高等教育中医药类规划教材）、《诊断学基础实习指导》（普通高等教育中医药类规划教材）、《诊断学基础》（新版高等中医药类规划教材教与学参考丛书）等书。

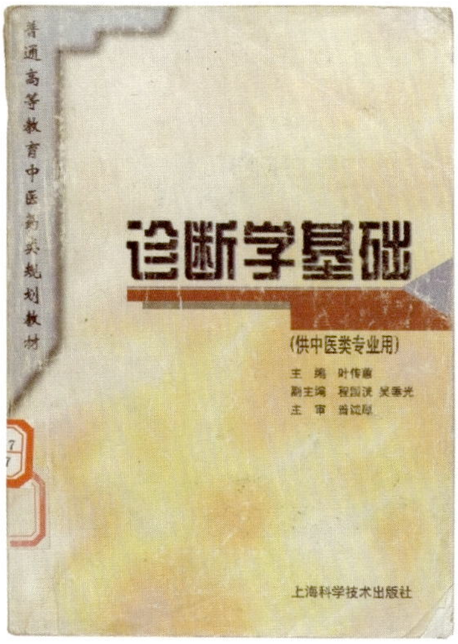

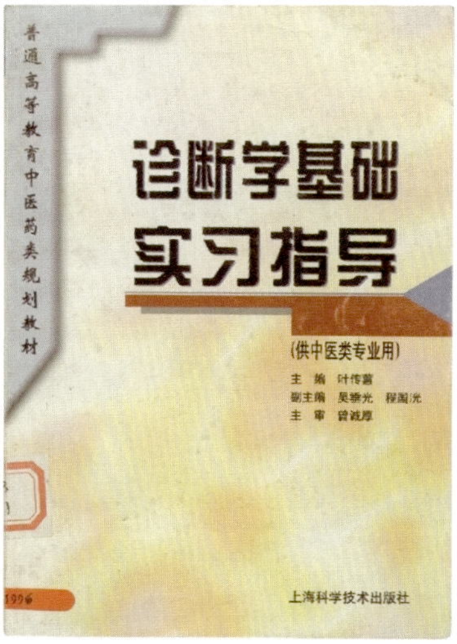

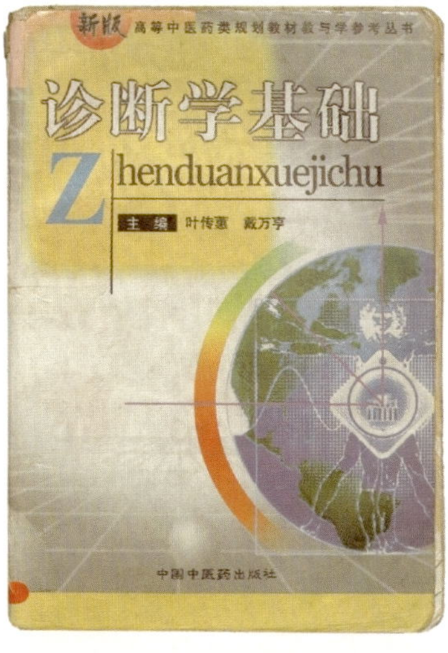

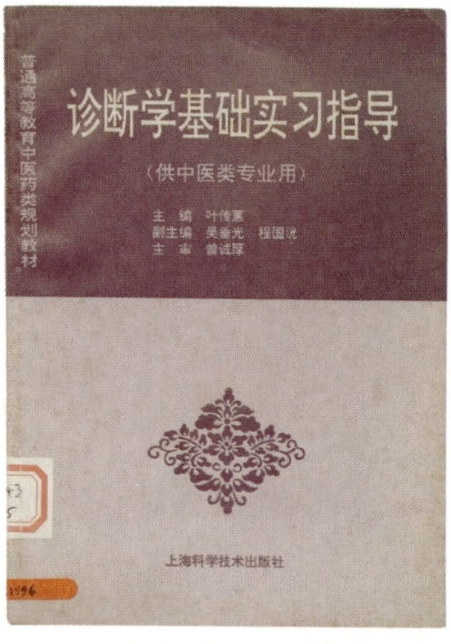

◎ 宋开源

宋开源，男，1937年生，四川富顺人。中医时间医学专家。著有《应用时间生物学》。

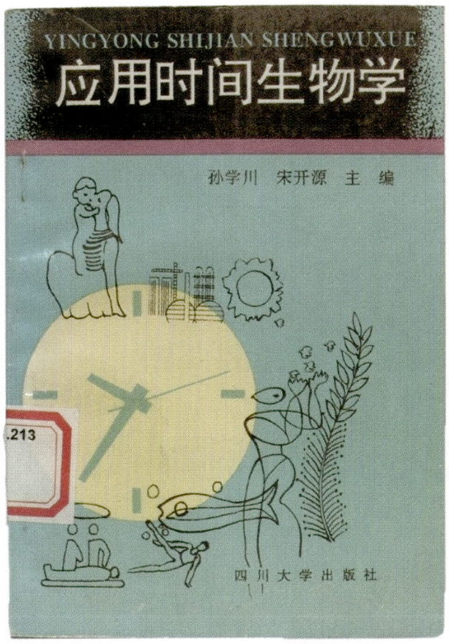

◎ 王诗铭

王诗铭，男，1937年生，四川资阳人。中医针灸学专家。著有《针灸学题解》。

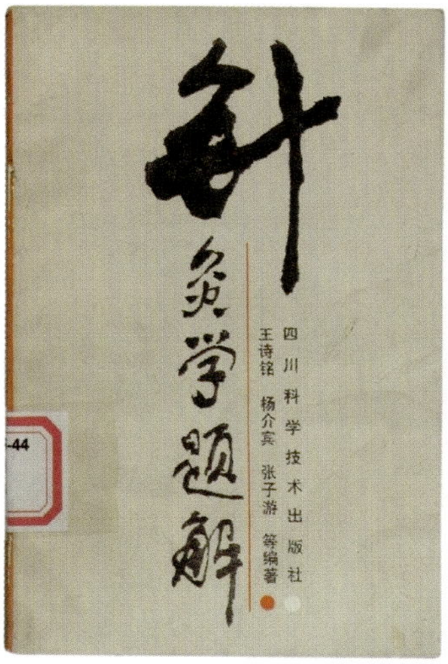

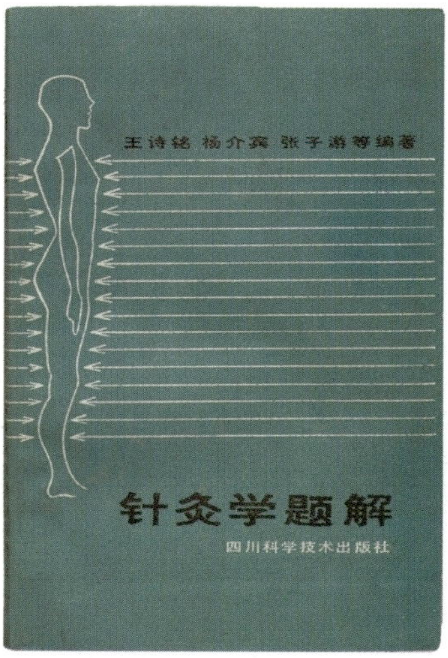

◎ 杨家林

杨家林，女，1937年生，四川乐山人。中医妇科专家。著有《妇科专病中医临床诊治》（第1、2版）（专科专病中医临床诊治丛书）、《杨家林》（中国现代百名中医临床家丛书）等书。

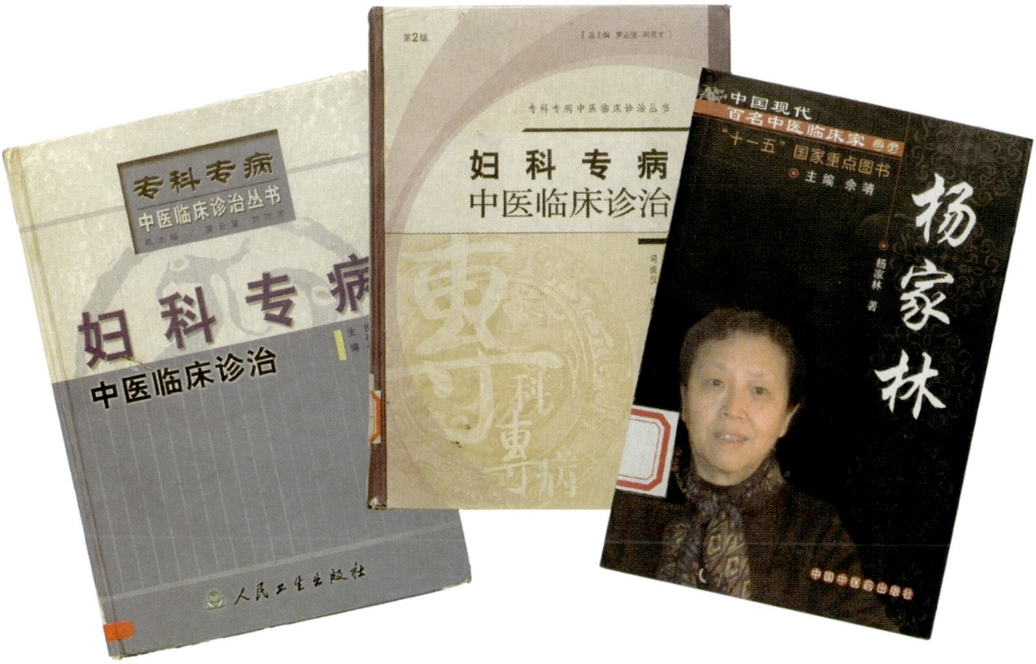

◎ 余朝骏

余朝骏，男，1937年生，重庆垫江人。中西医结合影像学专家。著有《X线诊断》、《CT及其临床应用简介》等书。

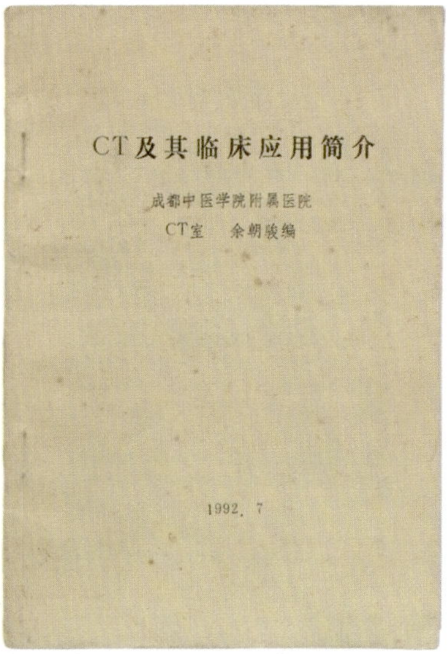

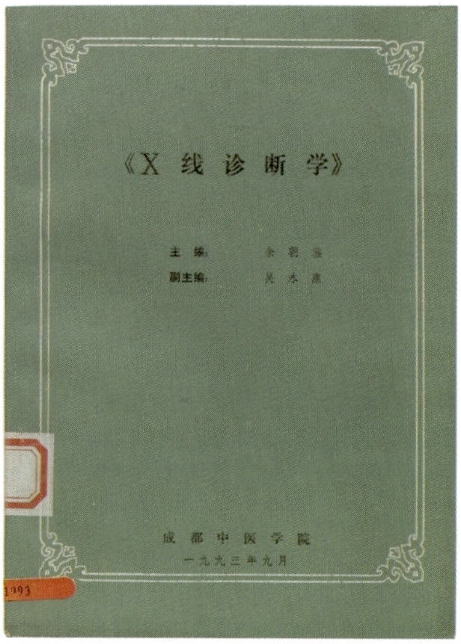

◎ 张之文

张之文，男，1937年生，四川大竹人。中医温病学专家。著有《瘟疫学新编》（成都中医药大学特色教材）、《温病学》（中医医学丛书之十五）、《王孟英温病证治精萃》、《温病学读本》（基层中医临床医生学习与提高丛书）、《张之文温病学讲稿》（中医名家名师讲稿丛书第二辑）、《温病舌诊图谱》（第1、2版）、《现代中医感染性疾病学》、《温热病导读》、《临床温病学》（韩语版）等书。

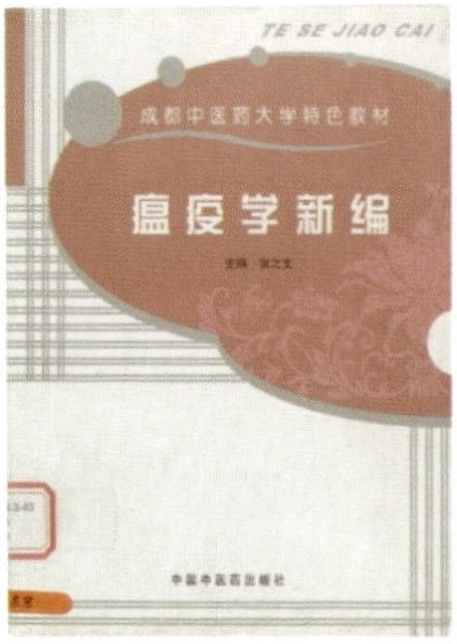

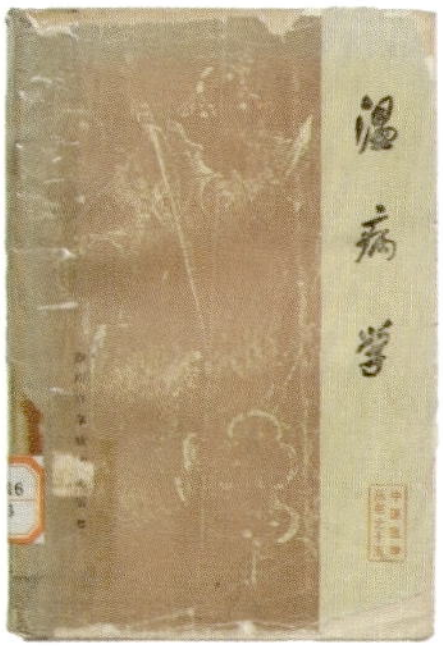

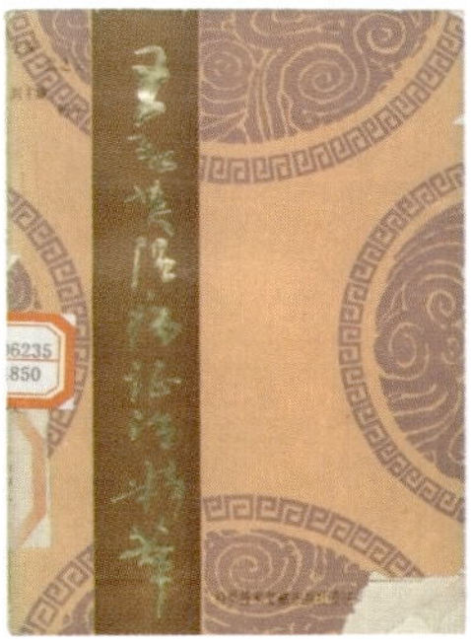

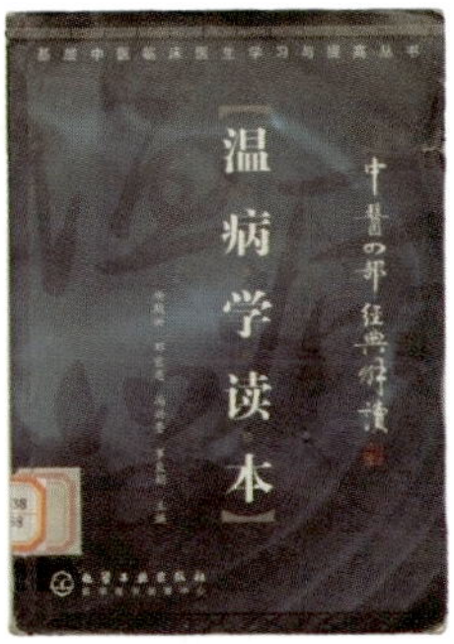

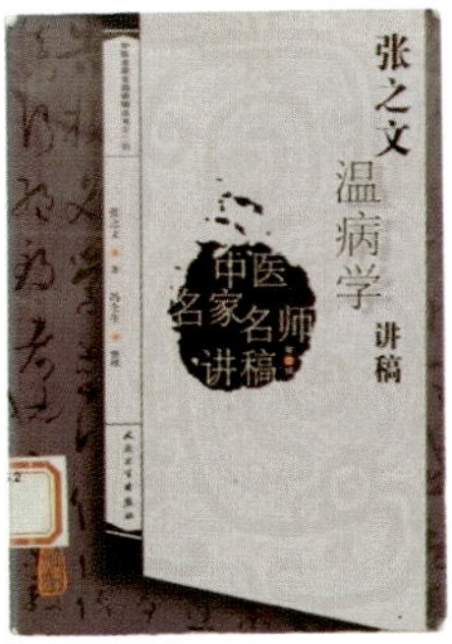

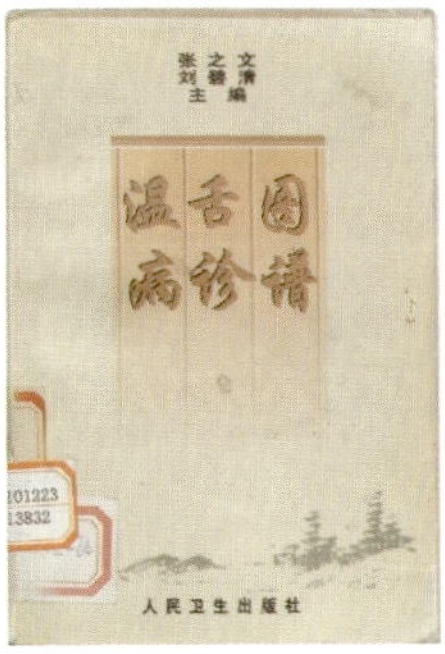

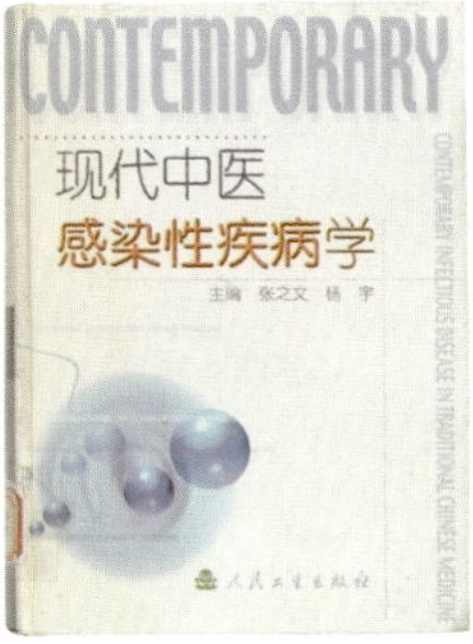

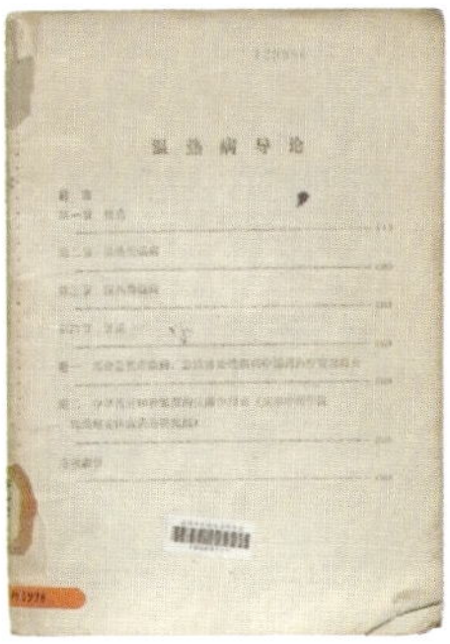

◎ 郑士杰

郑士杰，男，1937年生，四川渠县人。中医药管理学专家。著有《中医药管理学概论》、《成都中医药大学年鉴1997》、《杏林名师——成都中医药大学优秀教师成果荟萃》、《高校党建与思想政治工作探索》、《大学生心理卫生》等书。

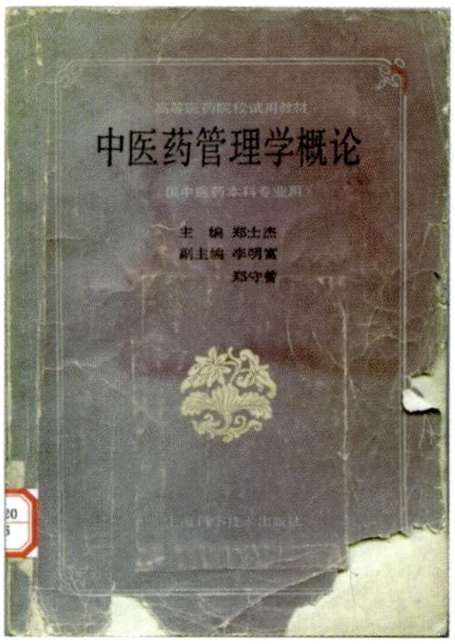

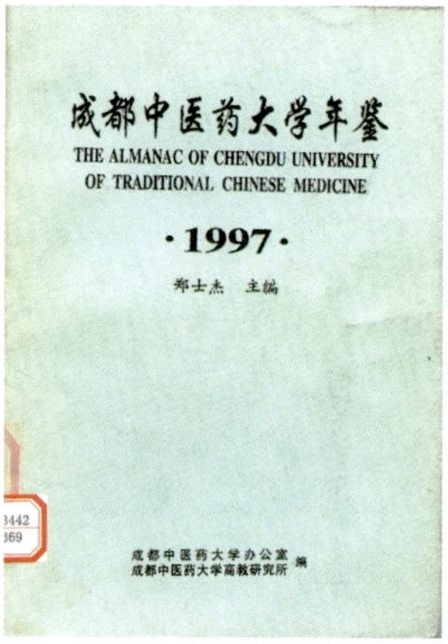

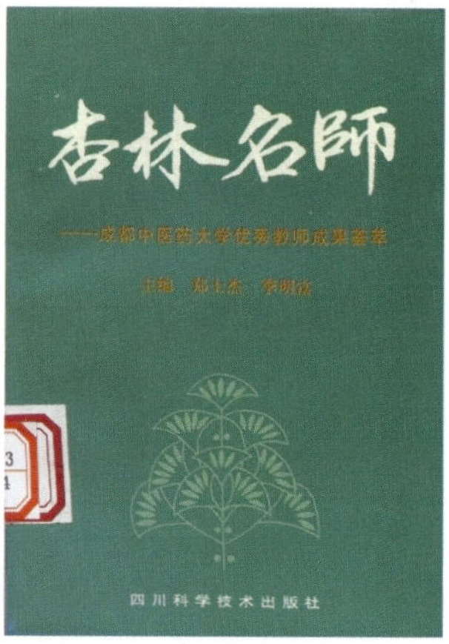

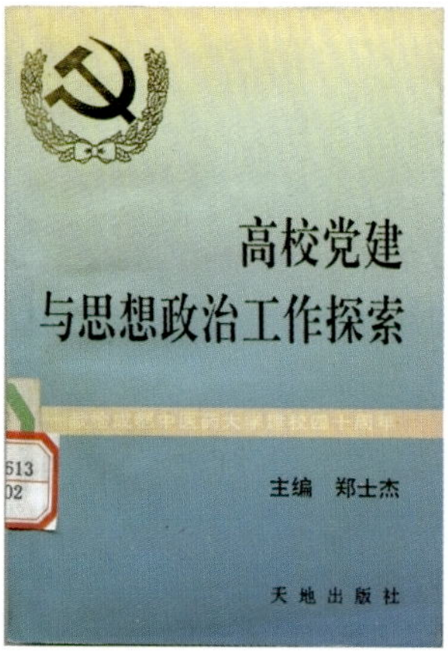

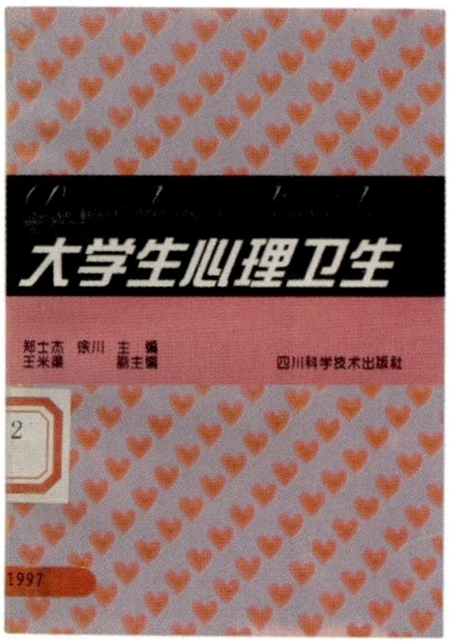

◎ 陈翠屏

陈翠屏，女，1938年生，四川新津（今属成都市）人。中西医结合眼科专家。著有《五官解剖生理学》。

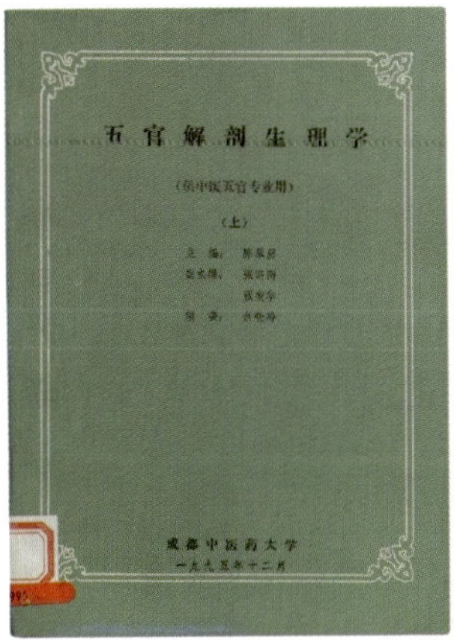

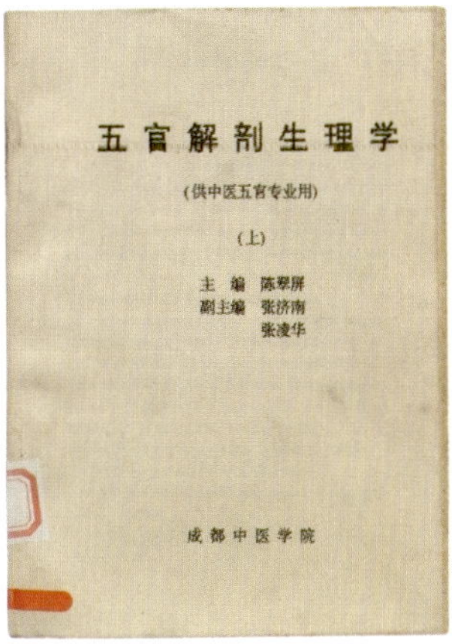

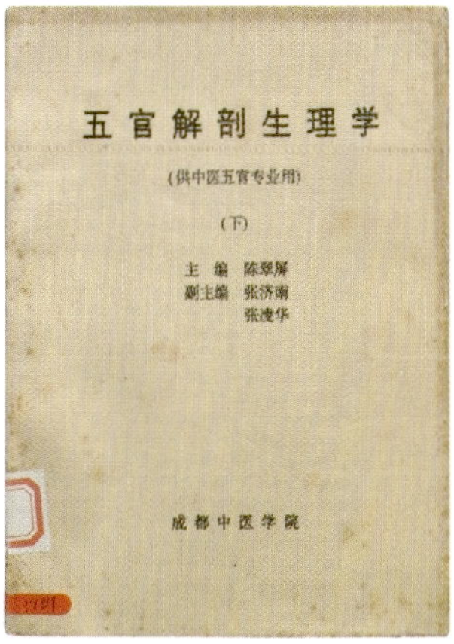

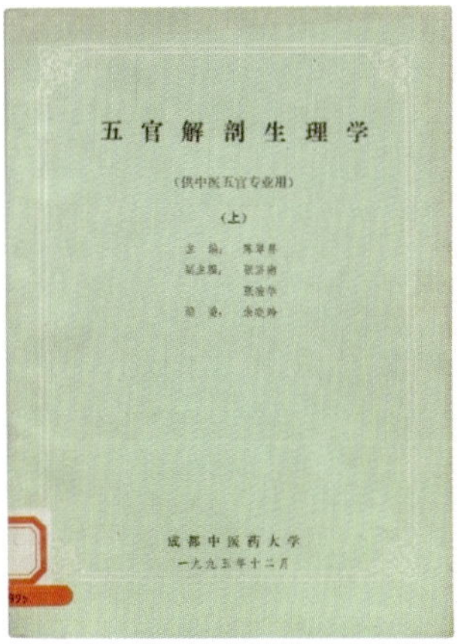

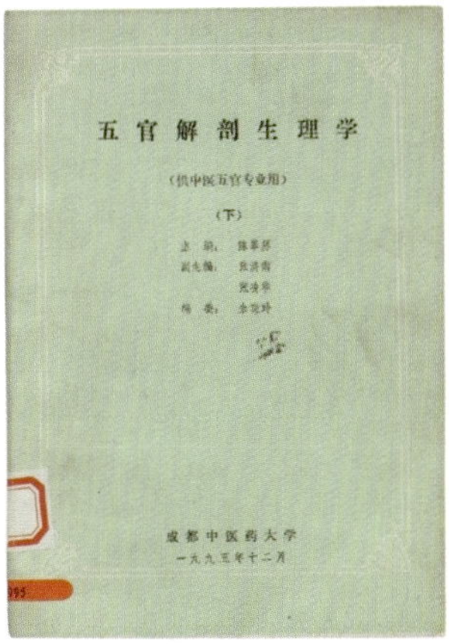

◎ 雷佩琳

雷佩琳，女，1938年生，云南昆明人，中药药剂学专家。著有《中医五官外用制剂学》。

◎ 廖品正

廖品正，女，1938年生，四川成都人。中医眼科专家。著有《中医眼科学》（高等中医院校教学参考丛书）、《中医眼科学》（高等医药院校教材）、《中医眼科学》（全国高等中医院校函授教材）、《中医眼科基础理论》（中医五官科学专业教材）、《中医眼科学》（全国高等教育自学考试指定教材）、《中医五官科学》（全国中等中医药学校教材）、《中医眼科学》等书。

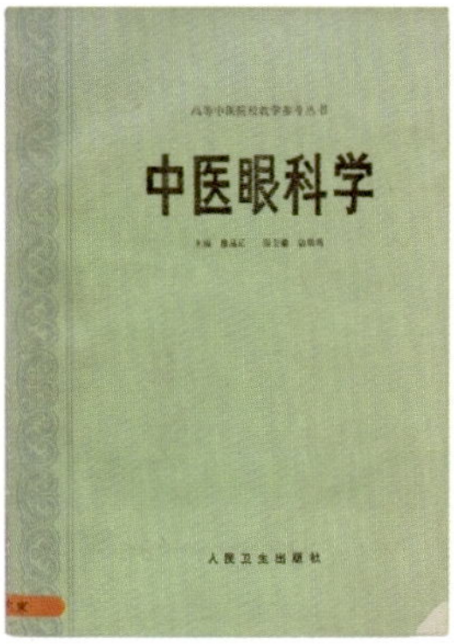

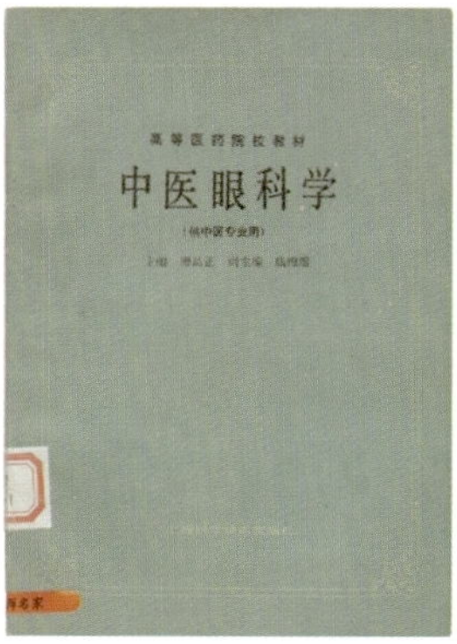

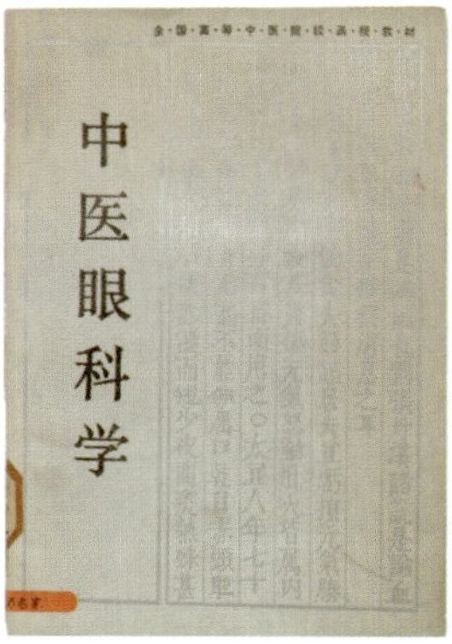

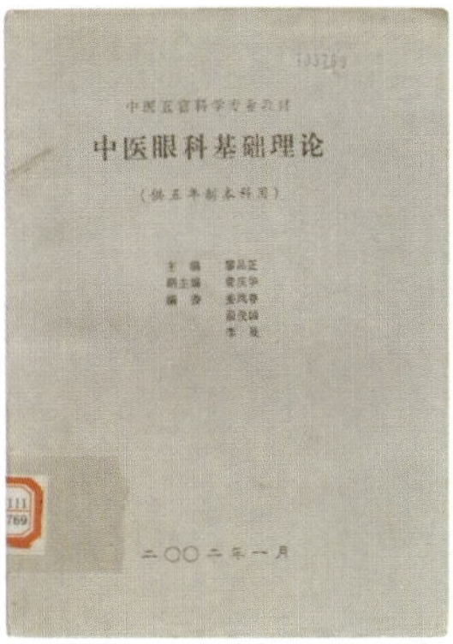

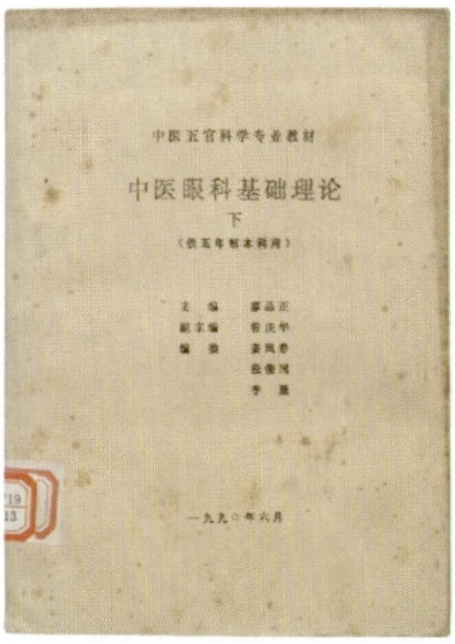

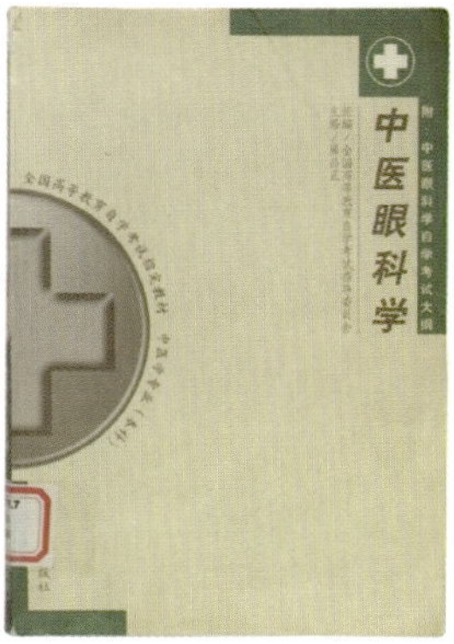

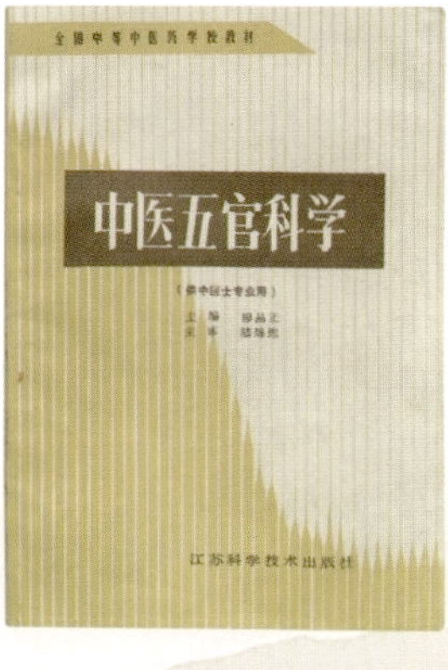

◎ 万德光

万德光，女，1938年生，四川成都人。中药学专家。著有《中药分类学》、《中药品种品质与药效》、《中药品质研究——理论、方法与实践》、《药用动物学》、《药用动物学》（高等中医院校协编教材）、《药用植物学野外实习纲要》、《四川道地中药材志》、《中医学习学》、《中药资源学专论》（全国高等中医药院校研究生规划教材）、《药用动物学》（普通高等教育“十一五”国家级规划教材）、《药用动物学》（普通高等教育“十一五”“十二五”国家级规划教材）等书。

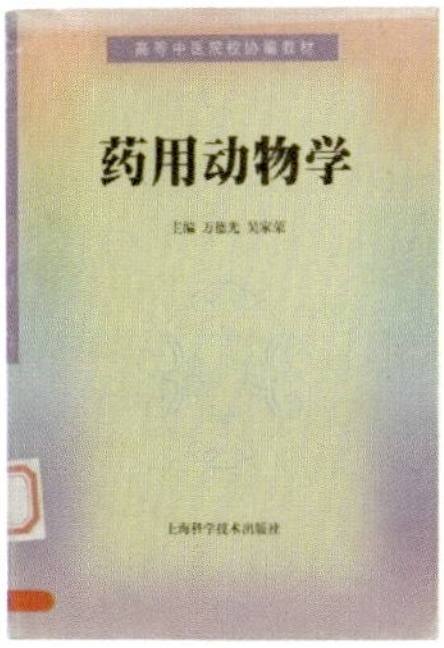

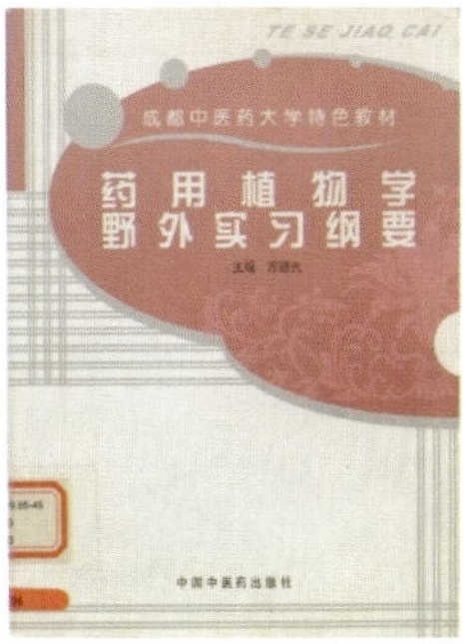

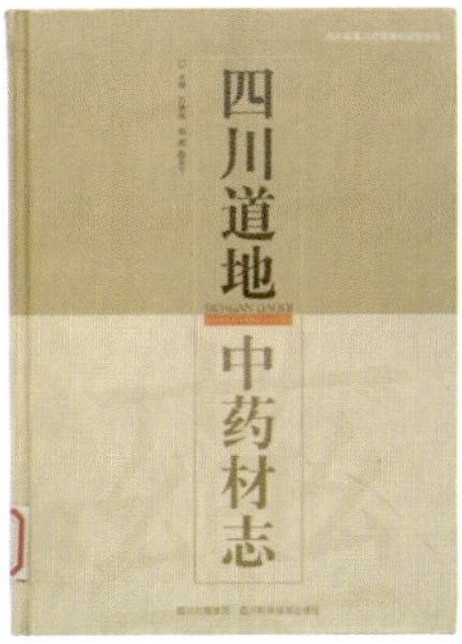

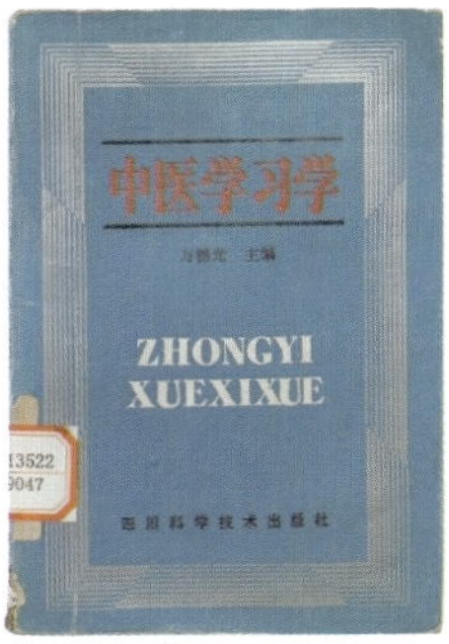

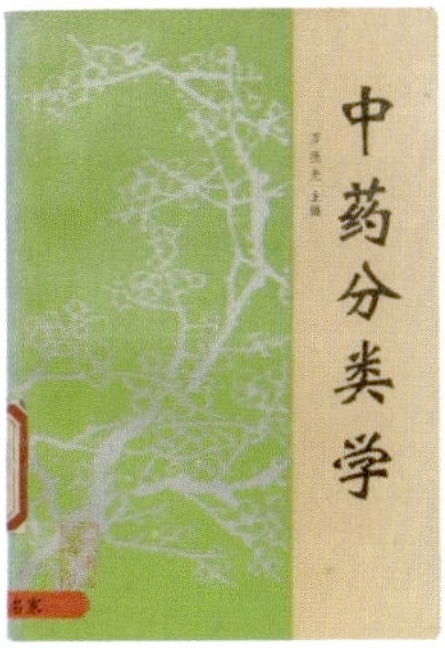

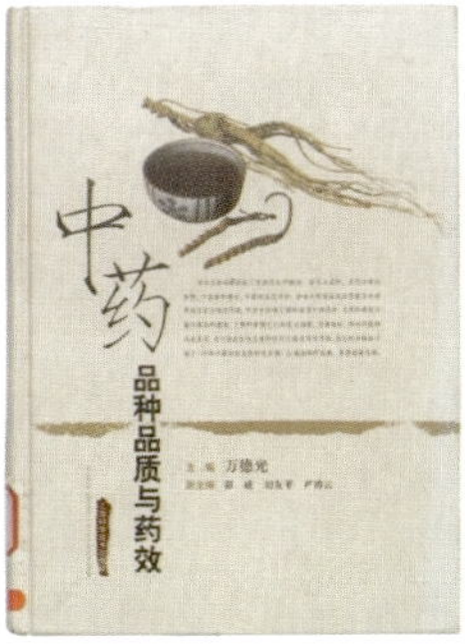

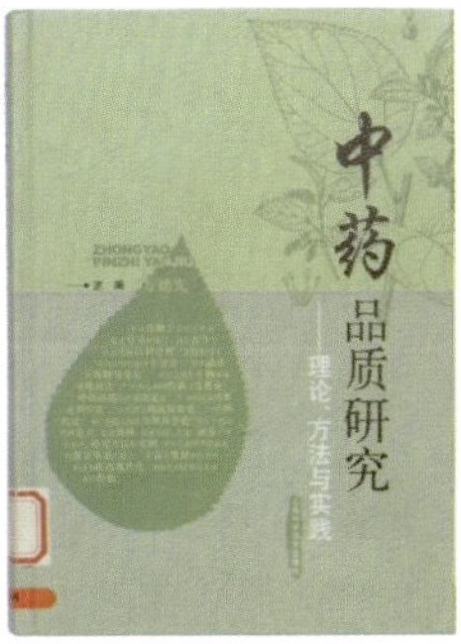

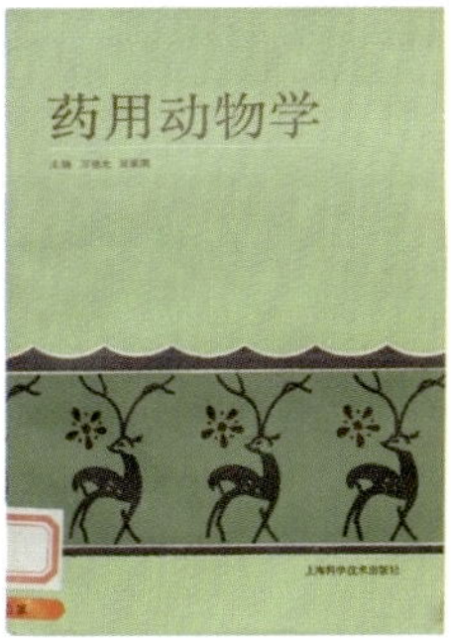

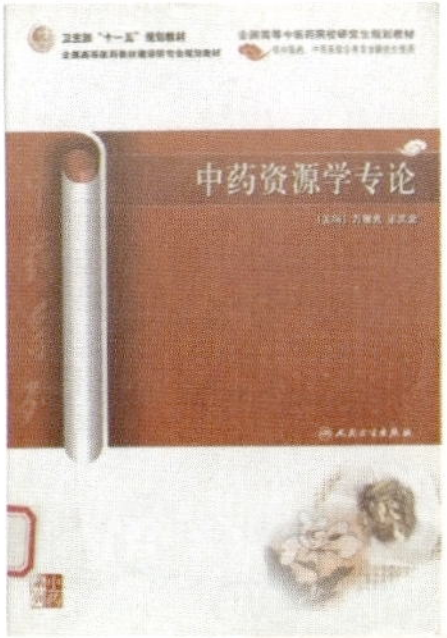

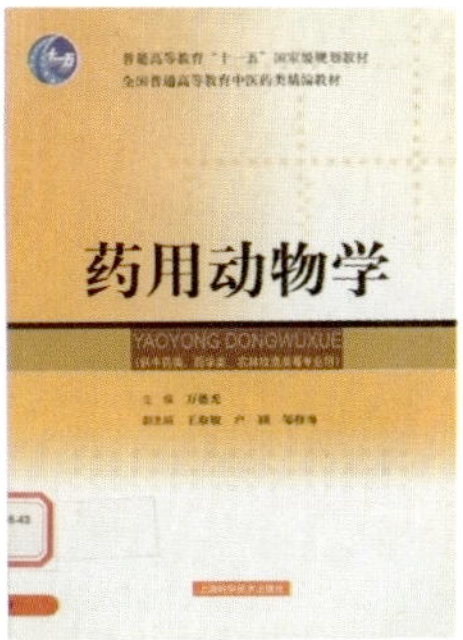

◎ 谢秀琼

谢秀琼，女，1938年生，四川新都（今属成都市）人。中药药剂学专家。著有《现代中药制剂新技术》、《中药新制剂开发与应用》（第1、2、3版）、《中药药剂学》、《中药药剂学》（中药普及自学教材）、《中药制药设备及车间工艺设计》等书。

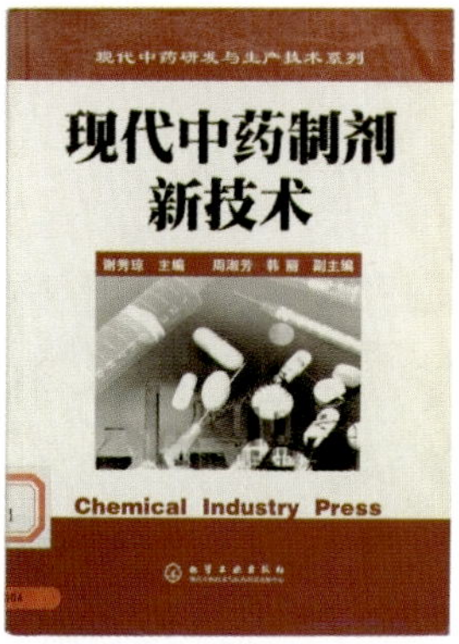

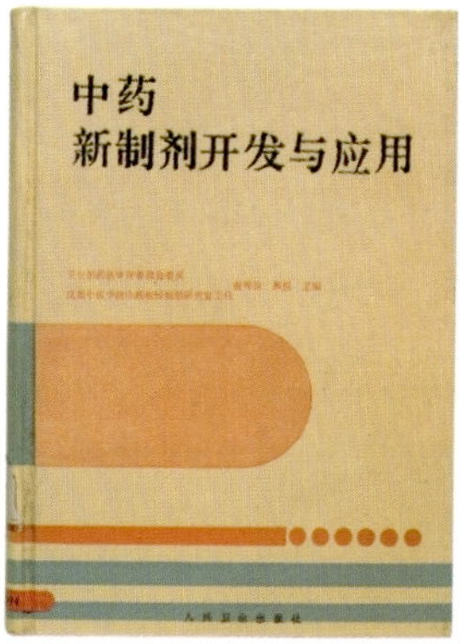

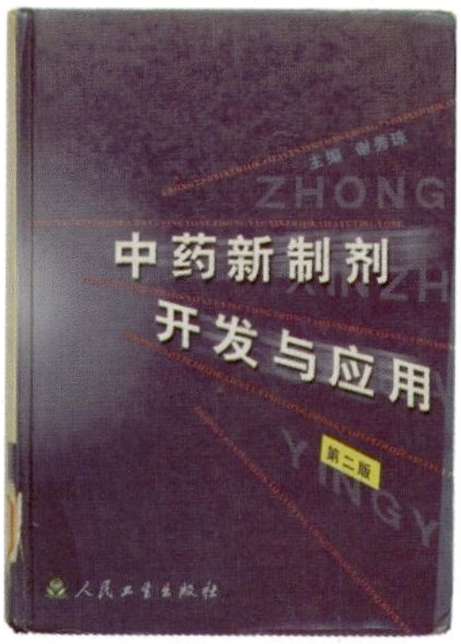

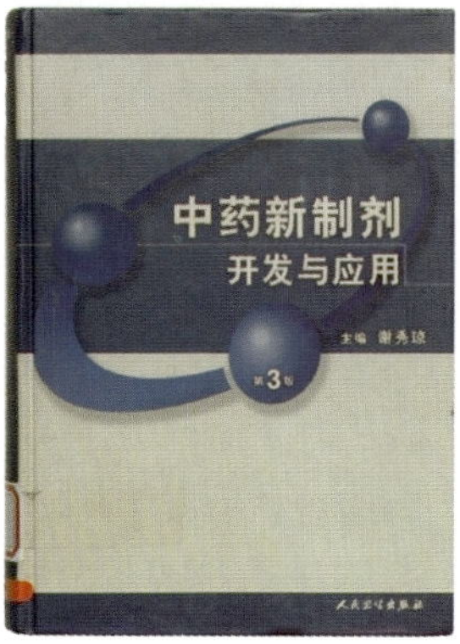

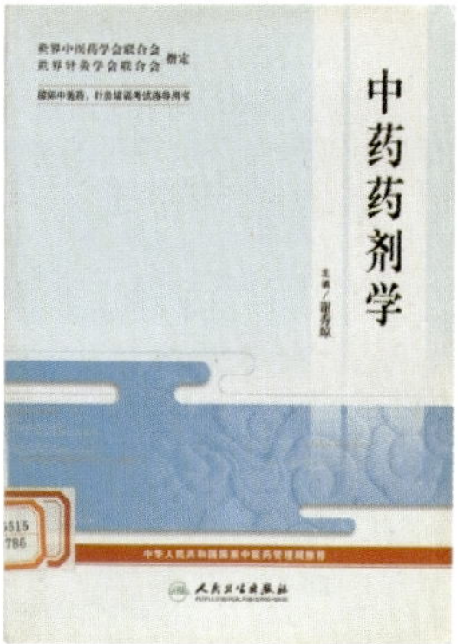

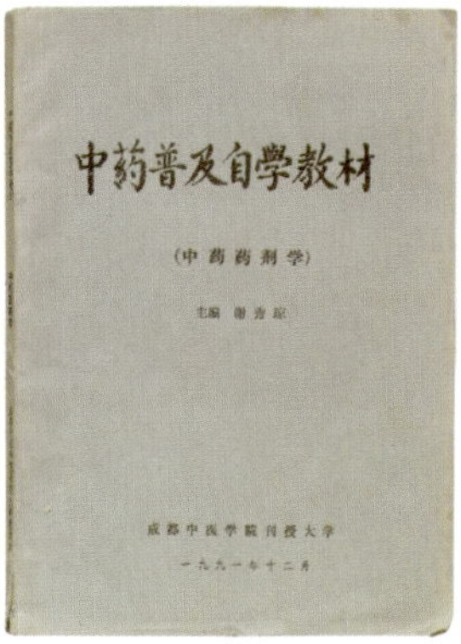

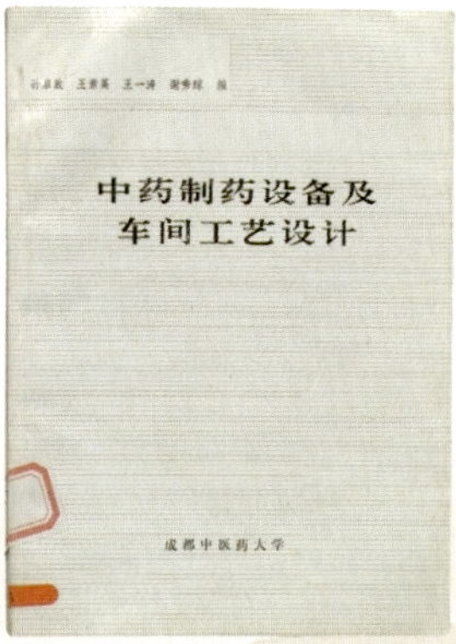

◎ 徐 川

徐川，原名作银，男，1938年生，重庆永川（今属重庆市）人。德育教育专家。著有《医学伦理学》（四川省、重庆市高校思想政治教育课试用教材）、《医学伦理与卫生法学》、《卫生法学基础》、《大学生心理卫生》等书。

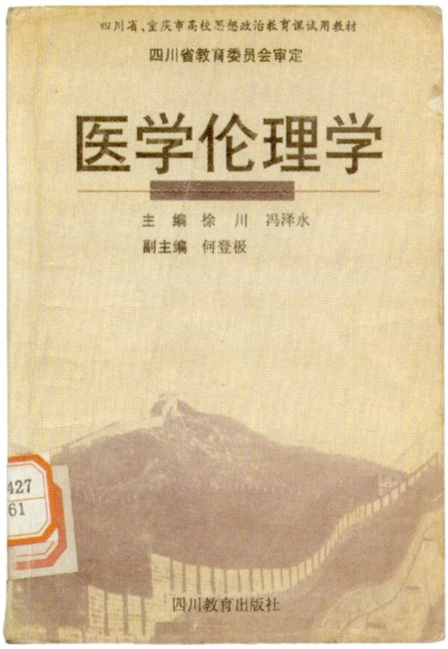

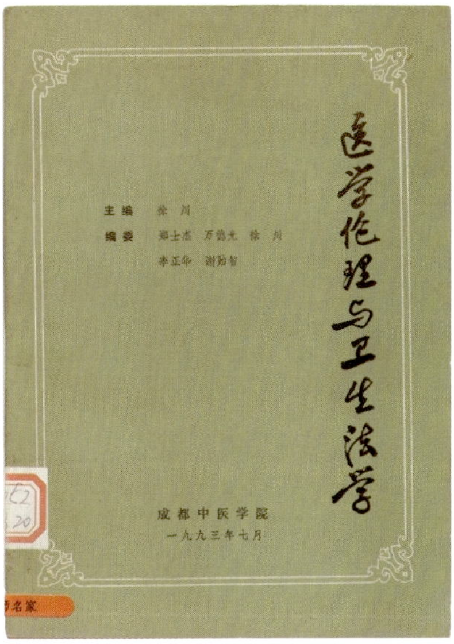

◎ 杨明均

杨明均，男，1938年生，四川郫县（今属成都市）人。中医内科学专家。著有《血证要览》、《临床中医内科学》等书。

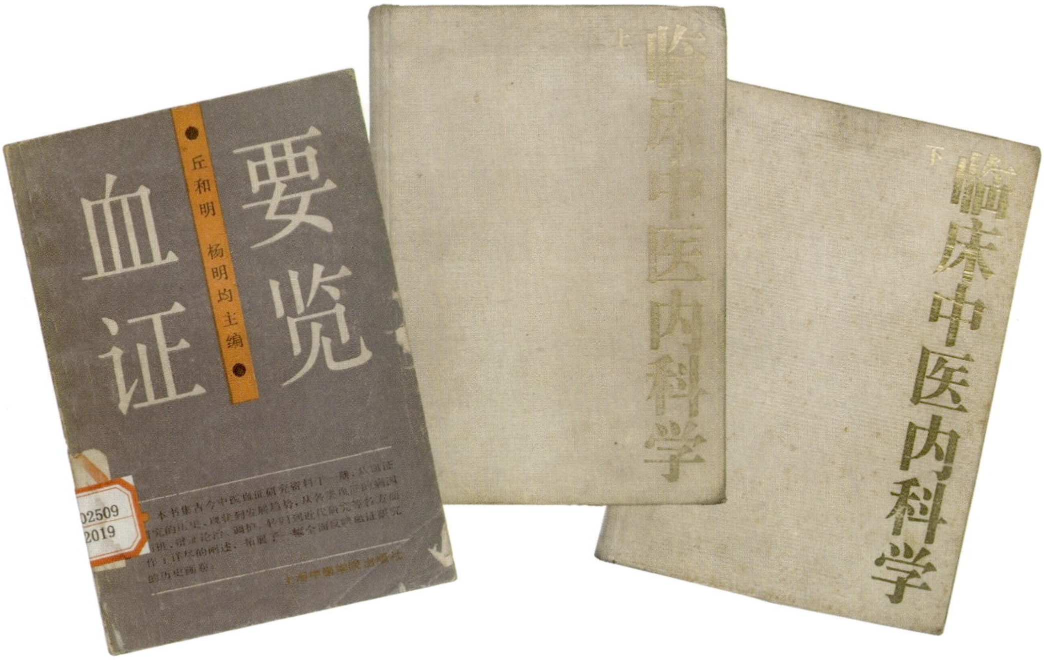

◎ 黄英志

黄英志，男，1939年生，四川成都人。中医内科学专家。著有《明清名医全书大成·叶天士医学全书》、《中华大典·医药卫生典·医学分典》、《中医论文写作指南》等书。

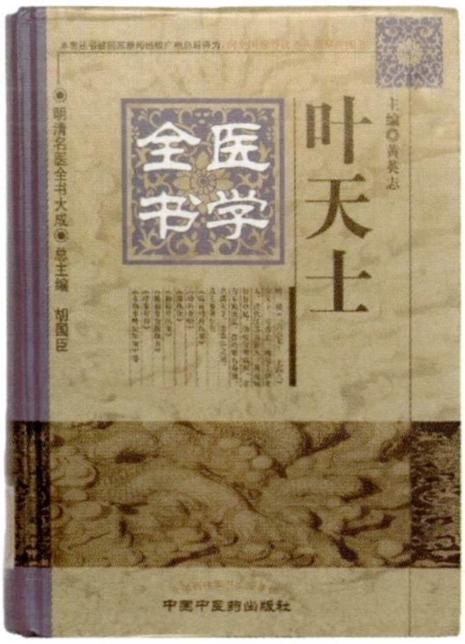

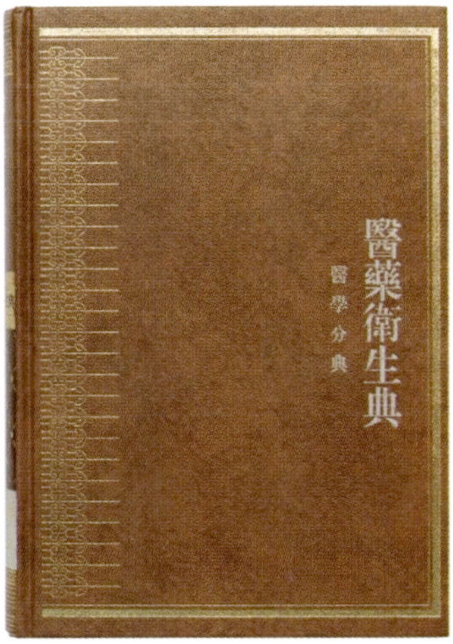

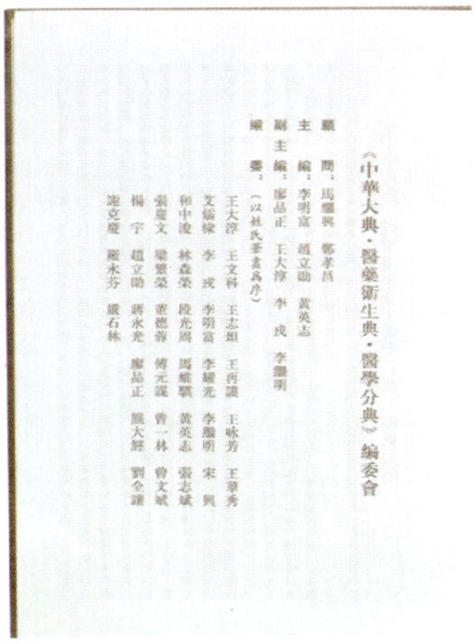
《中華大典·醫藥衛生典·醫學分典》編委會

顧　　問：馬繼興　鄭孝昌
主　　編：李明富　趙立勛　黃英志
副 主 編：廖品正　王大淳　李　戎　李繼明
編　　委：（以姓氏筆畫爲序）
王大淳　王文科　王志坦　王再謨　王咏芳　王華秀
艾儒棣　李　戎　李明富　李耀光　李繼明　宋　興
和中浚　林森榮　段光周　馬烈光　黃英志　張志斌
張慶文　梁繁榮　董德蓉　傅元謀　曾一林　曾文斌
楊　宇　趙立勛　蔣永光　廖品正　熊大經　劉全讓
謝克慶　羅永芬　嚴石林

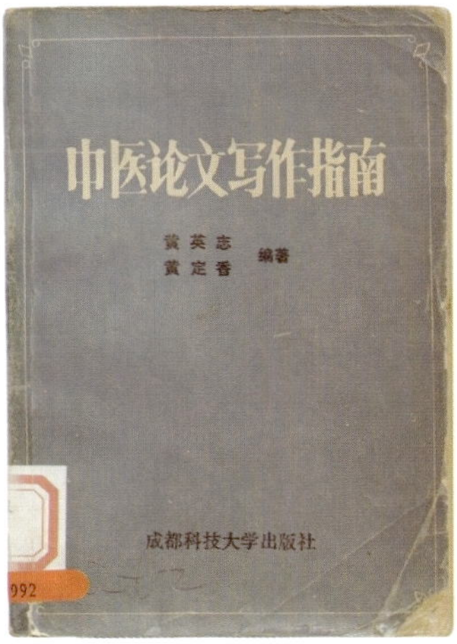

◎ 李明富

李明富，男，1939年生，云南澄江人。中医内科学专家。著有《成都中医药大学中医学家专集》、《中华大典·医药卫生典·医学分典》、《中医内科学（一）自学辅导》（全国高等教育自学考试用书）、《社区常见病症的中医药照顾》（卫生部全科医师培训规划教材）、《杏林名师——成都中医药大学优秀教师成果荟萃》（40周年校庆版）、《瘀血学及活血化瘀治则》等书。

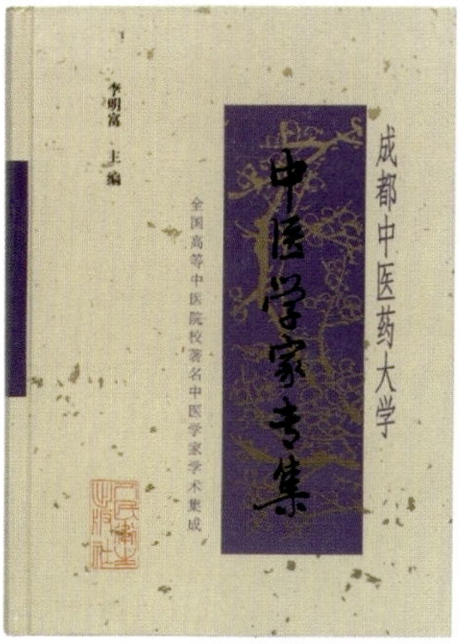

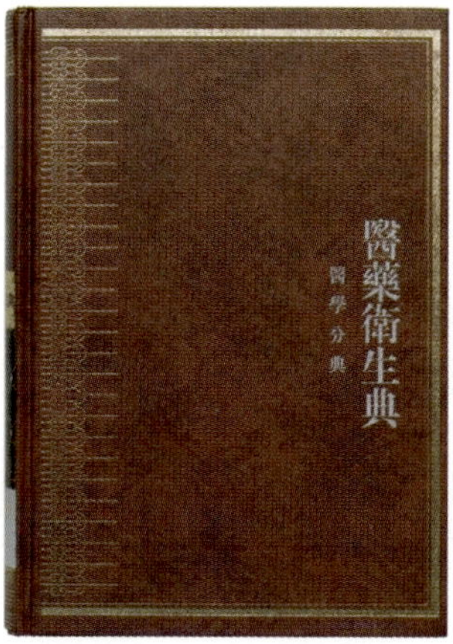

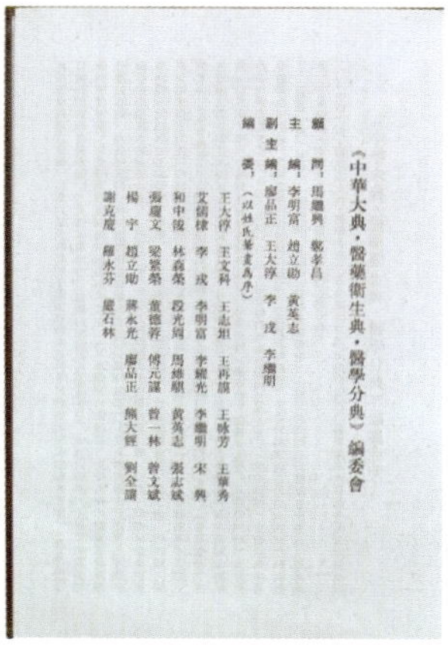

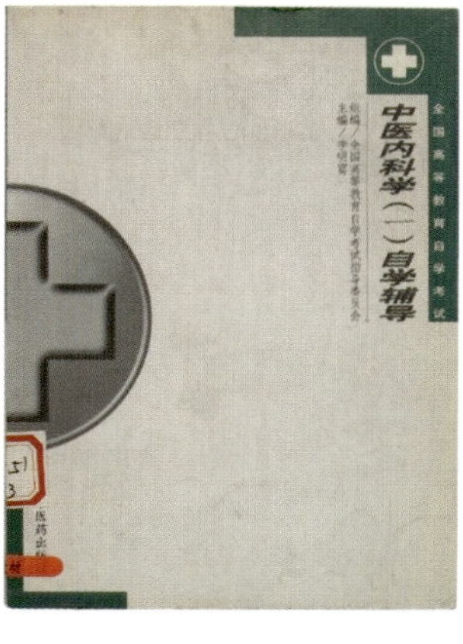

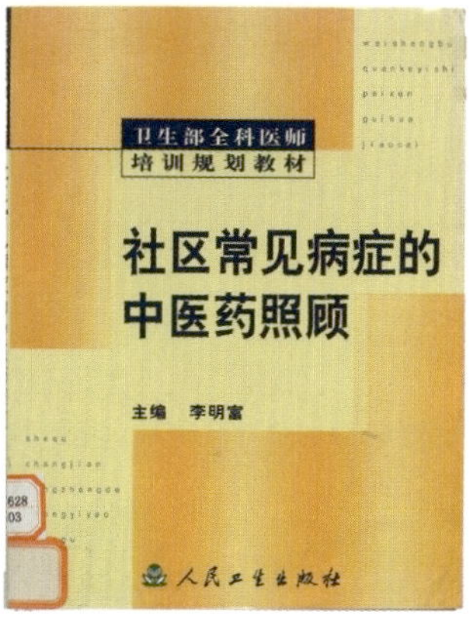

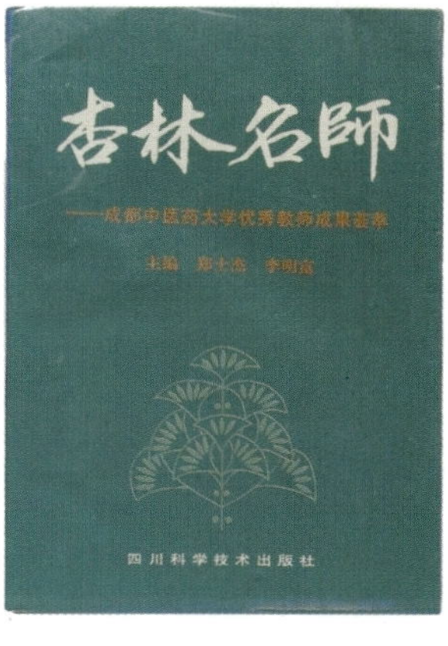

◎ 王明芳

王明芳，女，1939年生，重庆人。中医眼科学专家。著有《中医眼科学》（中国传统临床医学丛书）、《中医临床眼科学》、《中医眼科学》等书。

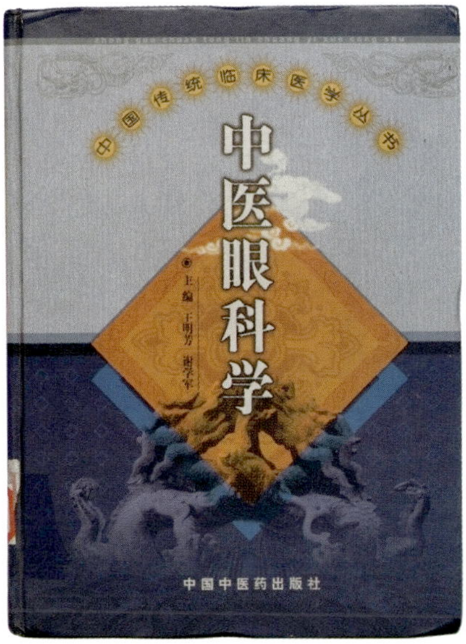

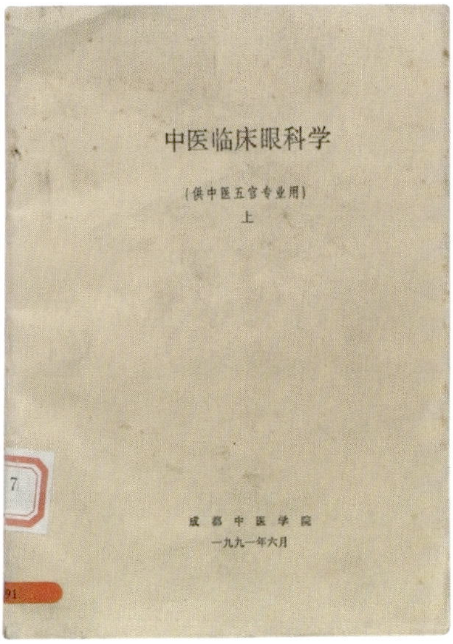

◎ 张家锡

张家锡，男，1939年生，四川越西人。中医诊断学专家。著有《中医诊断学》（中医精华丛书）、《中医望诊彩色图谱》、《中医学基础》（高等医药院校协编教材）、《中医诊断学》（中医专业自学考试指导丛书）、《中医专业自学指导丛刊·中医诊断学》等书。

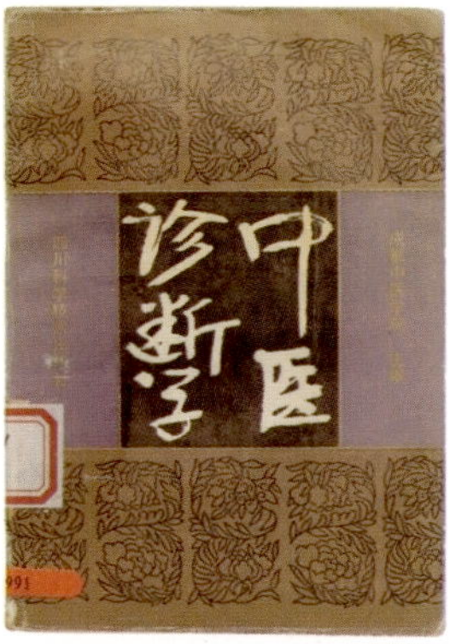

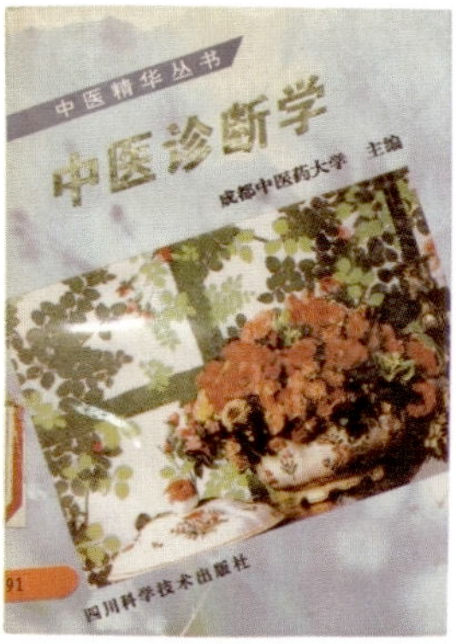

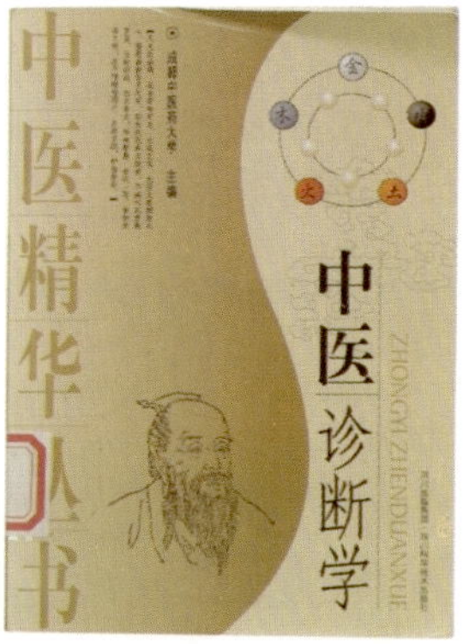

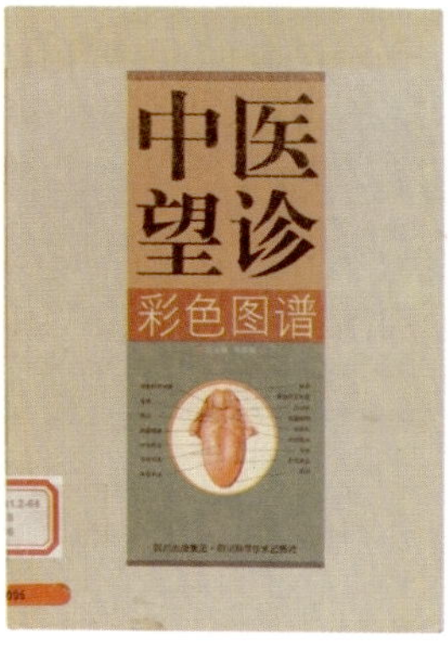

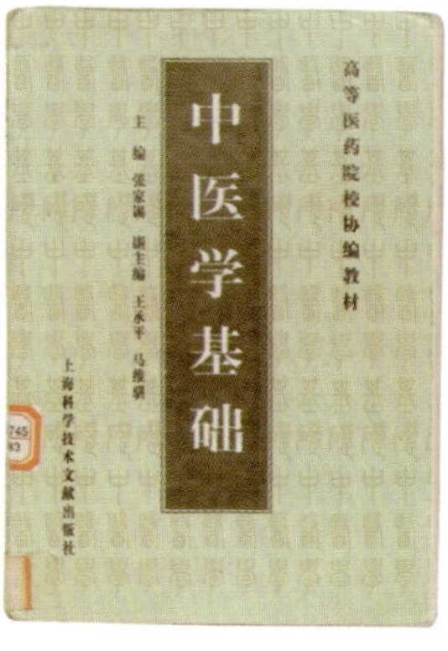

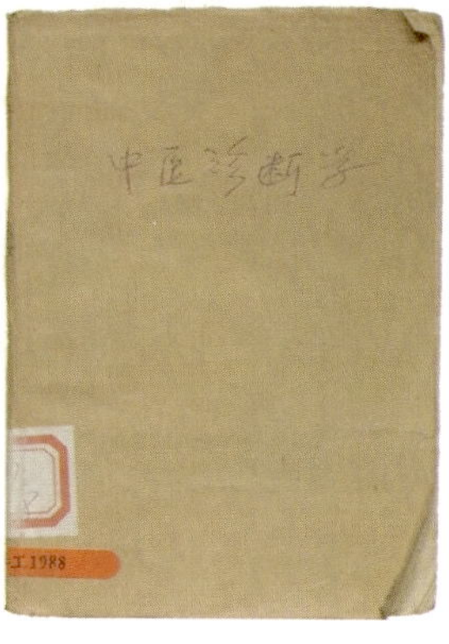

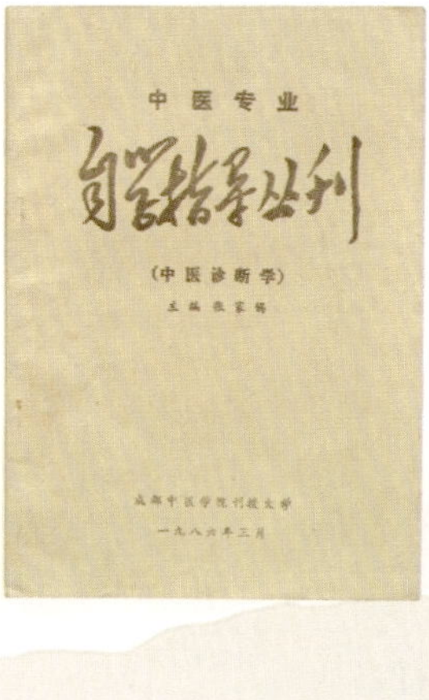

◎ 陈德济

陈德济，男，1940年生，四川成都人。中医痹症专家。著有《冠心病中医文献选辑》、《中医风湿病学》、《中医药工程学》等书。

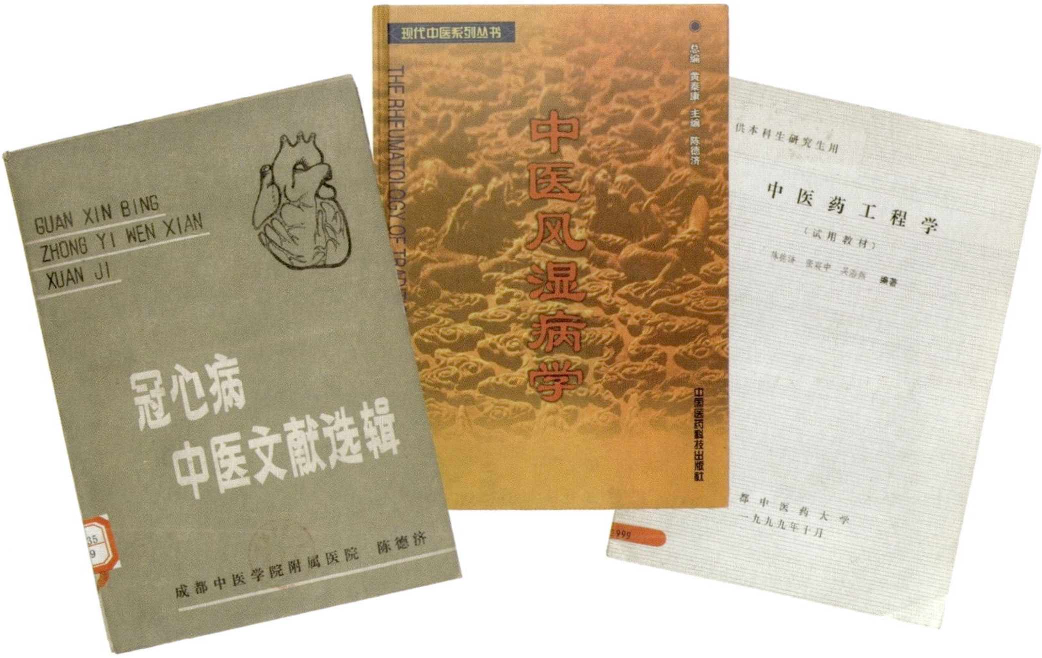

◎ 罗永芬

罗永芬，女，1940年生，四川冕宁人。中医针灸学专家。著有《腧穴学》（普通高等教育中医药类规划教材）、《针灸学基础》（经络腧穴学渐进式双语教材）、《中华大典·医药卫生典·医学分典·针灸总部/推拿总部》、《腧穴学（盲文版）》（普通高等教育中医药类规划教材）等书。

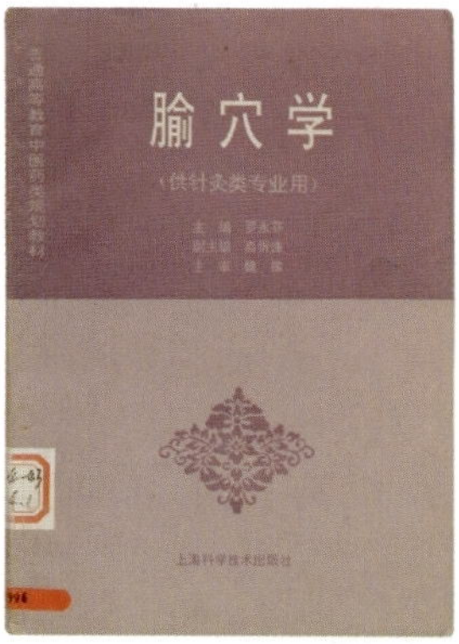

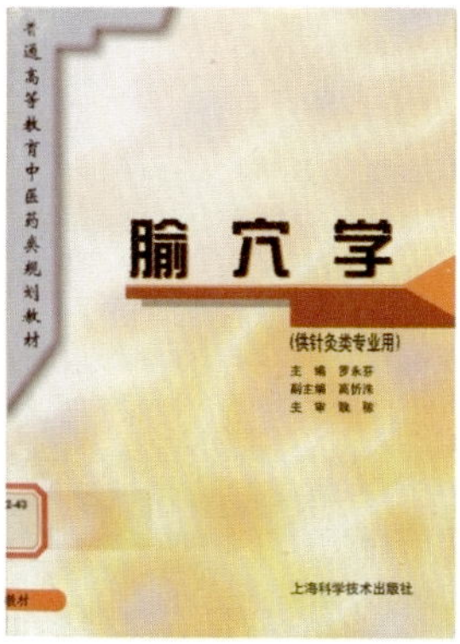

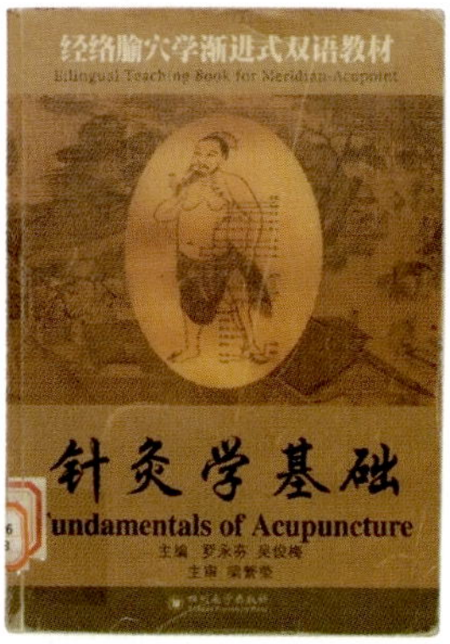

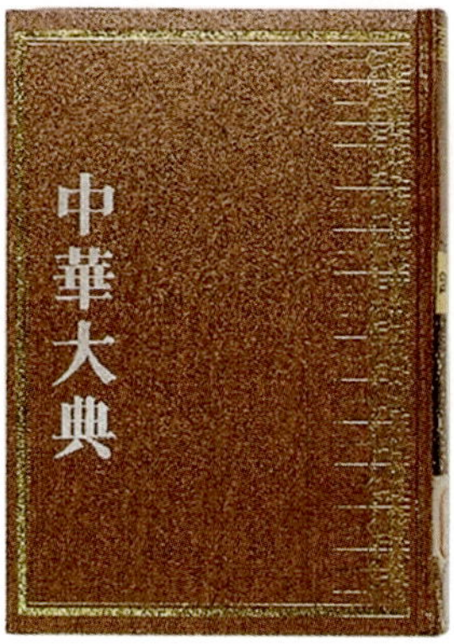

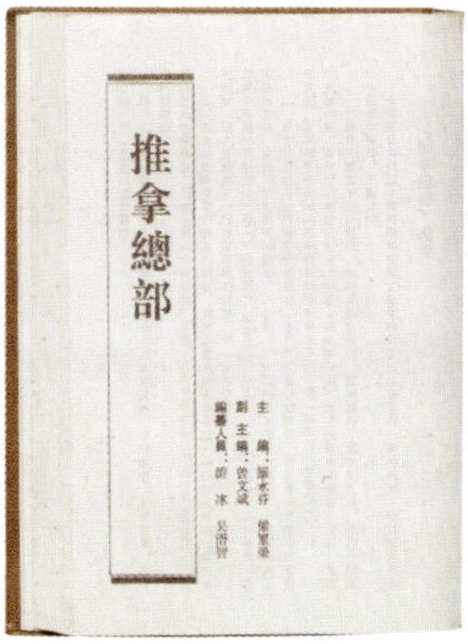

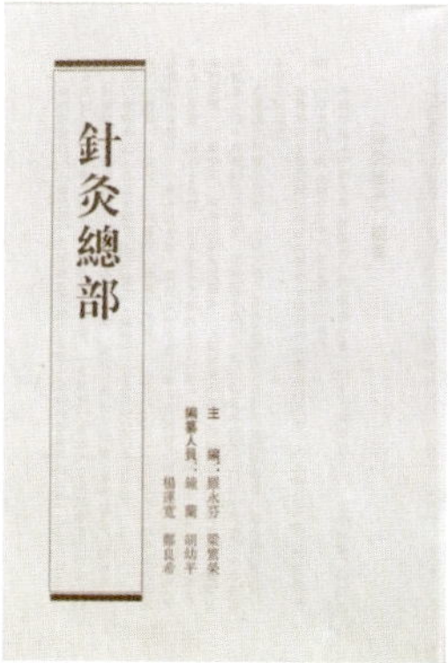

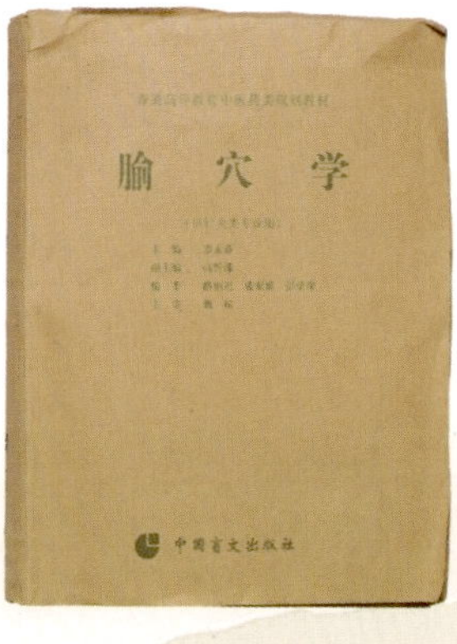

◎ 黄迪君

黄迪君，女，1941年生，四川广汉人。中医针灸学专家。著有《实用中医方歌》、《头皮针疗法》（《针灸学》、《针法灸法学》补充教材）等书。

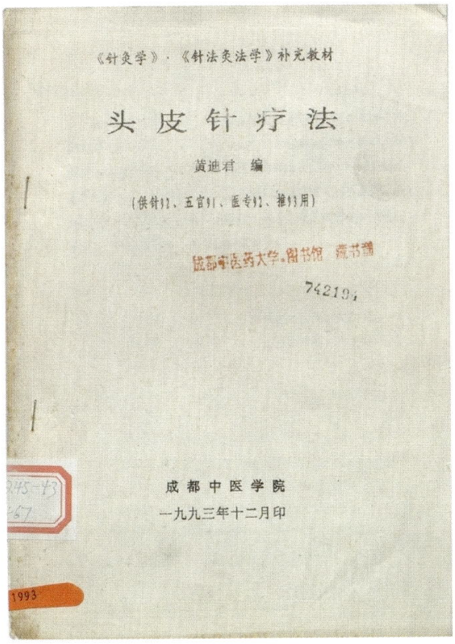

◎ 李大琦

李大琦，男，1941年生，重庆人。中医治法与方剂学专家。著有《中医方剂学》、《中医方剂学》（中医精华丛书）、《中医方剂学》（中医专业自学考试指导丛书）、《中医方剂与治法》（中医医学丛书之九）、《中医治法与方剂》、《中医专业自学指导丛刊·中医方剂学分册》等书。

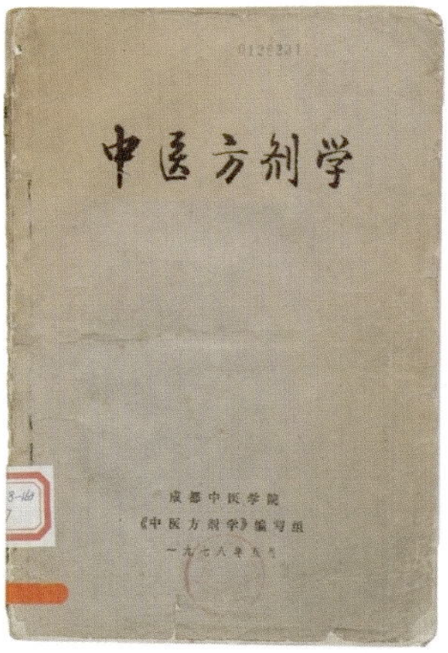

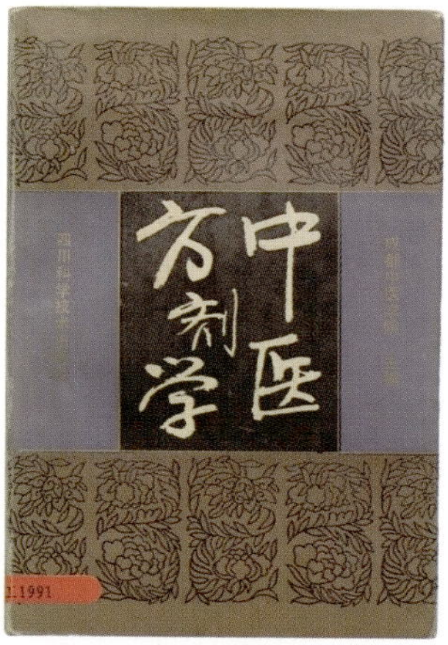

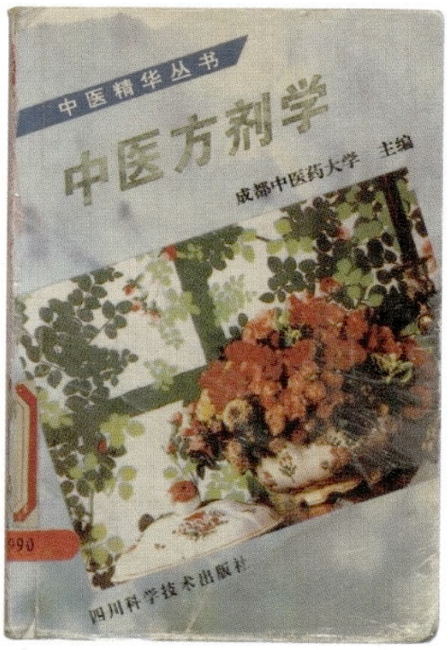

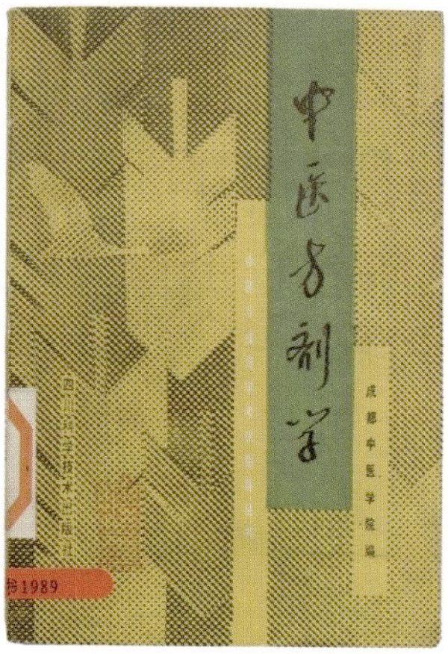

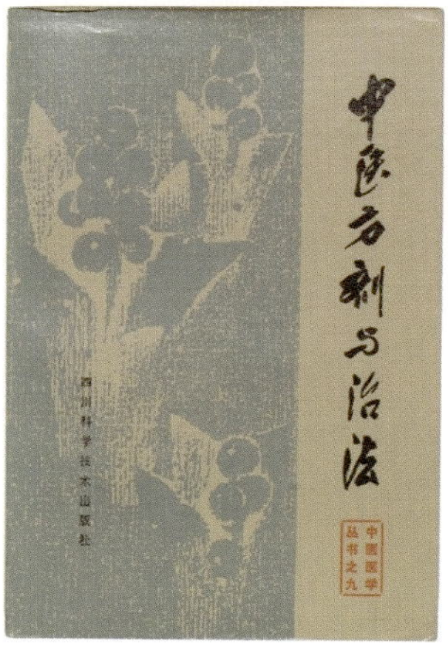

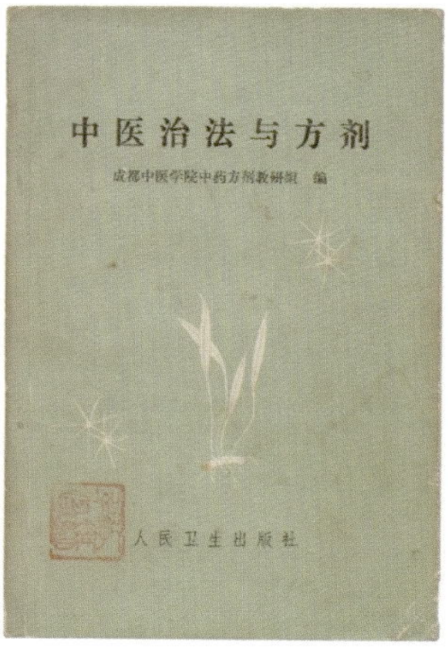

◎ 廖方正

廖方正，女，1941年生，四川成都人。中医针灸学专家。著有《针灸学》（中医五官科学专业教材）、《常见神经系统病症诊疗学》等书。

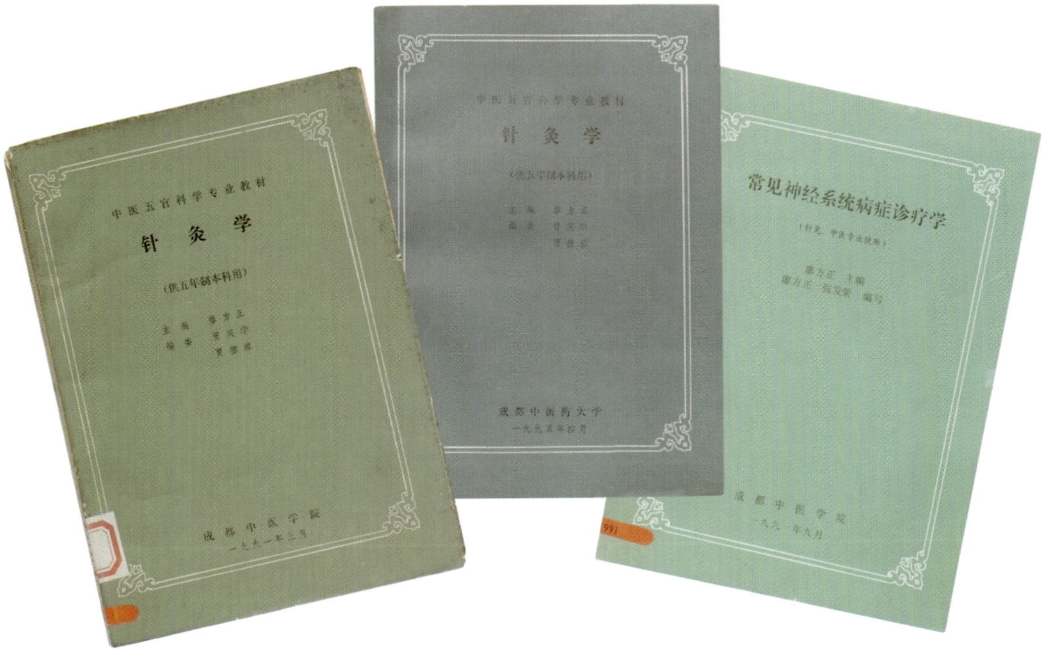

◎ 王久源

王久源，男，1941年生，四川阆中人。中医男科专家。著有《金匮要略手册》、《〈金匮要略〉使用手册》、《中医男科现代研究》、《性》（养生保健丛书）、《中华男士养生九法·健脑养生法》、《中医实习进修医师指南》等书。

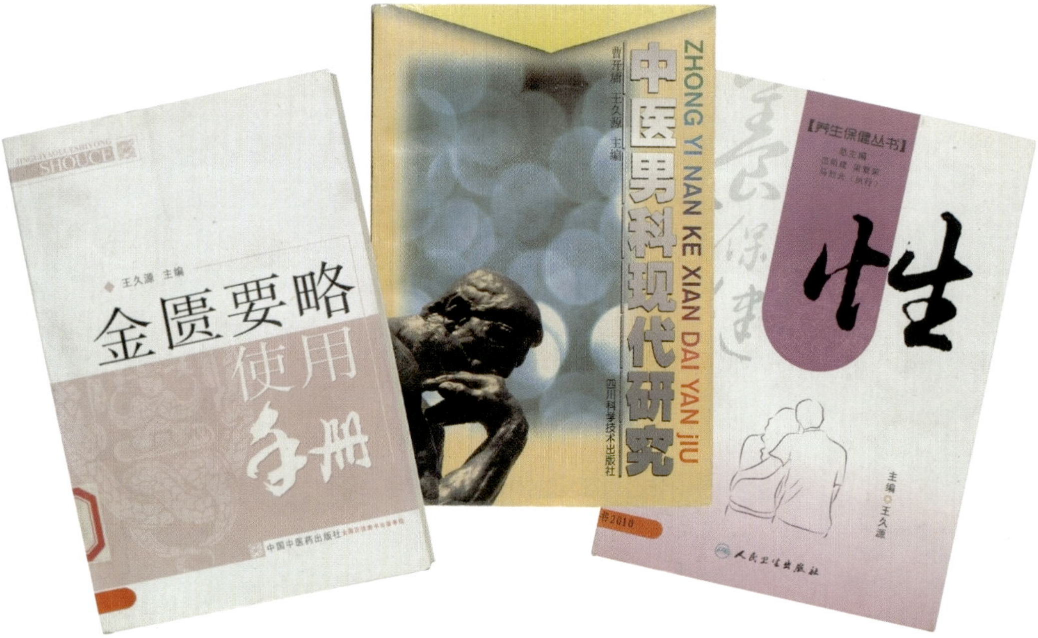

◎ 张家礼

张家礼，男，1941年生，重庆万州（今属重庆市）人。中医金匮学专家。著有《张家礼金匮要略讲稿》、《金匮要略译释》（第2版）、《金匮要略》（普通高等教育“十五”国家级规划教材）、《金匮要略》（普通高等教育“十一五”国家级规划教材）、《金匮要略选读》（高等中医药类规划教材教与学参考丛书）、《金匮要略》（第2版）（高等中医药院校教学参考丛书）、《金匮要略读本》（基层中医临床医生学习与提高丛书）、《金匮要略理论与实践》（全国高等中医药院校研究生规划教材）、《金匮图解释要》、《金匮要略教学图表集》（高等中医药院校教材参考书）、《中医学问答题库·金匮要略分册》（增订本）、《道家养生名言阐释》、《中医学多选题题库·金匮要略分册》等书。

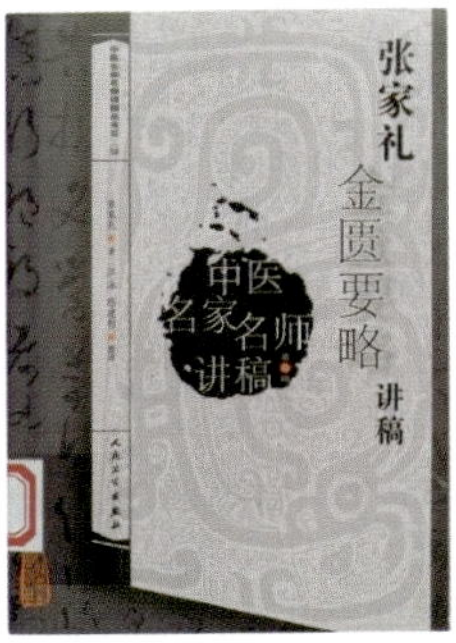

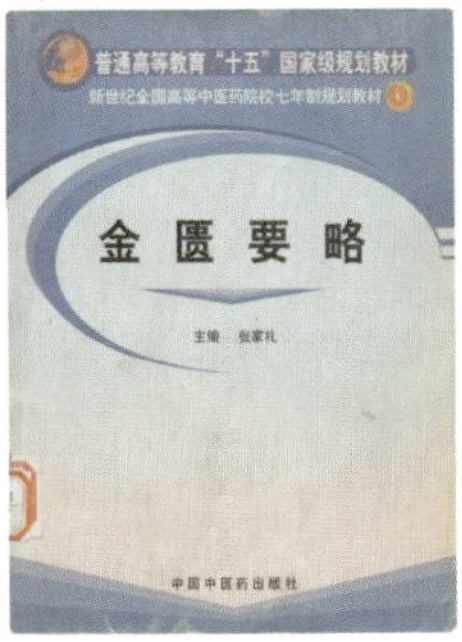

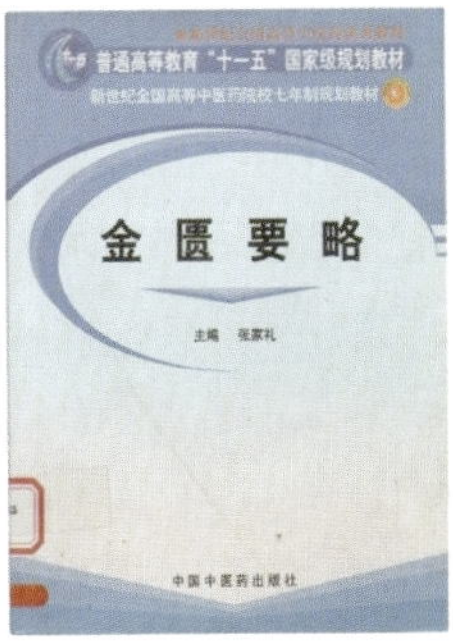

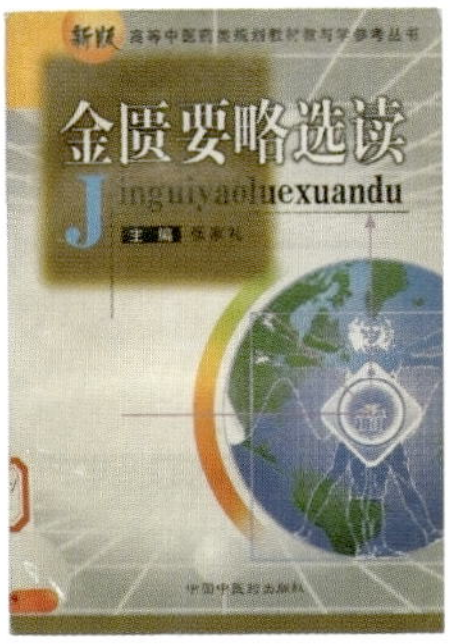

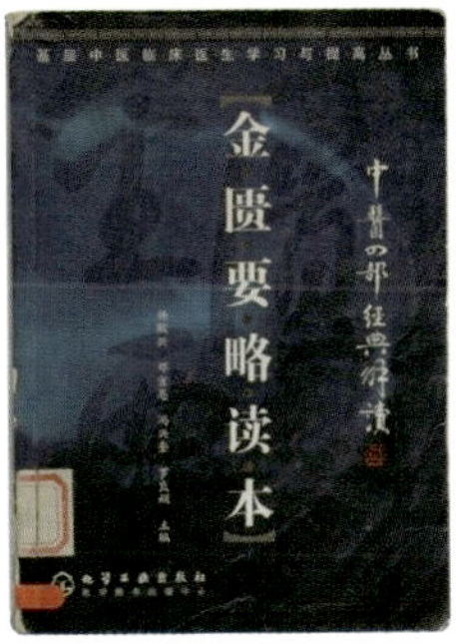

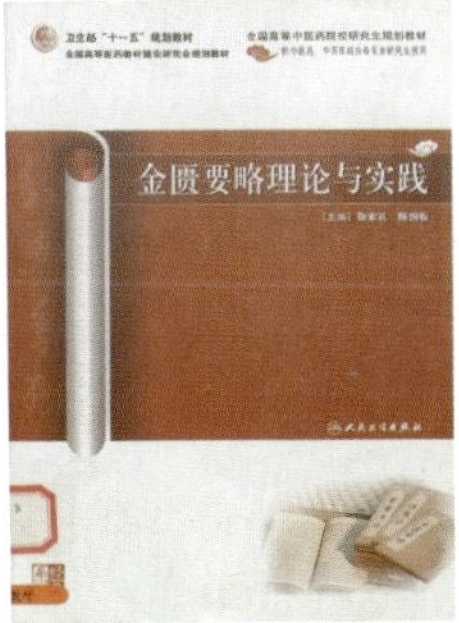

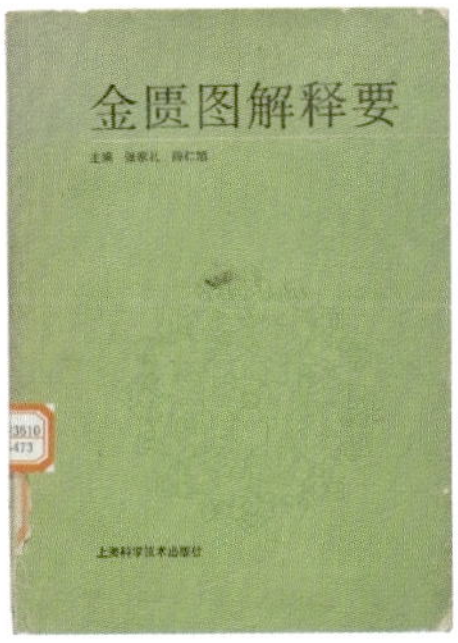

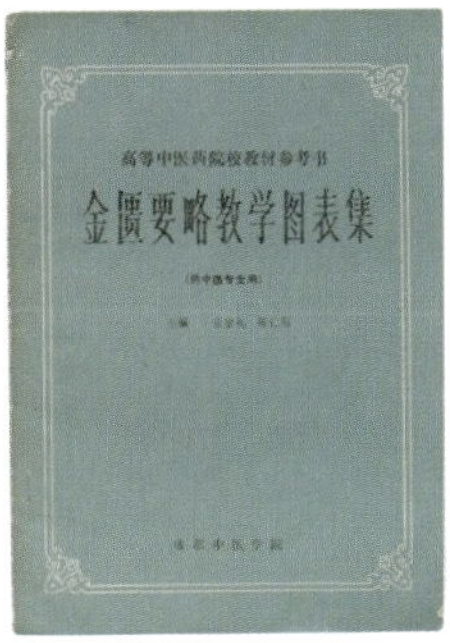

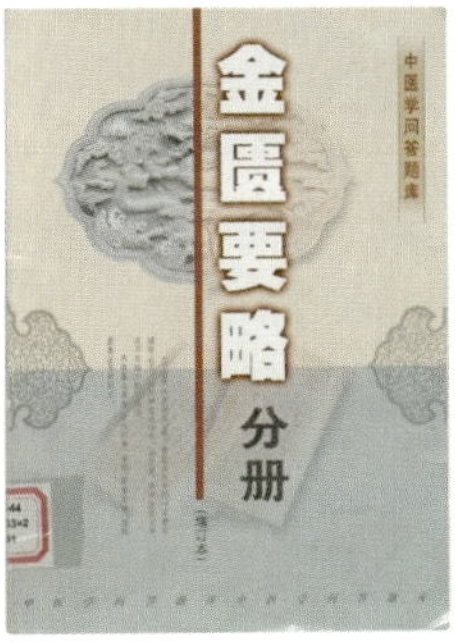

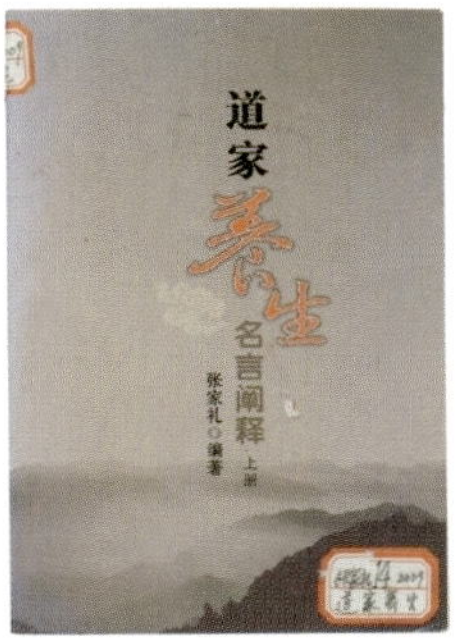

◎ 胡锦官

胡锦官，男，1942年生，江苏苏州人。中药学专家。著有《药理学习题精选》（高等中医药院校教材习题精选）、《医学缩略语手册》等书。

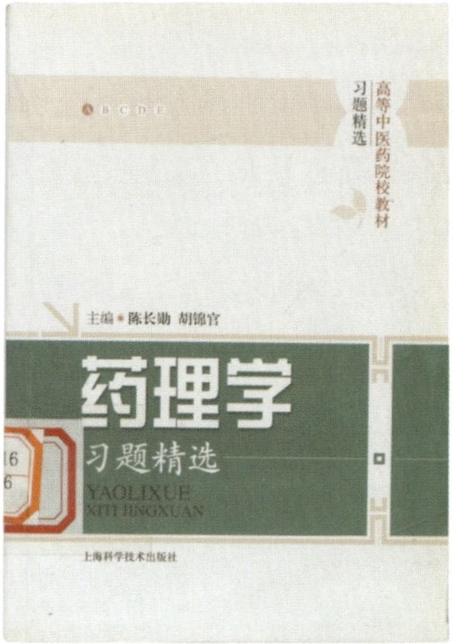

◎ 胡天成

胡天成，男，1942年生，四川眉山人。中医儿科专家。著有《儿科临证心悟》（第1、2版）、《胡伯安》（川派中医药名家系列丛书）等书。

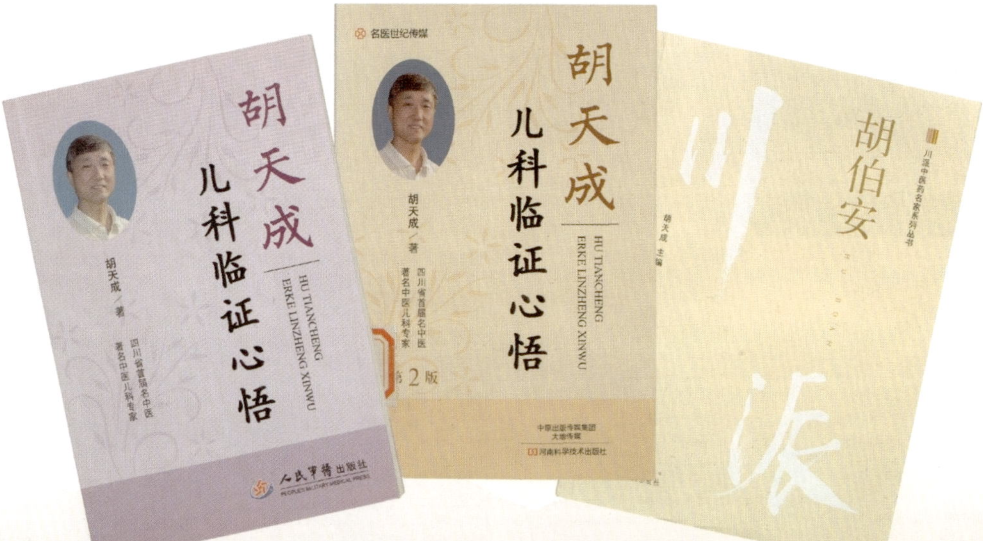

◎ 王志坦

王志坦，男，1942年生，辽宁绥中人。中医内科消化疾病专家。著有《中医内科传心》、《中西医结合内科手册》、《农村常见传染病和寄生虫病用药必读》等书。

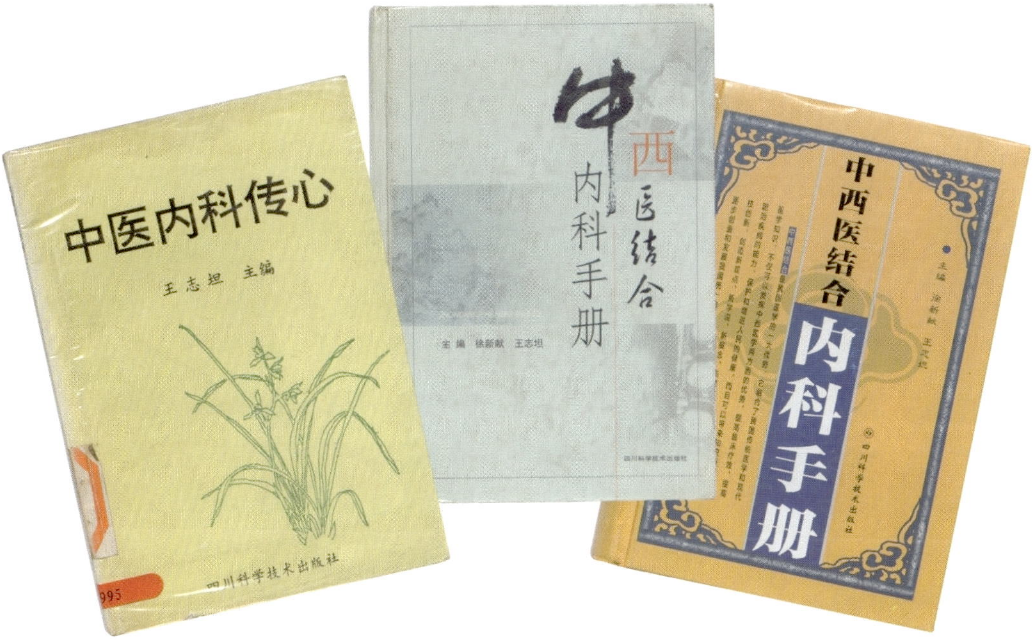

◎ 文昌凡

文昌凡，男，1942年生，四川武胜人。中药学专家。著有《中药学解题指导》（高等教育自学考试中医专业用书）。

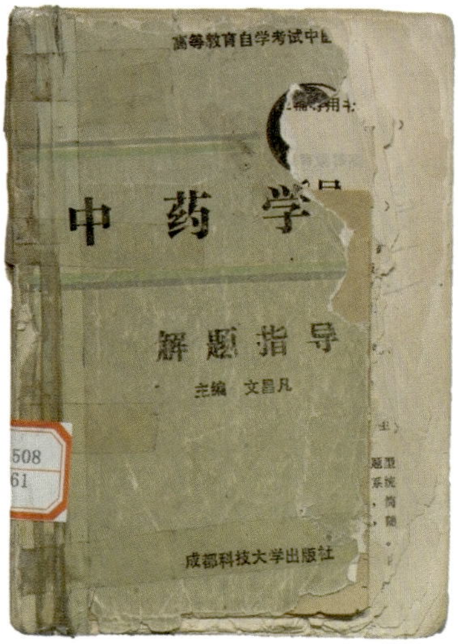

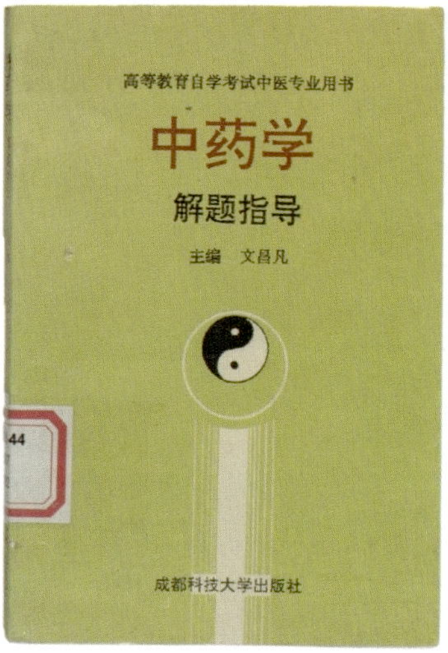

◎ 朱玉华

朱玉华，女，1942年生，四川大邑人。中西医结合预防医学专家。著有《预防医学》（全国高等中医药院校成人教育教材）。

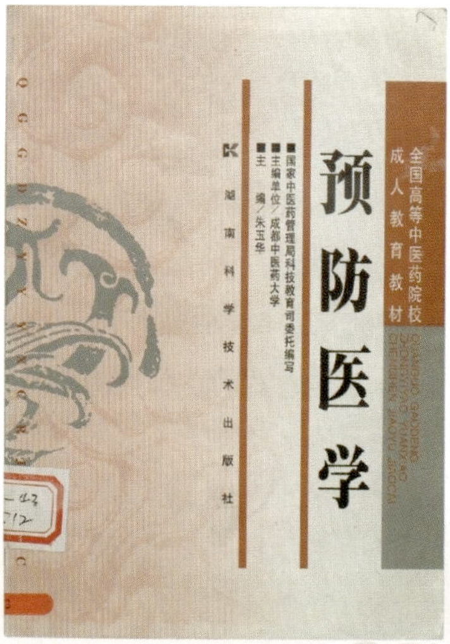

◎ 祝彼得

祝彼得，男，1942年生，江苏扬州人。中西医结合专家。著有《组织学与胚胎学》（第1、2版）（全国普通高等教育中医药类精编教材）、《组织学与胚胎学》（普通高等教育“十二五”规划教材）、《基础医学新进展》等书。

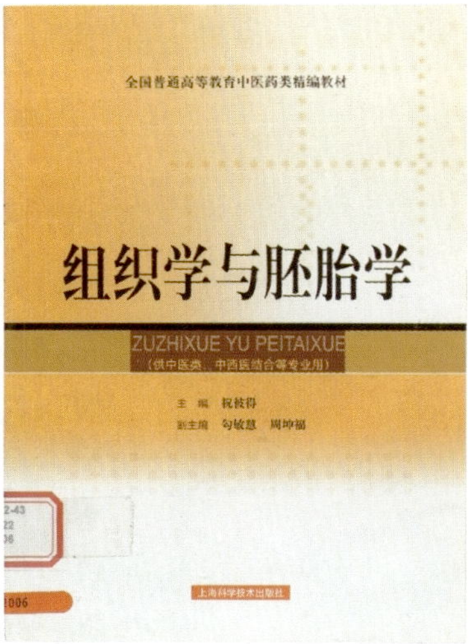

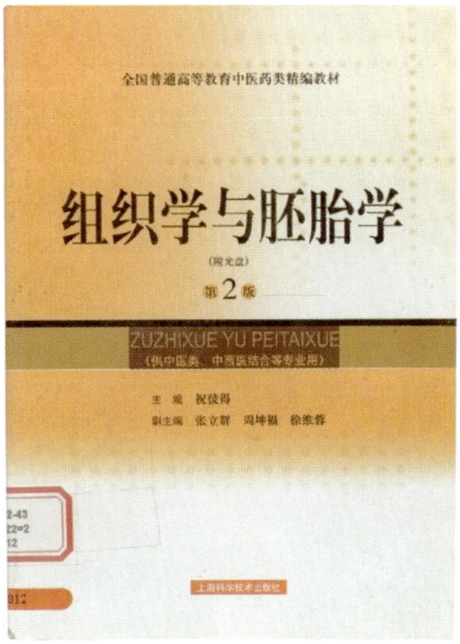

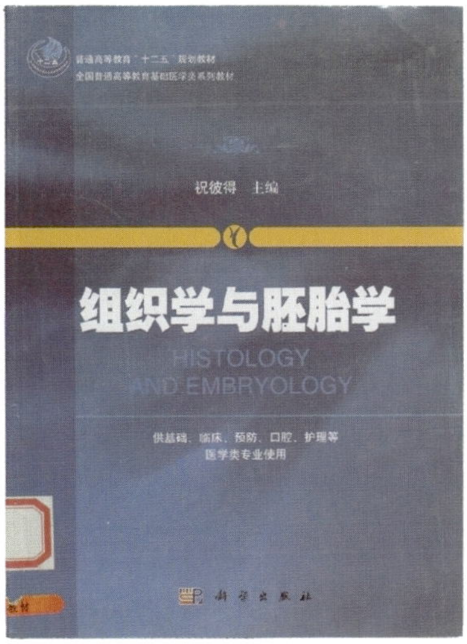

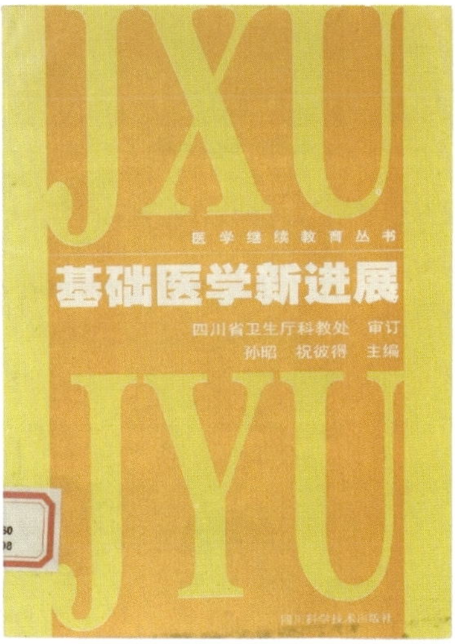

◎ 傅元谋

傅元谋，男，1943年生，四川成都人。中医伤寒学专家。著有《伤寒论读本》、《听名师讲伤寒论》等书。

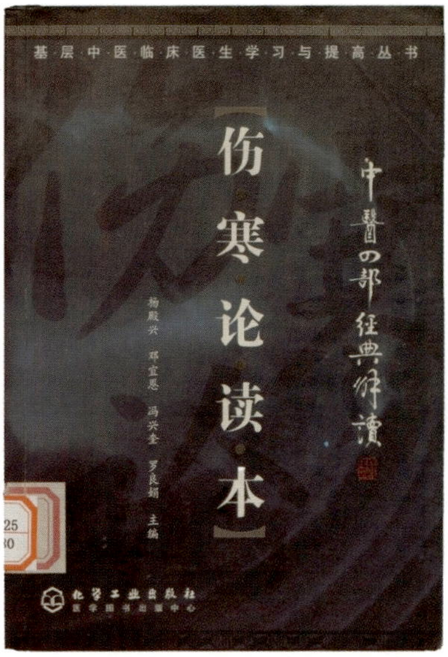

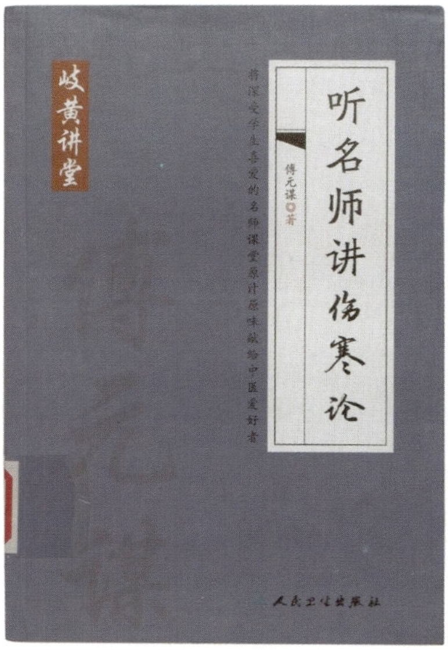

◎ 李耀光

李耀光，男，1943年生，四川犍为人。中医内科专家。著有《中西医临床脑髓病学》。

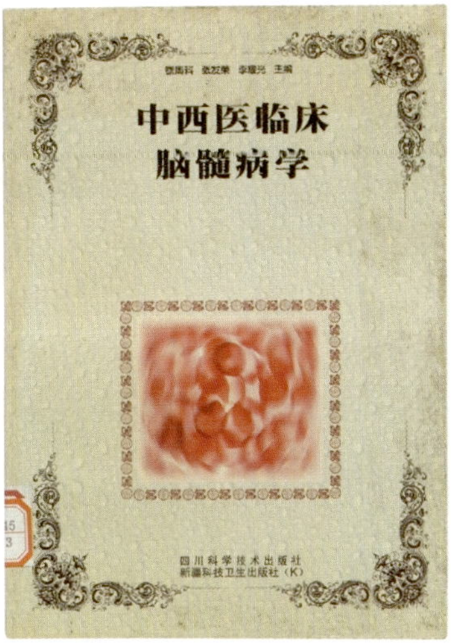

◎ 李祖伦

李祖伦，男，1943年生，四川成都人。中药学专家。著有《临床用药指南》。

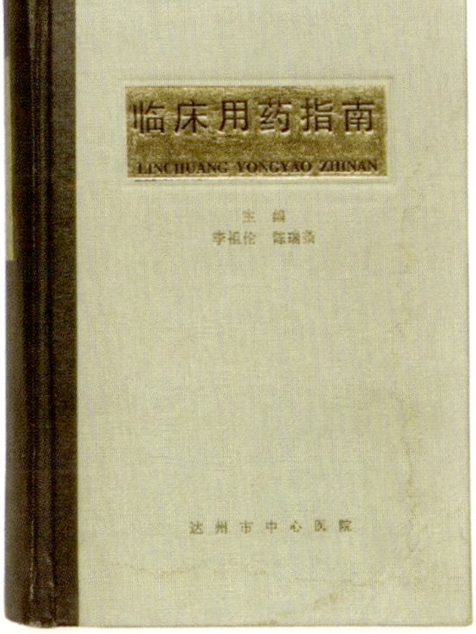

◎ 艾儒棣

艾儒棣，男，1944年生，重庆人。中医外科、皮肤科专家。著有《中西医临床外科学》（高等中医药院校中西医结合临床医学专业系列教材）、《中医外科特色制剂》（成都中医药大学特色教材）、《中医外科药物学》、《文琢之》（川派中医药名家系列丛书）、《文琢之中医外科经验论集》、《中华大典·医药卫生典·医学分典·外科总部》、《中医外科学》（中医专业自学指导考试丛书）、《中医外科学》（中医精华丛书）、《中医外科临证集要》、《外科要略》、《中医外科学》（中医自学教材）、《中医专业自学指导丛刊》等书。

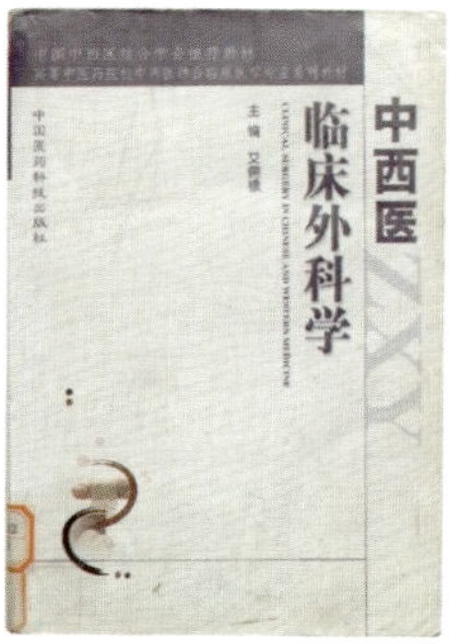

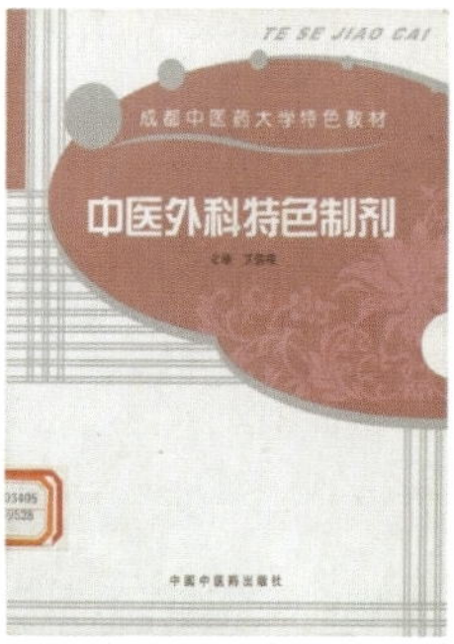

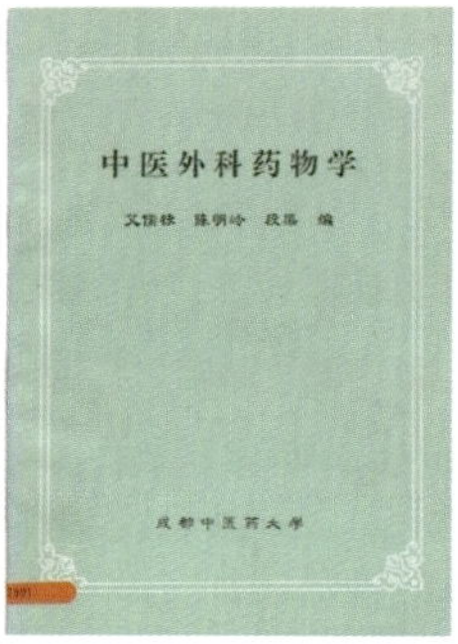

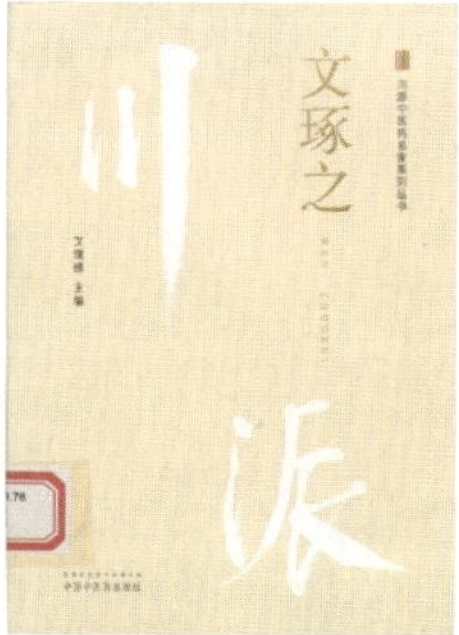

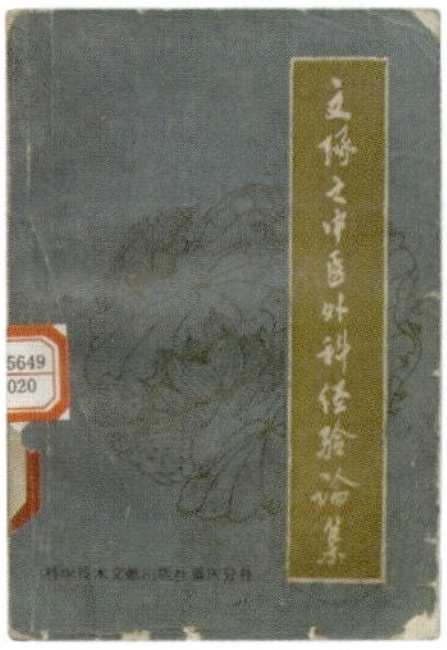

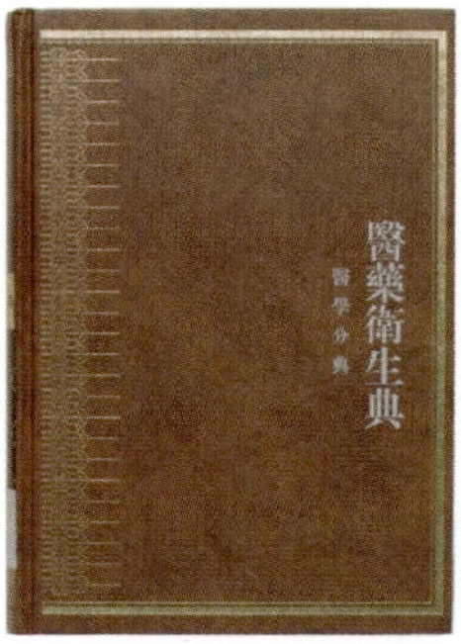

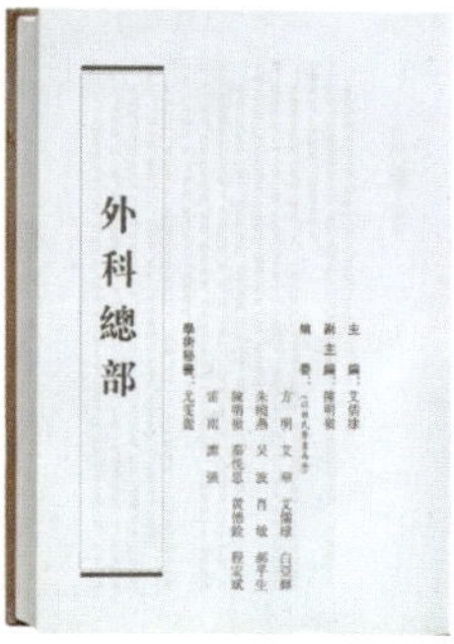

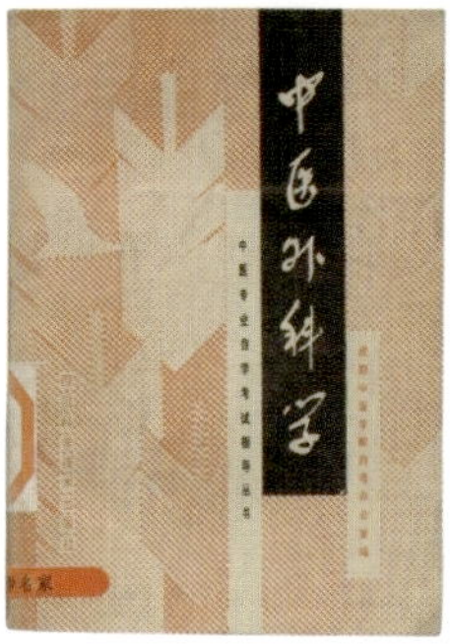

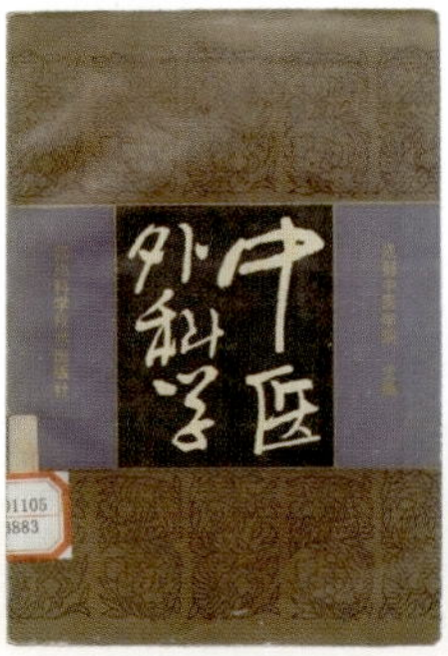

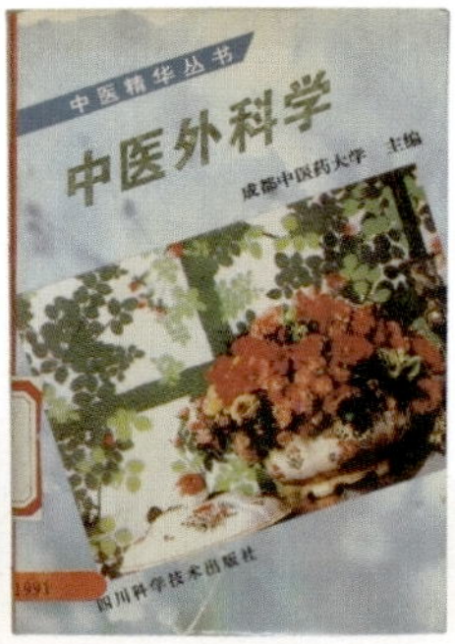

◎ 董贾寿

董贾寿，男，1944年生，云南保山人。高校实验室管理专家、药膳食疗学专家。著有《医药器材管理学》、《科学器材管理理论与实践》、《高校基础课实验室评估工作指南》、《实验室管理学》、《医学器材与管理》、《面向二十一世纪高等院校实验教学与实验室管理改革研究》、《药膳食疗学基础》（中国药膳食疗研究丛书）、《冬季药膳精选》（中国药膳食疗研究丛书）等书。

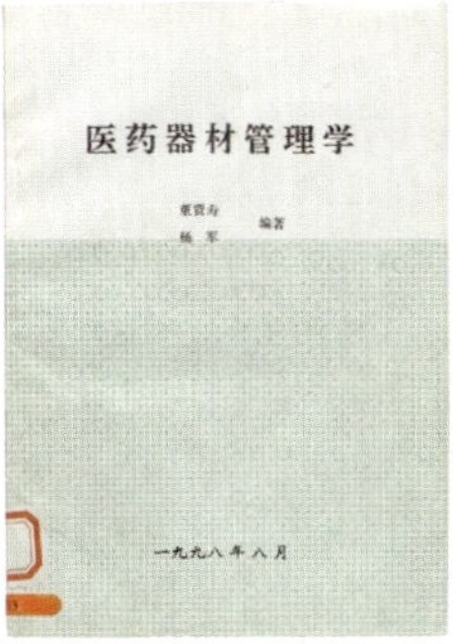

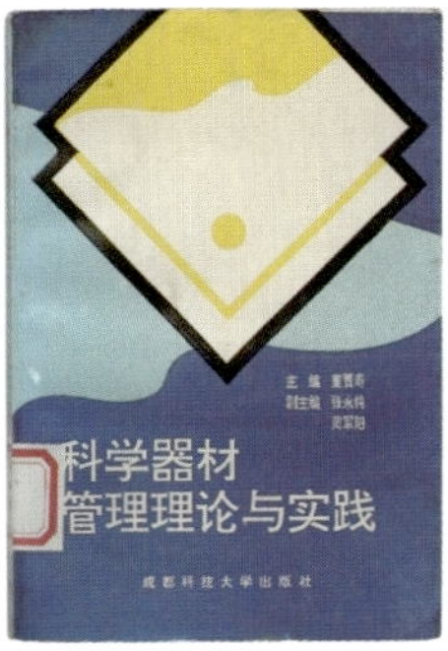

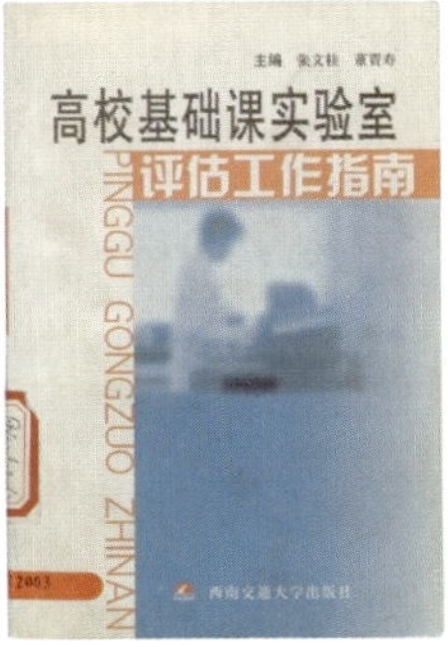

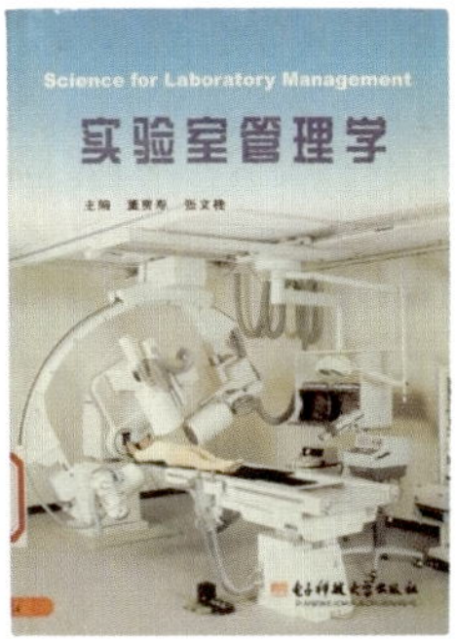

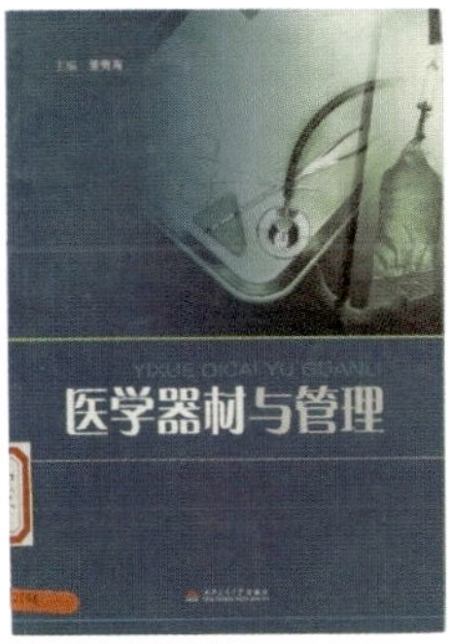

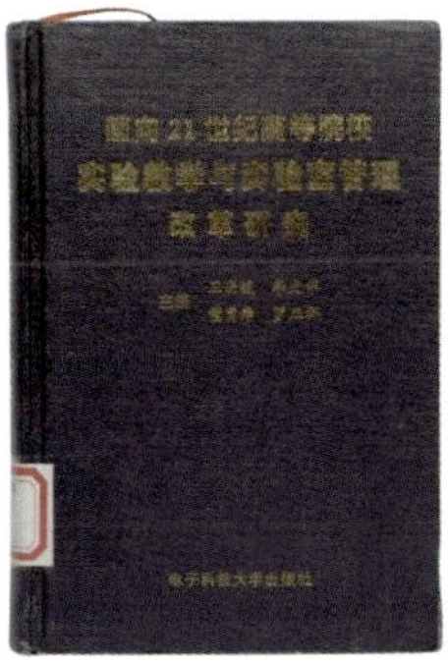

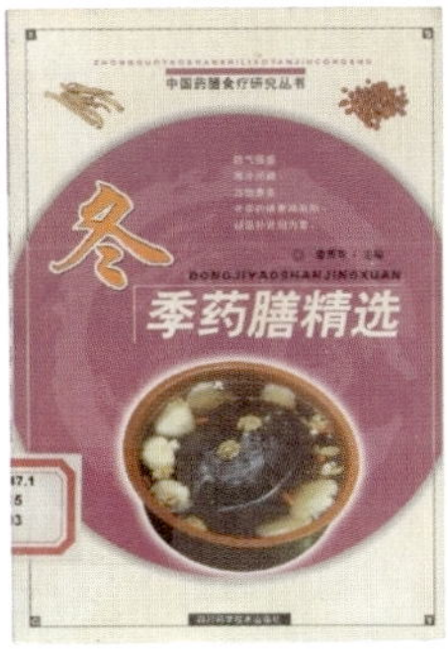

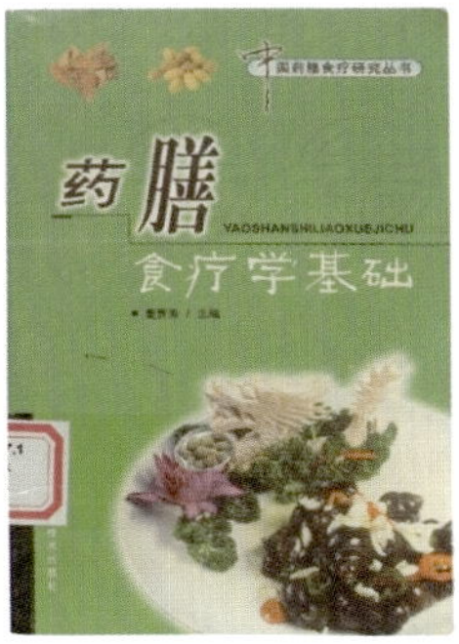

◎ 李秀亮

李秀亮，女，1944年生，湖南衡阳人。中医儿科专家。著有《李秀亮中医儿科证治心法》、《中西医临床儿科学》（中国中西医结合学会推荐教材）等书。

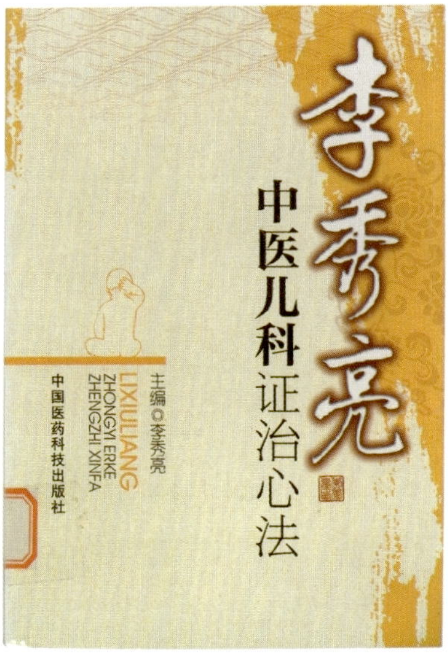

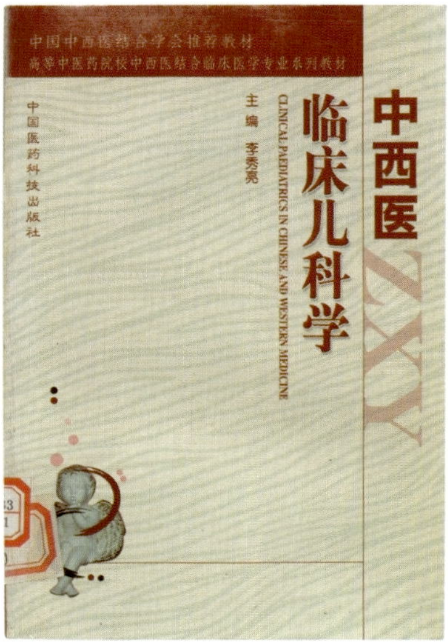

◎ 苏树蓉

苏树蓉，女，1944年生，四川成都人。中医儿科专家。著有《中医儿科学》（21世纪课程教材）、《小儿急症处理》（《中医儿科学》补充教材）、《中医儿科学解题指导》等书。

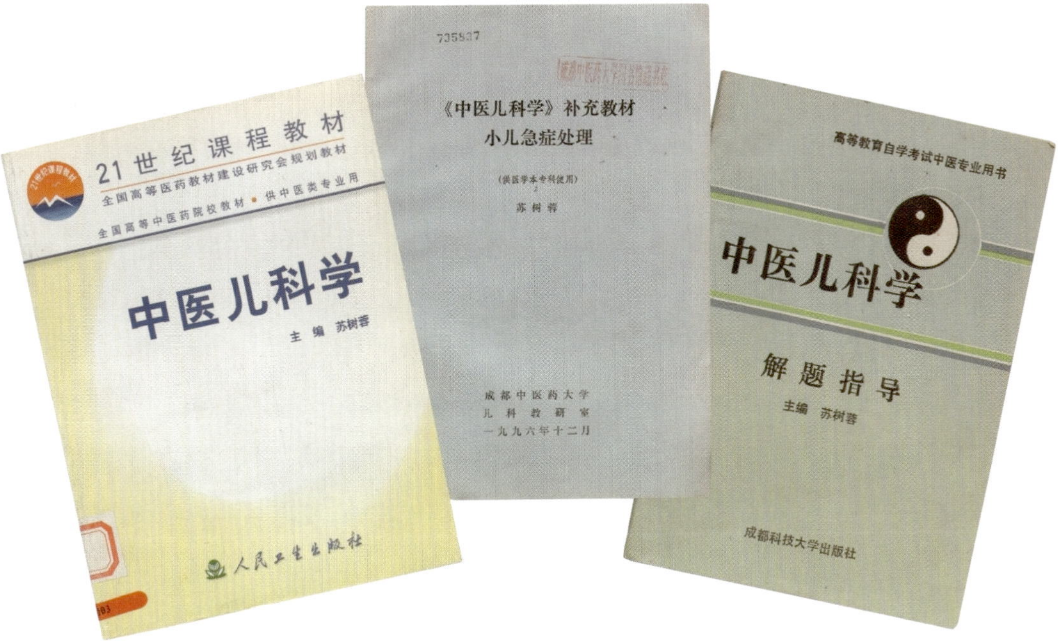

◎ 王米渠

王米渠，男，1944年生，四川渠县人。中医基础理论专家。著有《中医心理学》、《中医心理学荟萃》、《中医心理学纲要》（中医医学丛书之十六）、《中国古代医学心理学》、《中医心理治疗》、《中医心理学计量与比较研究》、《中医分子生物学——分子中医学》（现代中医系列丛书）、《图解中医心理学》、《图解基础中医学》、《中医遗传学》、《中医遗传学概论》、《静》（养生保健丛书）、《胖瘦痰火集》、《中华自然养生保健》、《老年心理与长寿》、《养心益寿》、《音乐保健》、《气功心态奥秘》、《男女心态差异》、《佛教精神医学》、《科学心路：米渠科研四十八年》、《国际中医遗传学与中医心理学论丛》、《国际中医心理学论丛》等书。

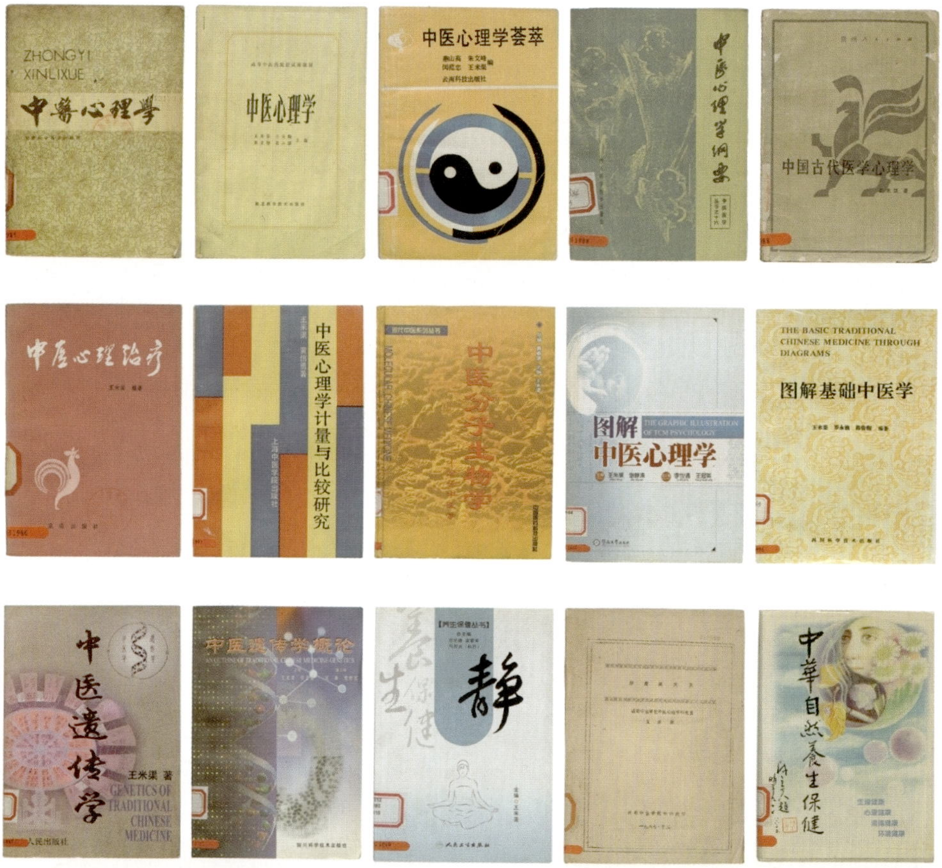

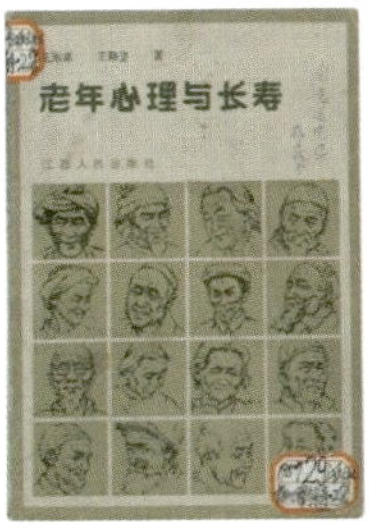

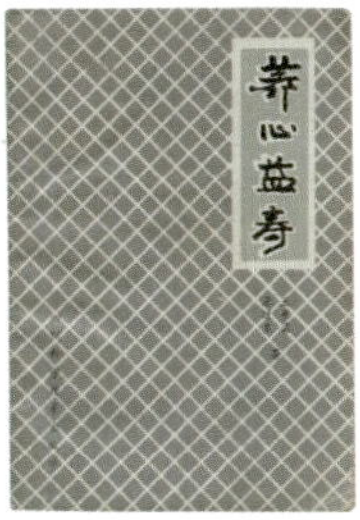

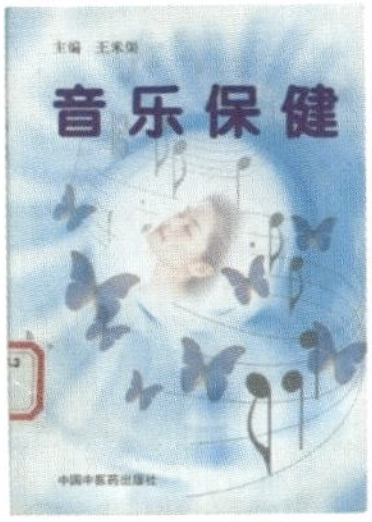

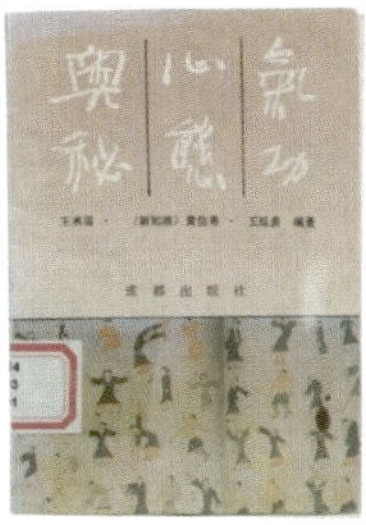

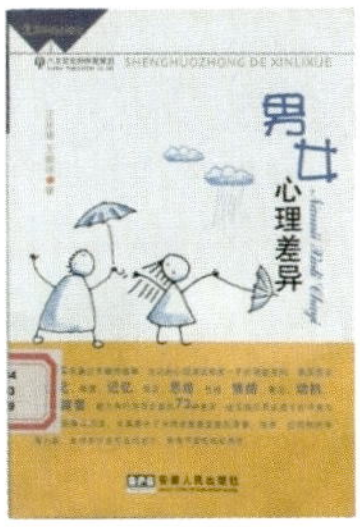

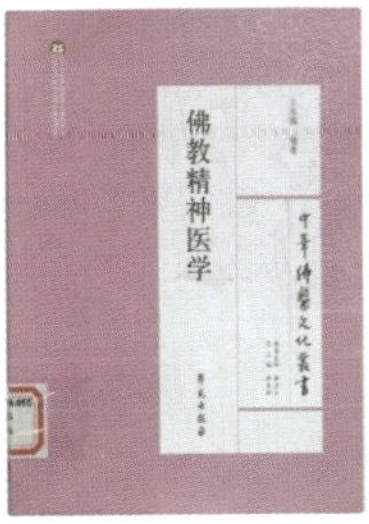

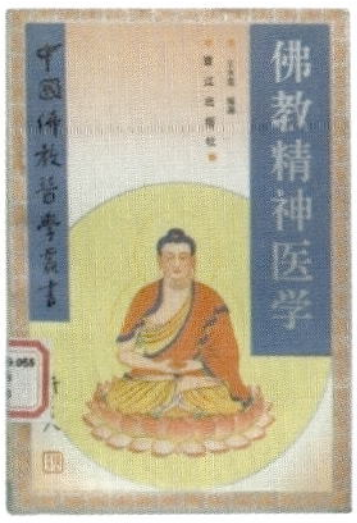

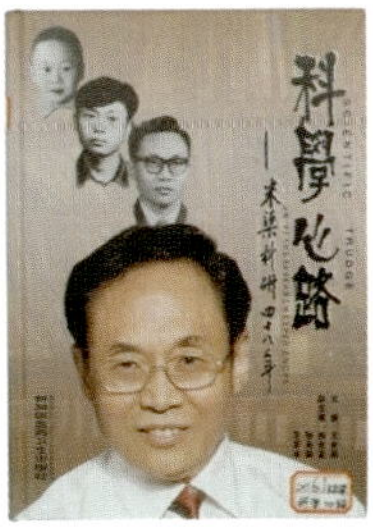

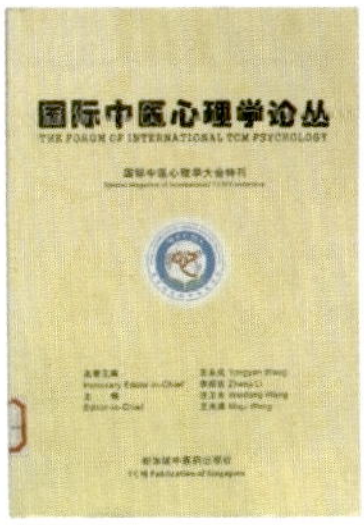

◎ 魏学琴

魏学琴，女，1944年生，四川成都人，临床医学专家。著有《急性出血性坏死性肠炎》。

◎ 张廷模

张廷模，男，1944年生，四川安岳人。临床中药学专家。著有《中华临床中药学》（上下卷）《中华临床中药学》（第2版）、《张廷模临床中药学讲稿》、《临床中药学》（普通高等教育“十五”国家级规划教材）、《临床中药学》（第1、2版）（全国普通高等教育中医药类精编教材）、《临床中药学》（第3版）（普通高等教育中医药类“十三五”规划教材、全国普通高等教育中医药类精编教材）、《中药学》（面向21世纪课程教材）、《中药学》（普通高等教育“十一五”国家级规划教材）、《中药功效学》、《中国石斛品汇集要》、《汉英双解中医小辞典》、《中药学（一）自学辅导》（全国高等教育自学考试辅导书）、《中药学专业知识（一）》（国家执业药师资格考试应试指导）、《中药学专业知识（一）》（2007年新大纲国家执业药师资格考试考前冲刺）、《中药学》（中药普及自学教材）、《实用食疗方精选》（中国食疗学）、《中药学》（全国高等学校中医药对外教育规划教材）、《中药学》（名师助考辅导与练习）、《中药学》（2004年、2017年版）（全国高等中医药院校成人教育教材）、《中药学专业知识（一）同步练习题集》（2013年国家执业药师资格考试应试指南）、《中药学专业知识（二）同步练习题集》（2019年解析版、2020年国家执业药师资格考试应试指南）等书。

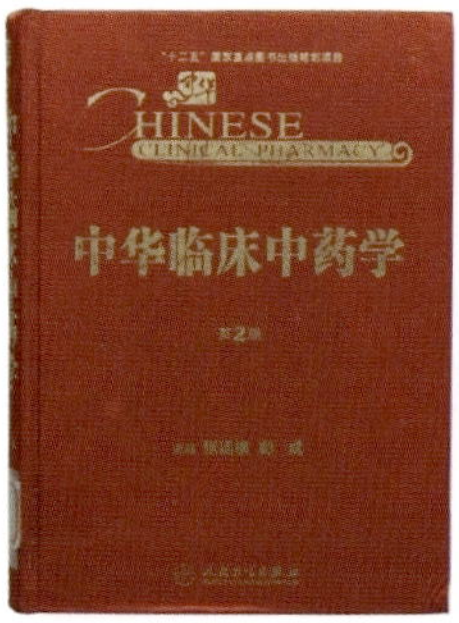

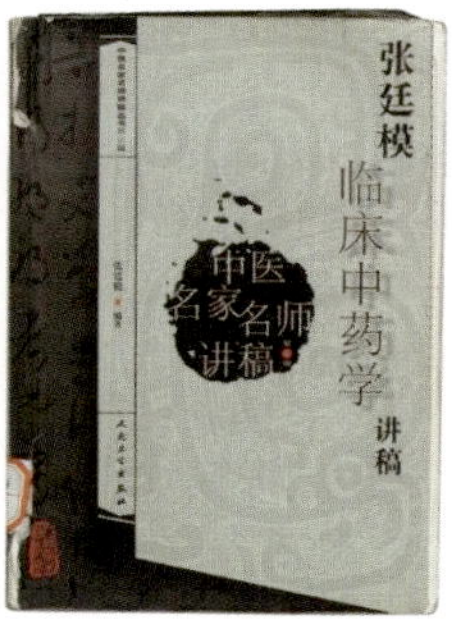

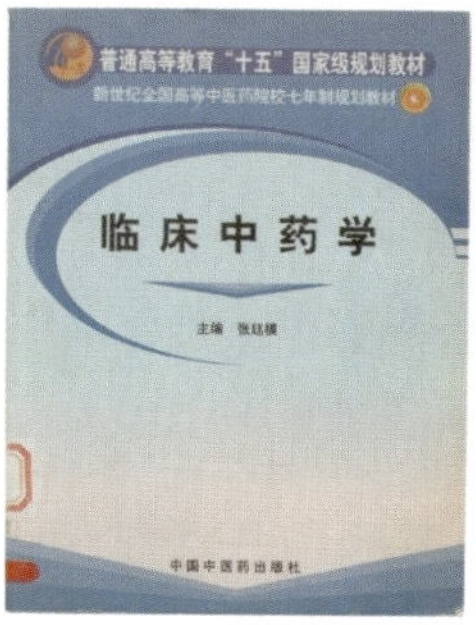

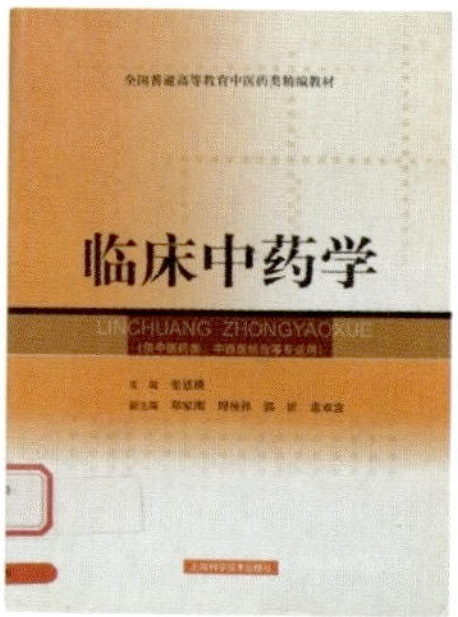

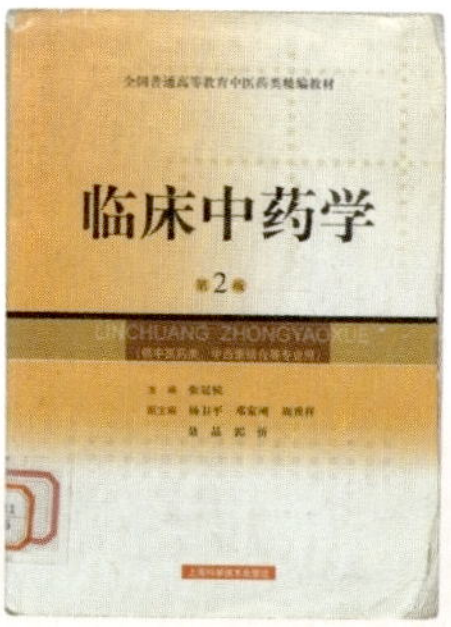

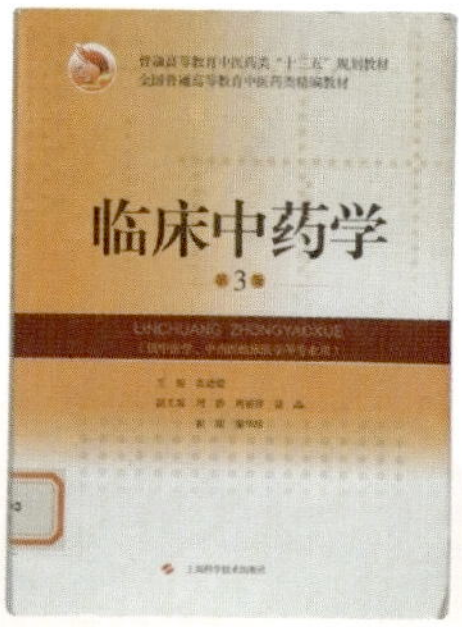

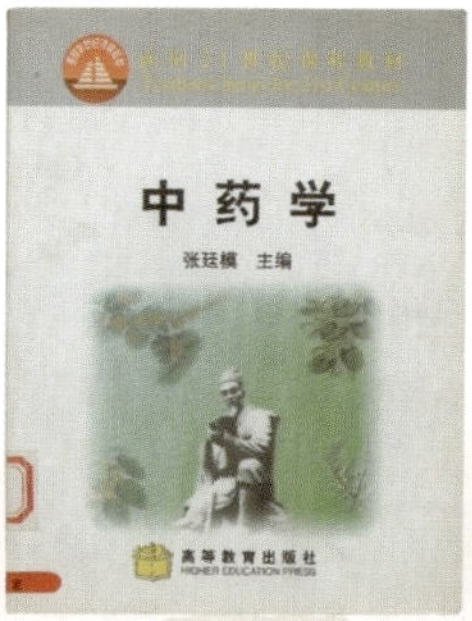

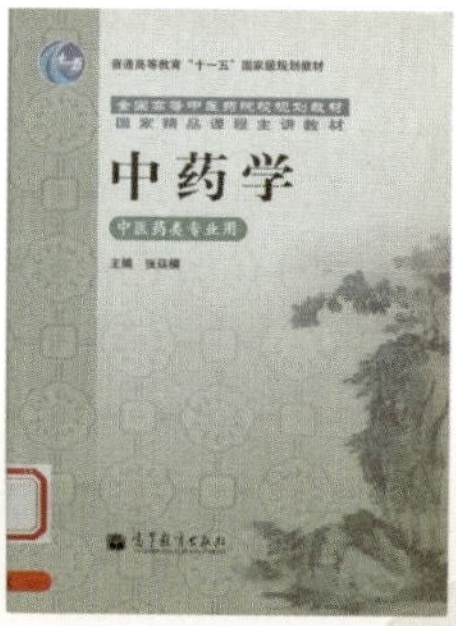

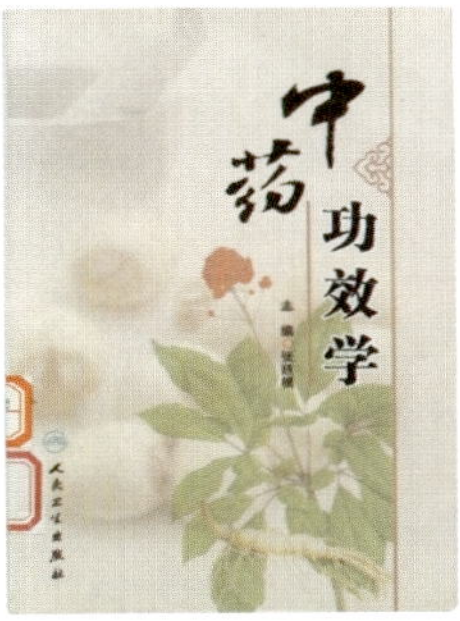

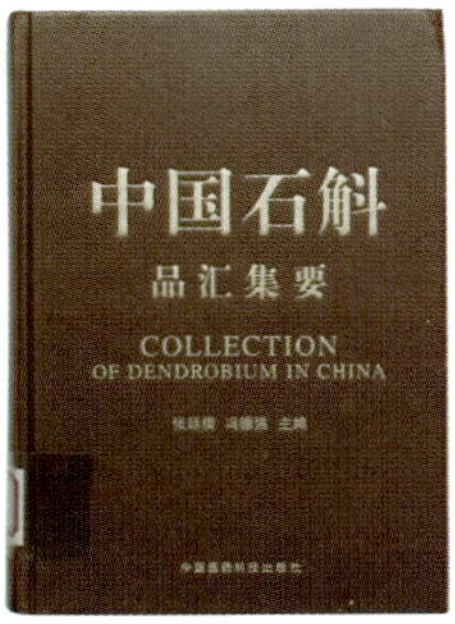

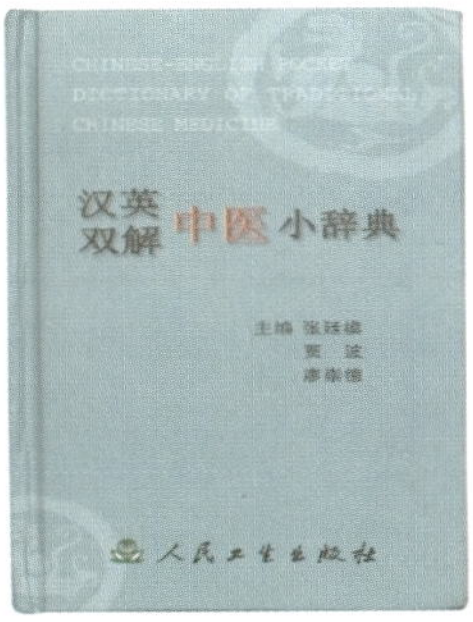

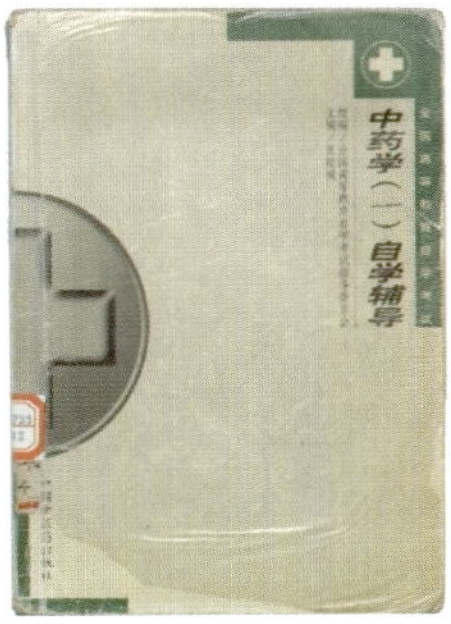

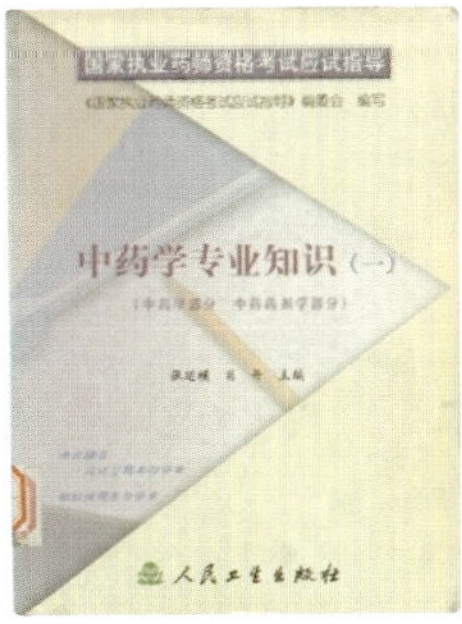

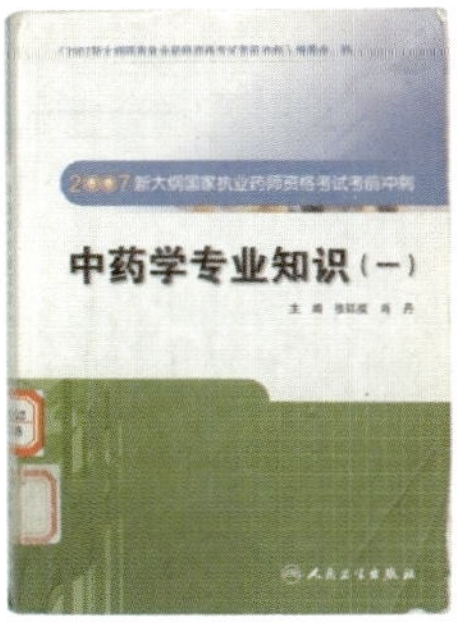

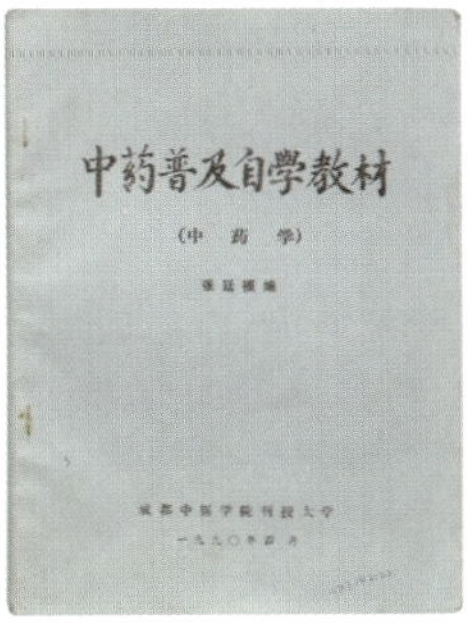

◎ 周训伦

周训伦，男，1944年生，重庆人。中医方剂学专家。著有《中医方剂学》（中医精华丛书）、《中医方剂与治法》（中医医学丛书之九）、《中医方剂学》（中医专业自学考试指导丛书）等书。

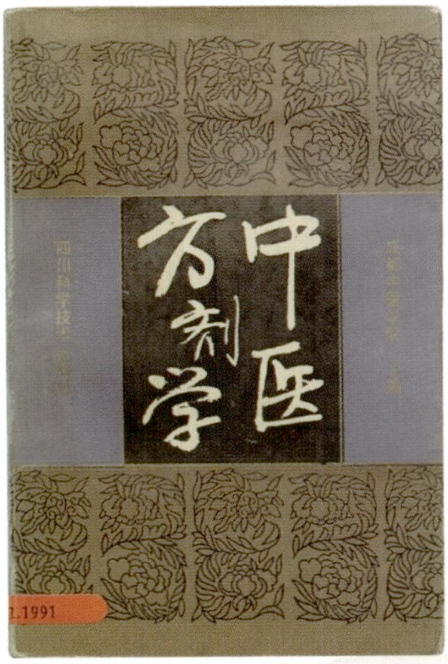

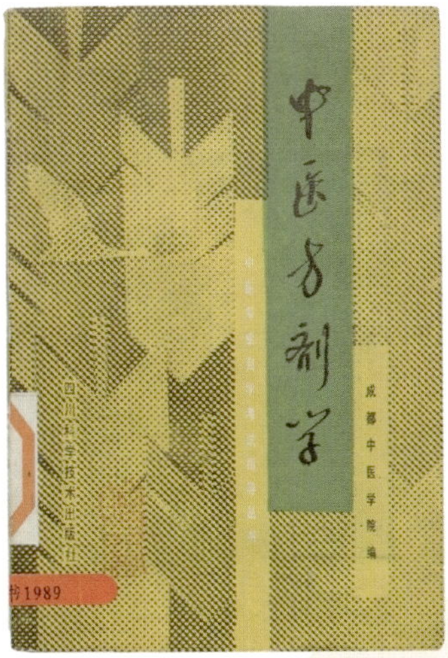

◎ 戴万亨

戴万亨，男，1954年生，四川富顺人。中西医结合内科专家。著有《诊断学基础》（高等中医药类规划教材教与学参考丛书）、《诊断学基础》（新世纪全国高等中医院校规划教材）、《诊断学基础》（全国普通高等教育中医药类精编教材）、《诊断学基础》（普通高等教育“十一五”国家级规划教材）、《诊断学》（新世纪全国高等医药院校规划教材）、《诊断学》（全国中医药行业高等教育“十二五”规划教材）、《中西医临床内科学》（中国中西医结合学会推荐教材）、《内科诊疗教程》（全国普通高等教育中医药类规划辅助教材）、《诊断学基础实习指导》（普通高等教育“十一五”国家级规划教材）、《诊断学基础习题集》、《诊断学基础自学辅导》、《西医内科学基础解题指导》、《简明心电图教程》、《诊断学基础 易学口袋丛书》、《西医内科学》（修订版）（高等医药院校教材）等书。

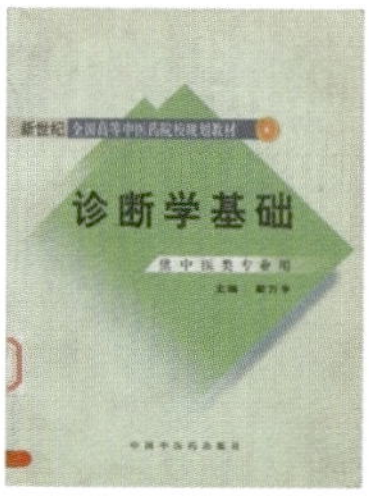

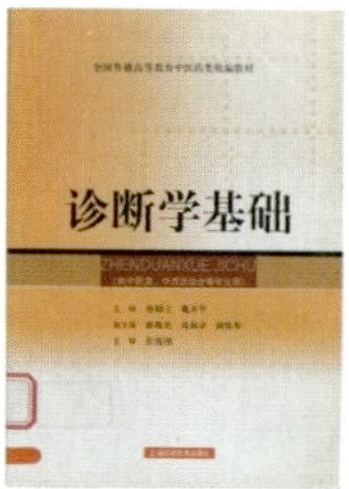

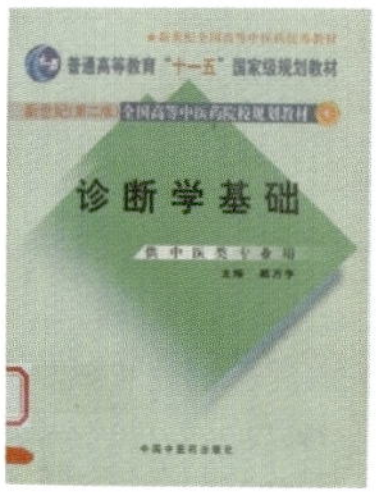

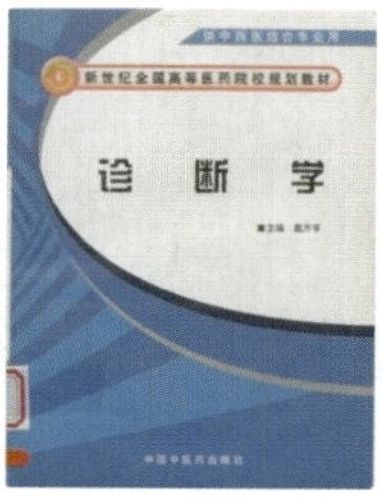

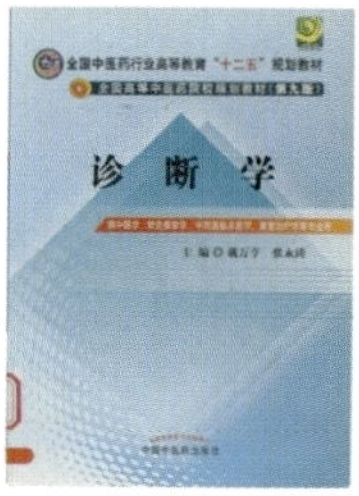

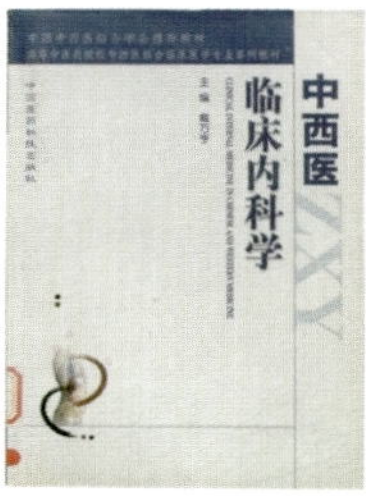

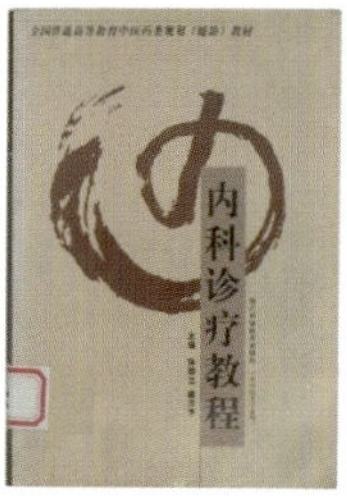

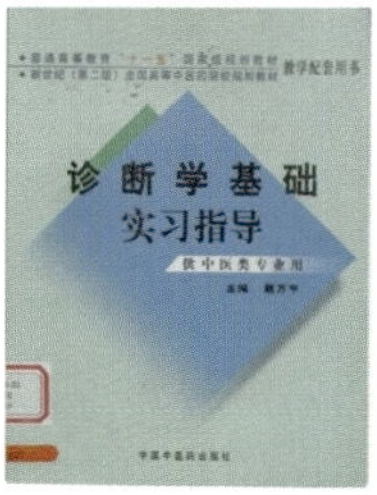

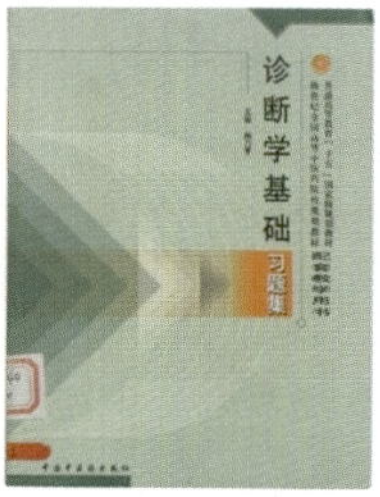

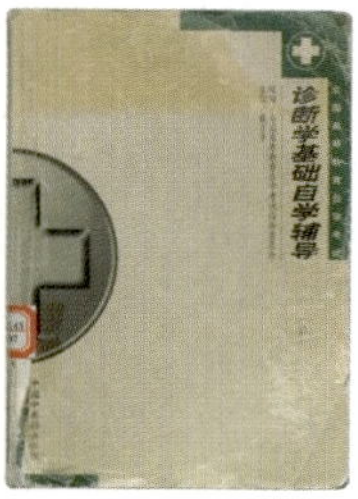

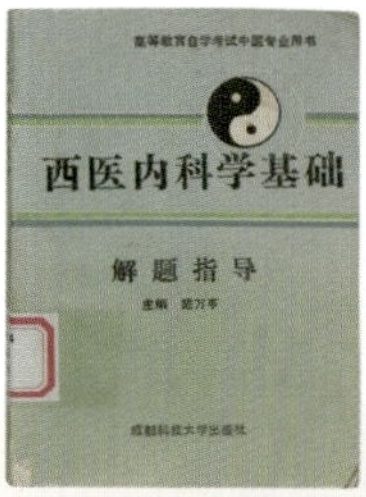

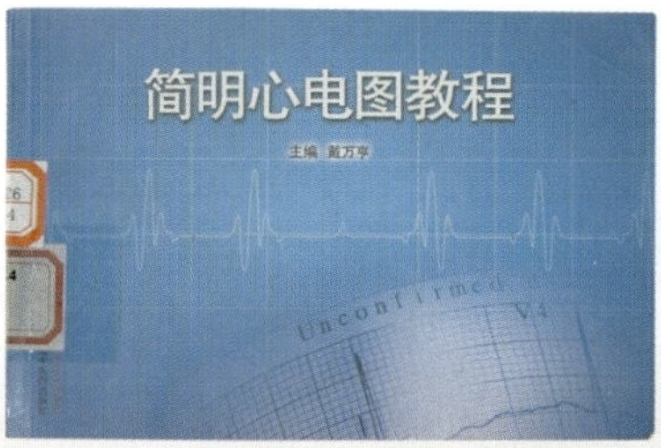

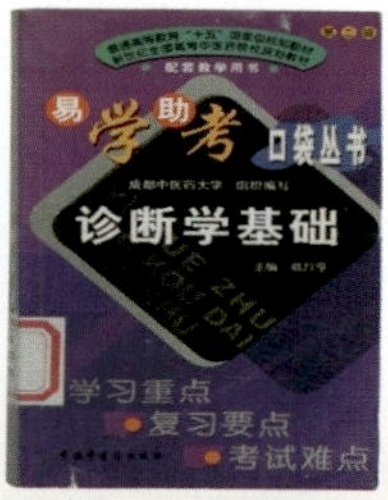

◎ 林建华

林建华，男，1945年生，四川荣县人。中医针灸学专家。著有《余仲权经穴辨证运用精要》（巴蜀名医遗珍系列丛书）、《针灸学基础》、《眼科针灸治疗学》（中医医学丛书之十七）、《经穴辨证运用学》、《实用临床针灸学》、《脏腑经络辨证施治概论》等书。

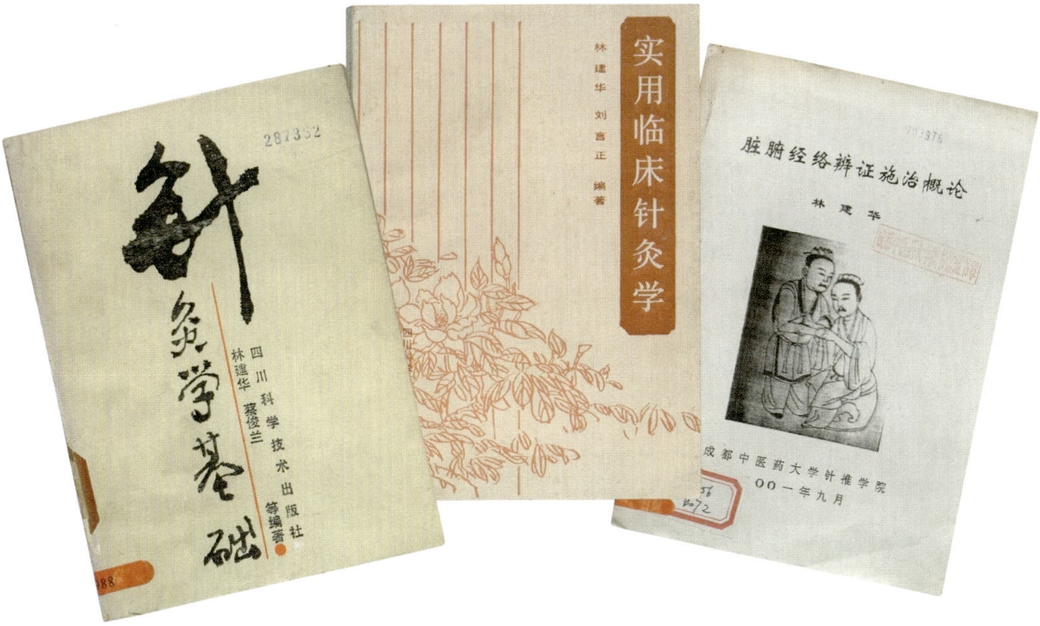

◎ 卫莹芳

卫莹芳，女，1945年生，四川井研人。中药鉴定专家。著有《中药鉴定学》（全国普通高等教育中医药类精编教材）、《中药材采收加工及贮运技术》、《中药鉴定学图表解》、《中药材GAP与栽培学》（成都中医药大学特色教材）等书。

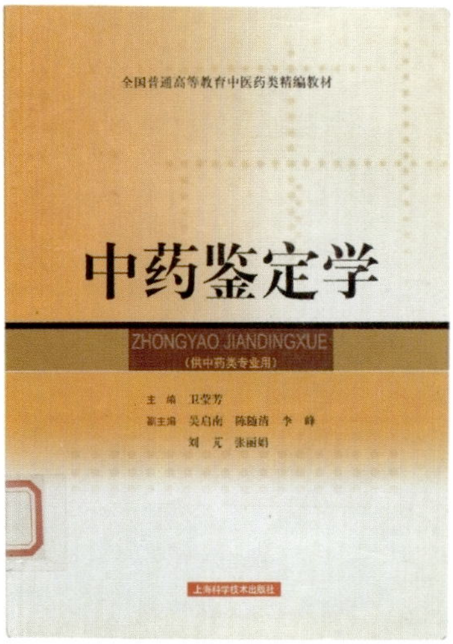

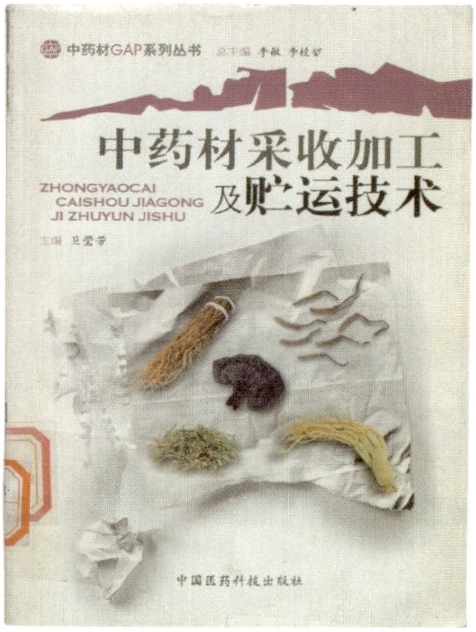

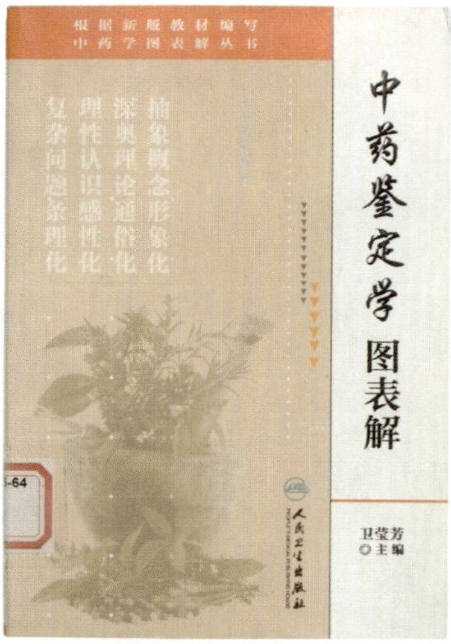

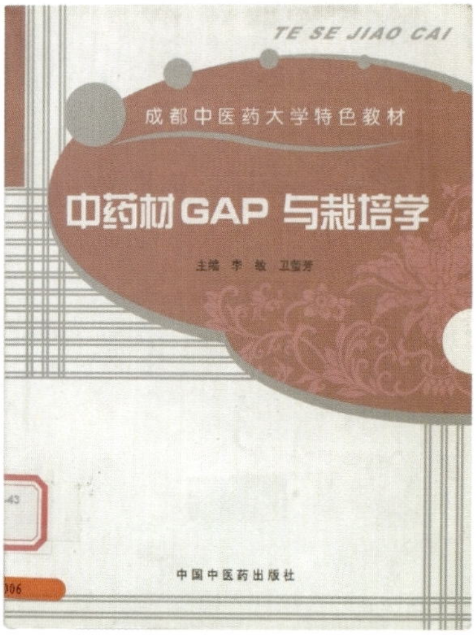

◎ 曾庆华

曾庆华，女，1945年生，重庆人。中医眼科专家。著有《中医眼科学》（普通高等教育“十五”国家级规划教材）、《眼科针灸治疗学》（中医医学丛书之十七）、《实用眼耳鼻喉针灸学》、《中医眼科学》（普通高等教育“十一五”国家级规划教材）、《中医眼科学习题集》等书。

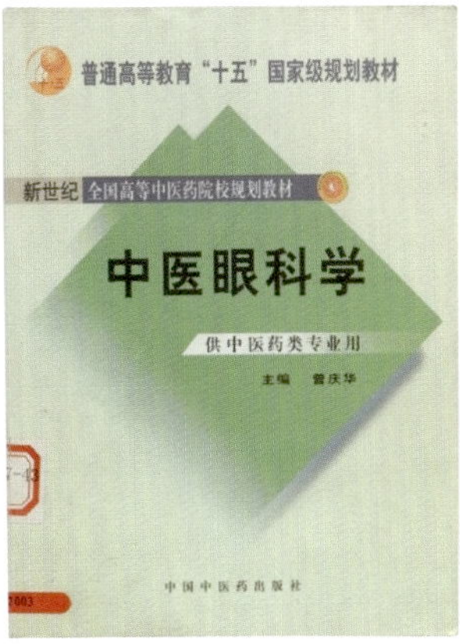

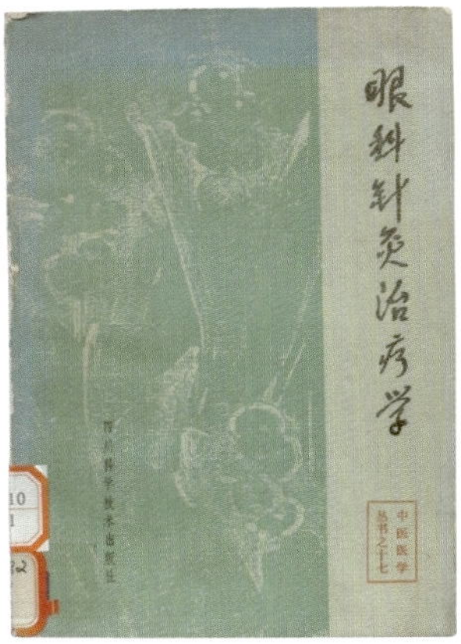

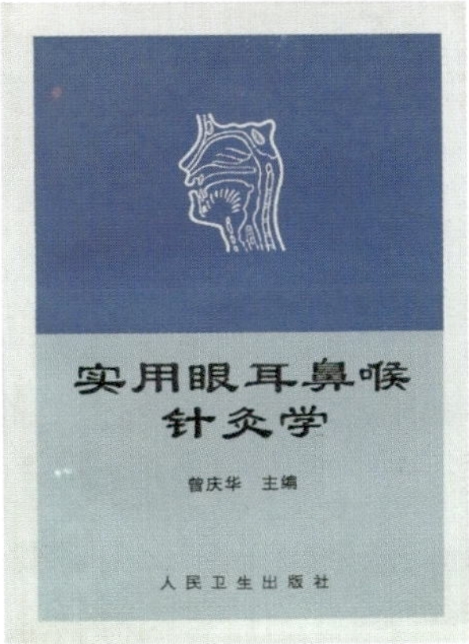

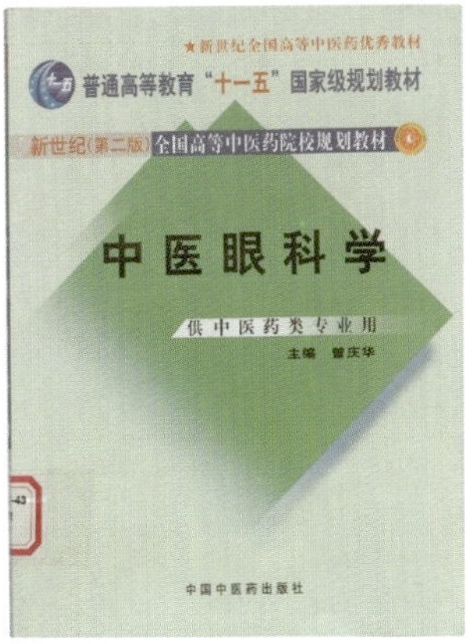

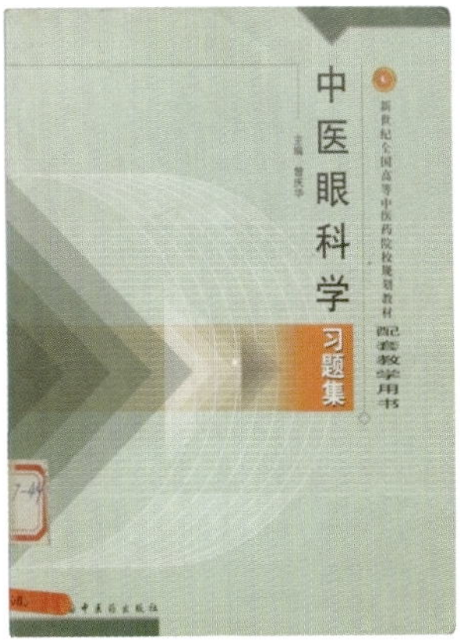

◎ 和中浚

和中浚，男，1946年生，河北曲阳人。中医医史文献学专家。著有《中华大典·医药卫生典·医学分典·眼科总部》、《图说中医学史》（“十一五”国家重点图书出版规划项目）、《中华医学文物图集》、《中医必读百部名著：眼科卷》、《〈审视瑶函〉点评》（中医古籍名家点评丛书）、《带您走进〈审视瑶函〉》（带您走进中医古籍丛书）、《〈目科捷径〉点评》（中医古籍名家点评丛书）、《中外医学史》（新世纪全国高等医药院校规划教材）等书。

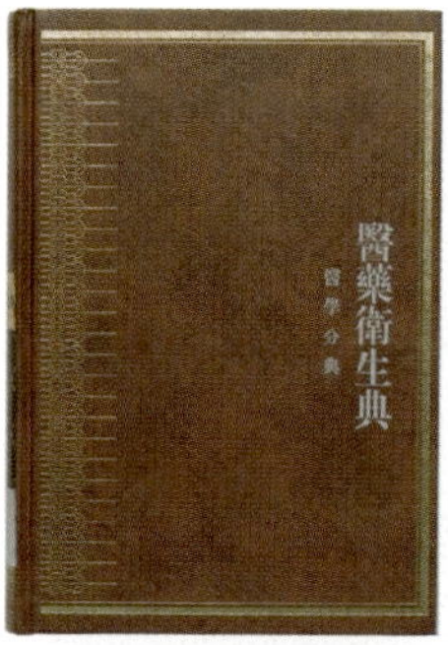

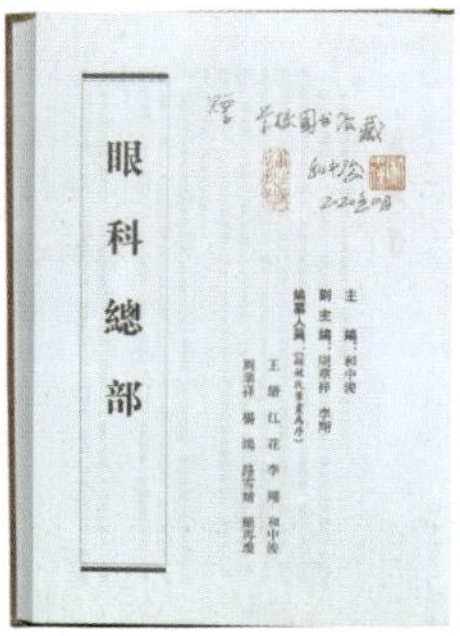

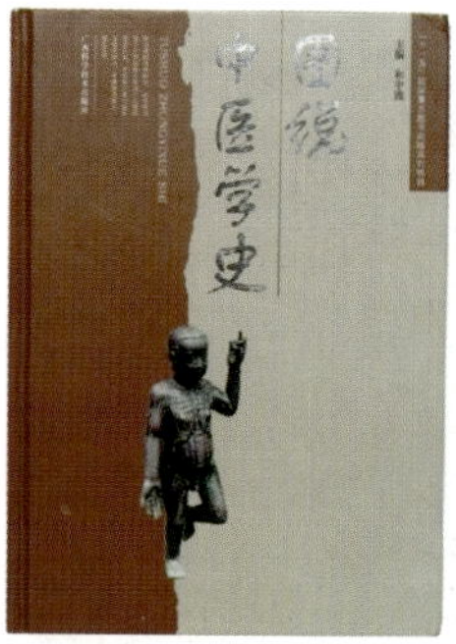

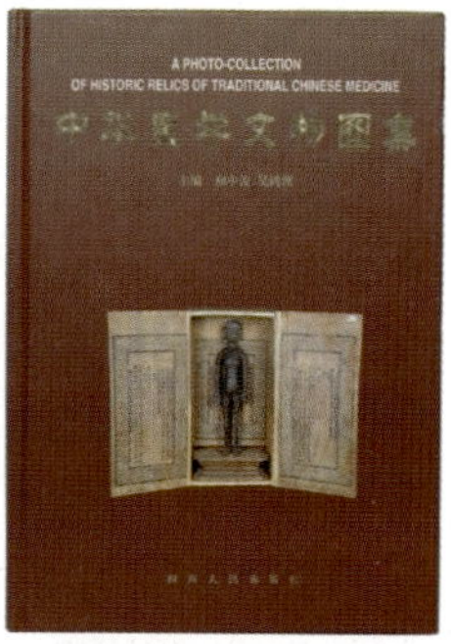

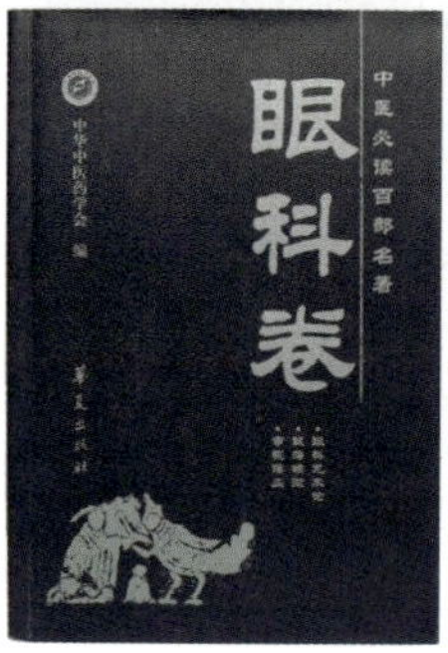

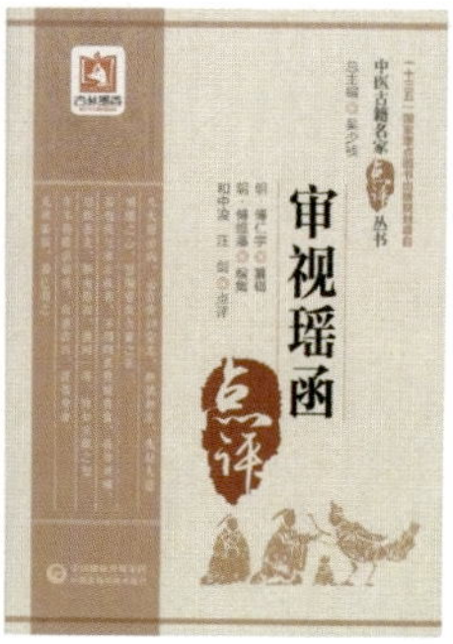

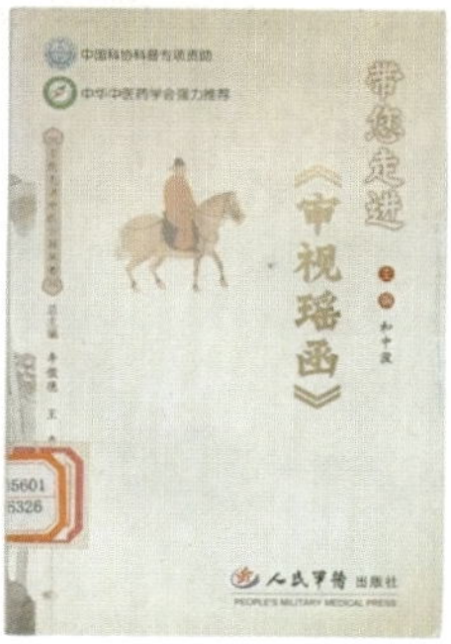

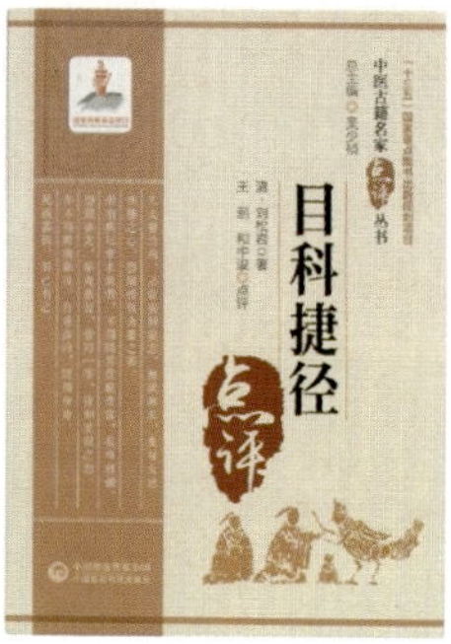

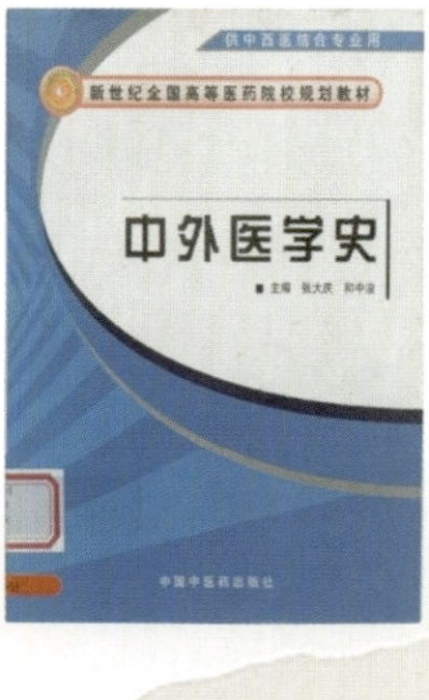

◎ 谭万信

谭万信，男，1946年生，四川成都人。中医妇科专家。著有《中医妇产科学》（第1、2版）（中医药学高级丛书）等书。

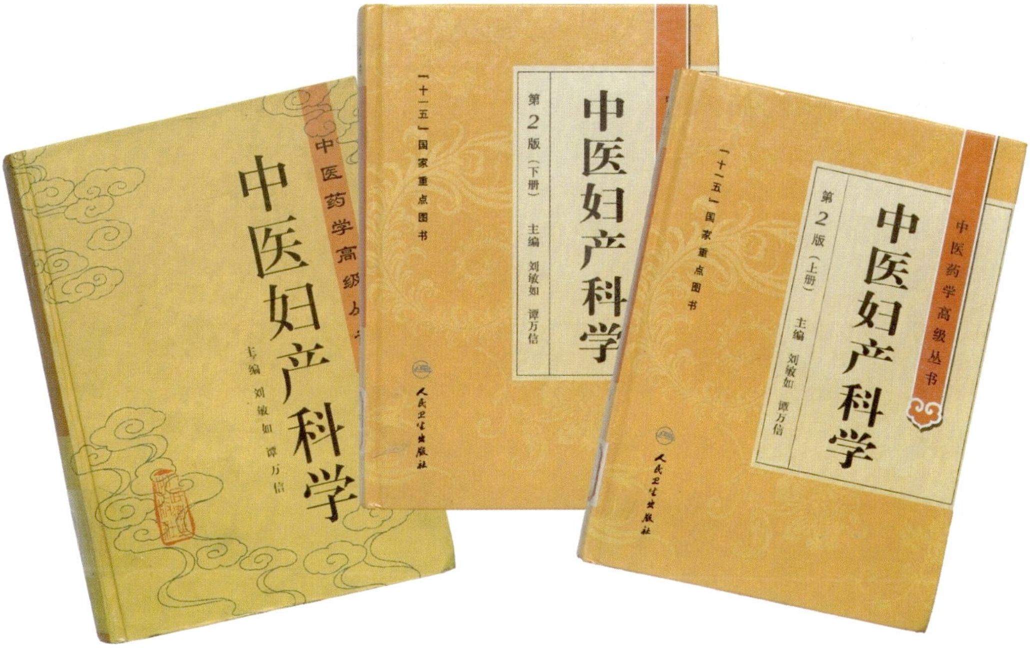

◎ 熊大经

熊大经，男，1946年生，重庆人。中医耳鼻喉科专家。著有《中医耳鼻咽喉科学》（全国普通高等教育中医药类精编教材）、《中医耳鼻咽喉科学》（全国中医药行业高等教育“十二五”规划教材）、《今日中医耳鼻喉科》（中医临床丛书）、《中医耳鼻咽喉科案例评析》、《实用中医耳鼻咽喉口齿科学》、《中医口齿科学》、《中医耳鼻喉科基础理论学》等书。

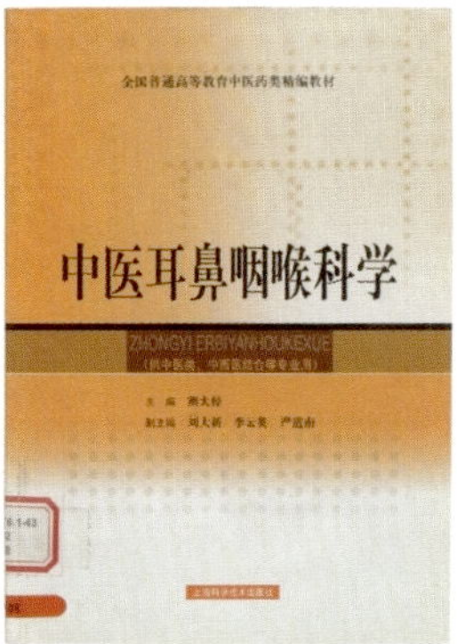

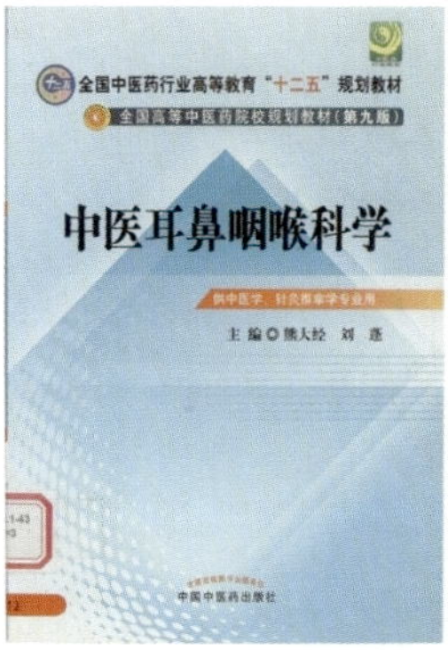

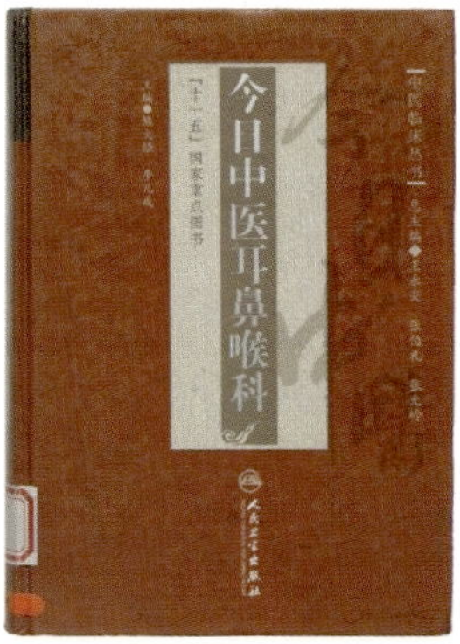

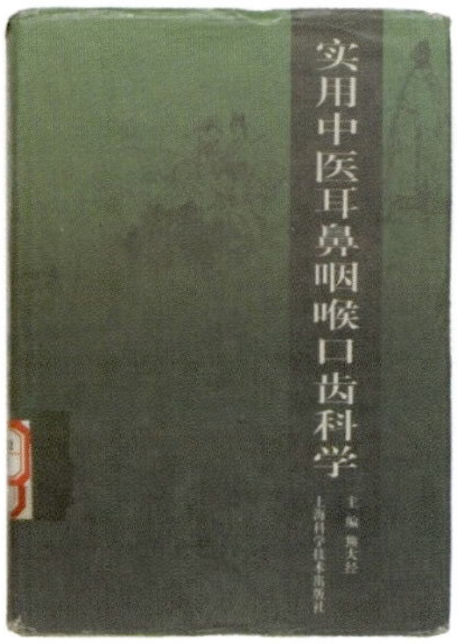

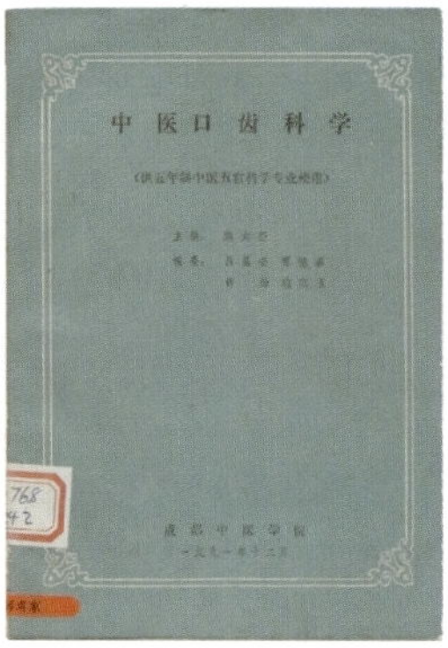

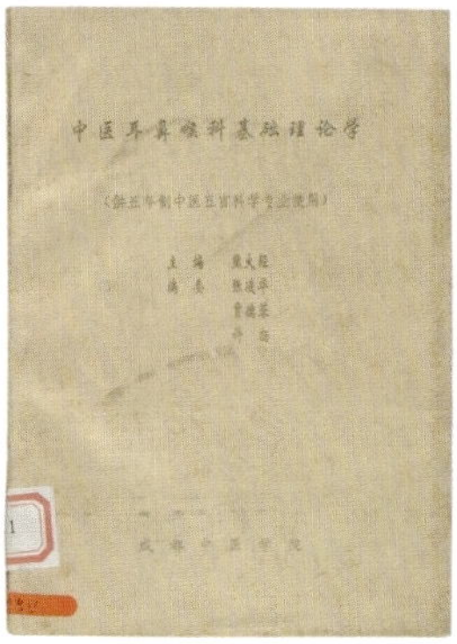

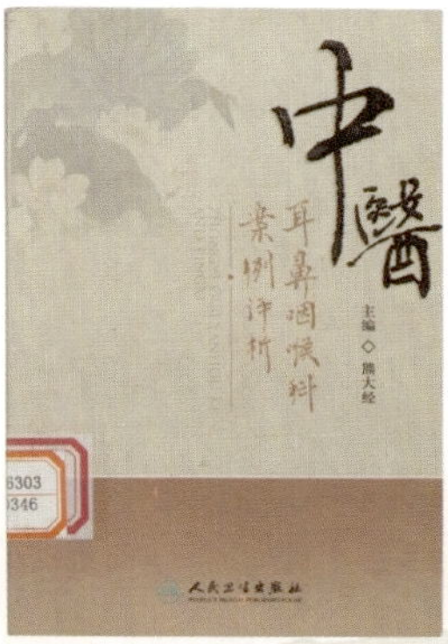

◎ 杨仁旭

杨仁旭，女，1946年生，四川成都人。中医内科学专家。著有《中西医结合神经内科手册》。

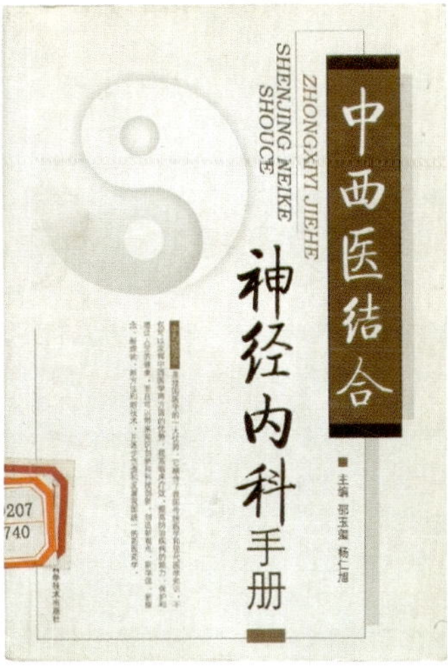

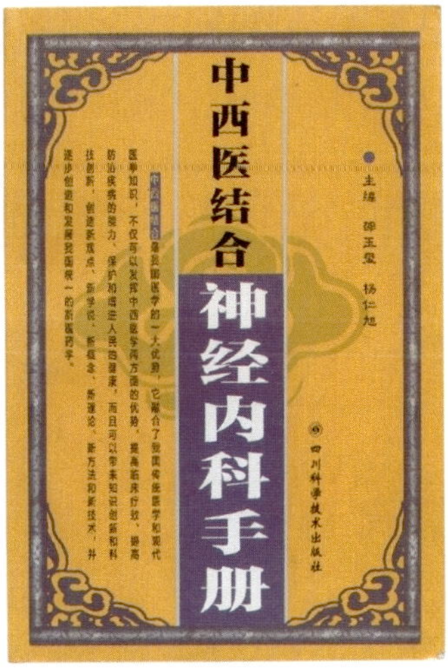

◎ 朱智泉

朱智泉，女，1946年生，四川安岳人。中西医结合耳鼻喉科专家。著有《中西医临床耳鼻喉科学》（中国中西医结合学会推荐教材）。

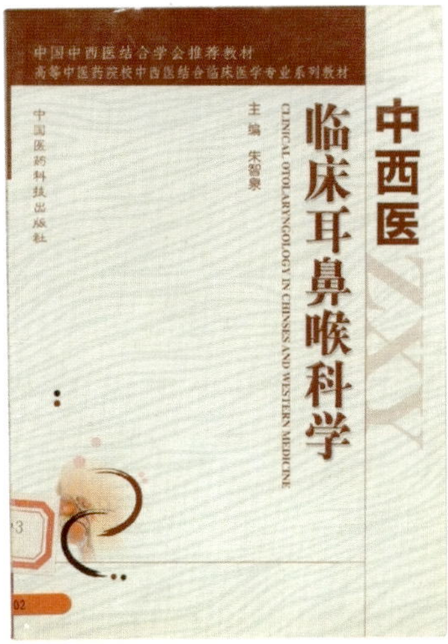

◎ 何洪阳

何洪阳，男，1947年生，四川简阳人。中医骨伤科专家。著有《现代骨伤诊断与治疗》、《骨伤推拿》、《骨伤练功学》、《骨伤练功学图谱》、《骨与关节损伤学》、《中医骨伤推拿学教学大纲、实验指导》、《骨伤治疗学》、《中西医临床骨科学》、《中西医临床骨病学》、《中医骨伤科学》（中医医学丛书之七）等书。

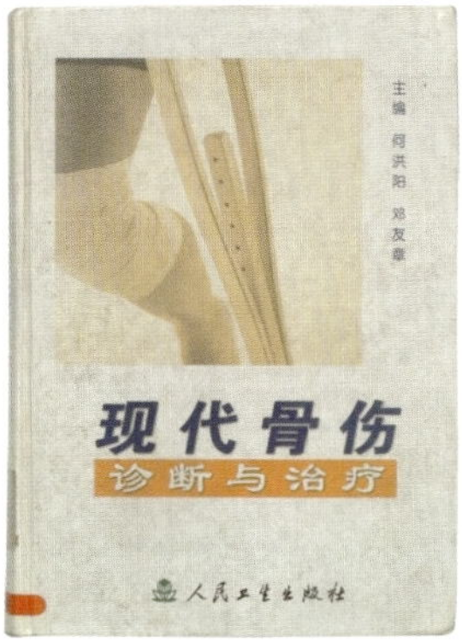

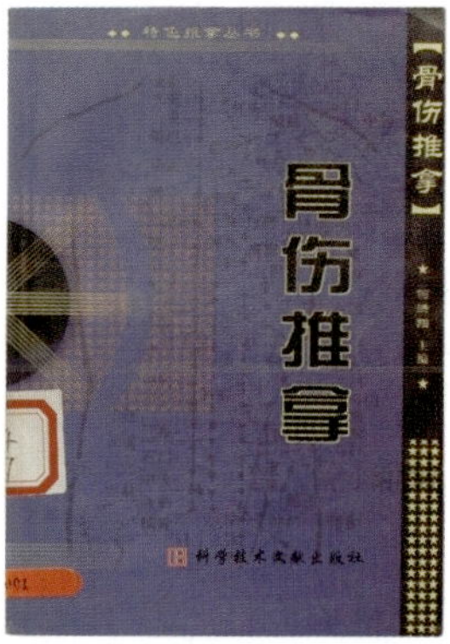

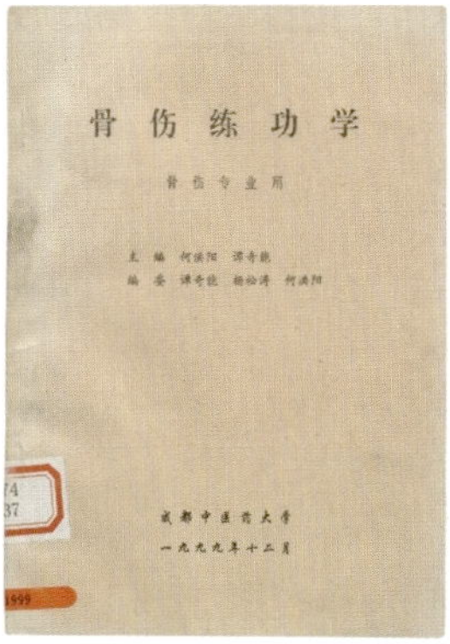

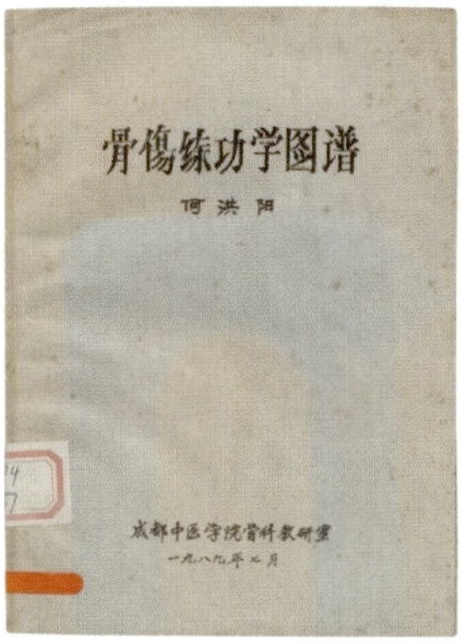

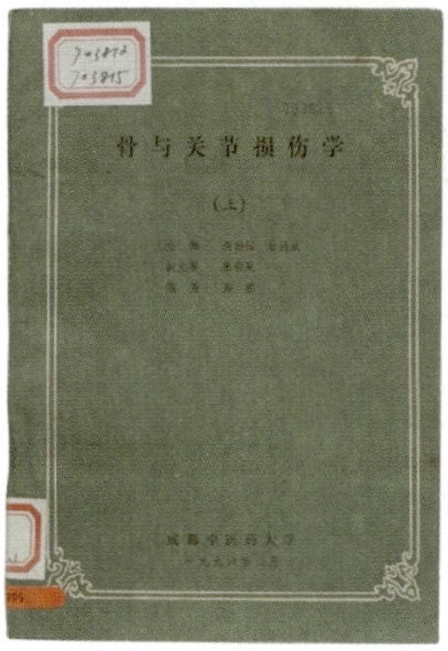

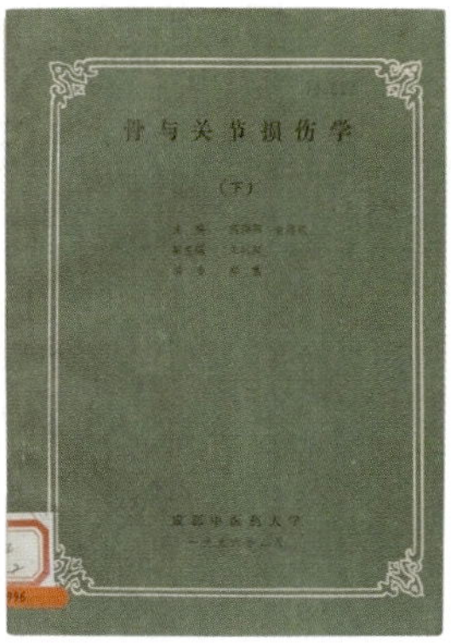

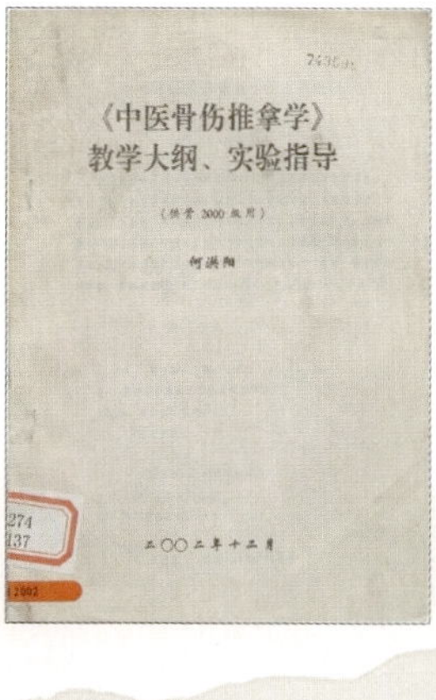

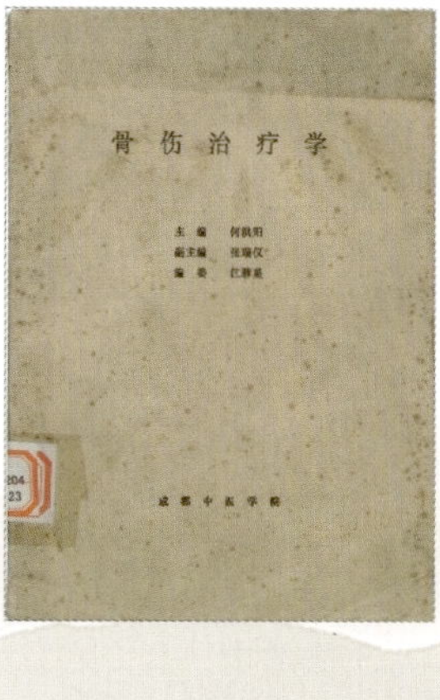

◎林　红

林红，女，1947年生，河南开封人。中医针灸学专家。著有《针灸学考试题解》、《中医民间灸法绝技》（中医民间绝技丛书）、《中国民间灸法绝技》、《中国民间拔罐疗法》（中国民间医学丛书）、《浴疗与保健推拿》（看图学推拿丛书）、《家庭沐浴推拿》（家庭保健推拿丛书）、《实用中医性病学》、《中西医性传播疾病防治学》、《中医男女科诊疗学》（健康成都中医药文化系列）、《梦境新探：中医辨梦测病与治疗》等书。

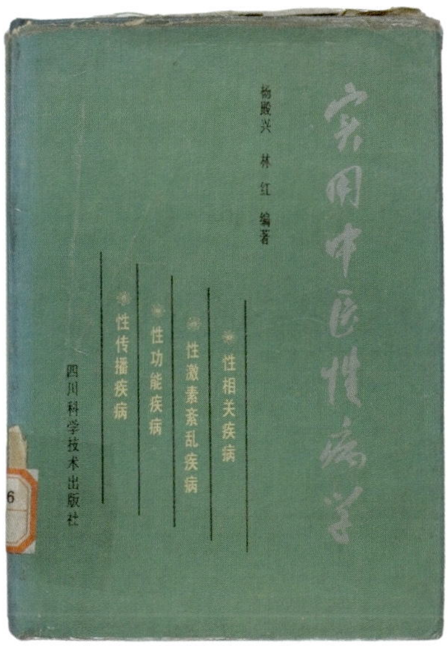

◎ 王德葳

王德葳，男，1947年生，四川峨边人。中医高等教育研究与评估专家、中医伤寒专家。著有《成都中医药大学发展简史（1956—1996）》、《浴》（养生保健丛书）等书。

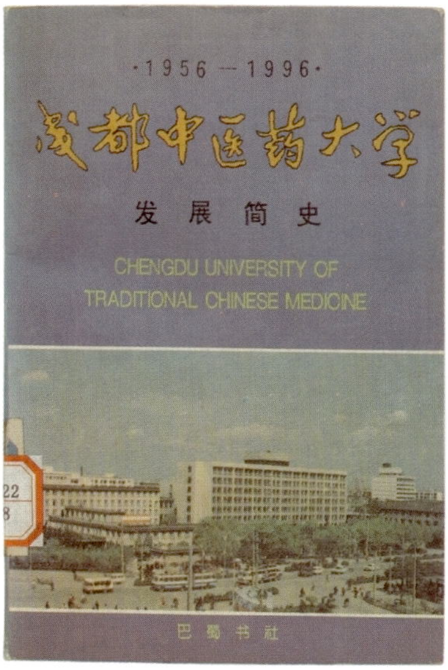

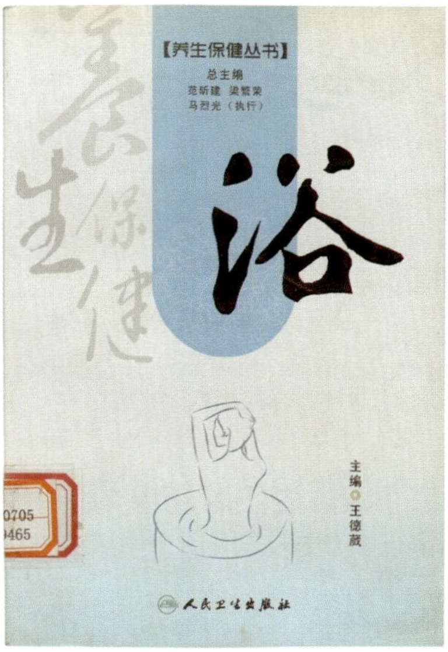

◎宋　兴

宋兴，男，1948年生，四川仪陇人。中医医史文献及各家学说专家。著有《陈潮祖临证精华》、《中医疑难病秘验方大典》、《临证解惑——陈潮祖教授学术经验研究》、《中医膏丹丸散大典》、《中医学常用名词解释》等书。

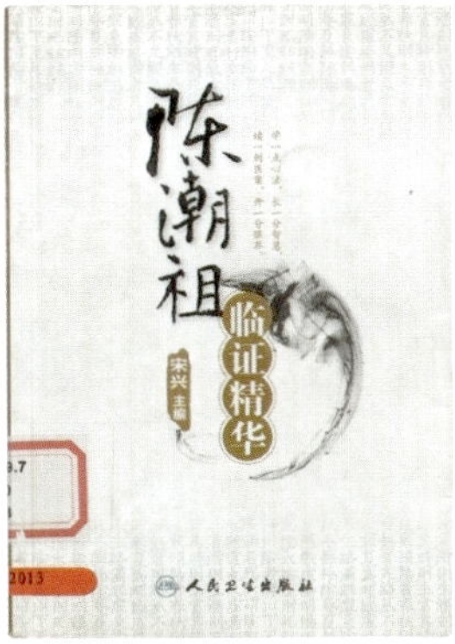

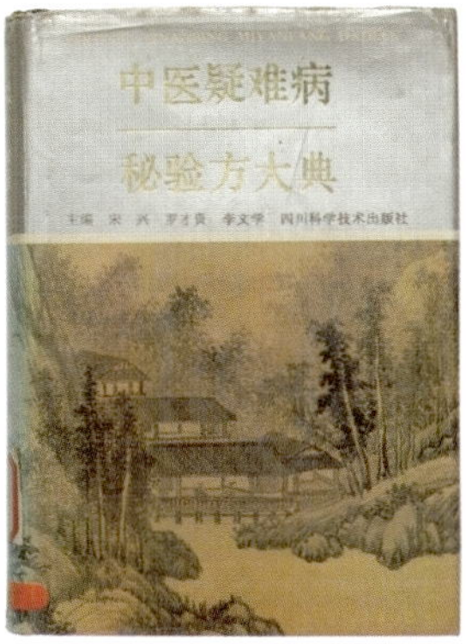

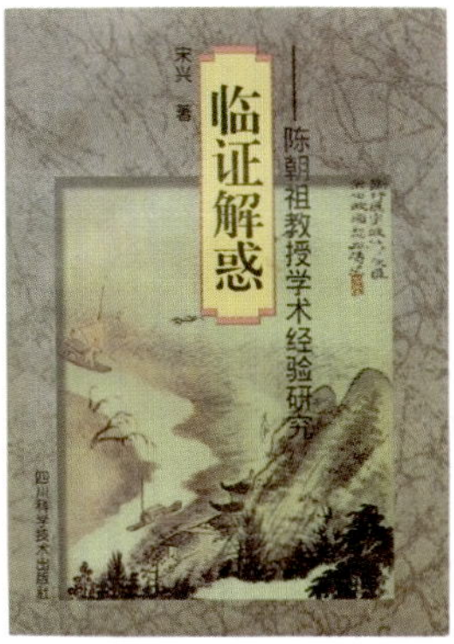

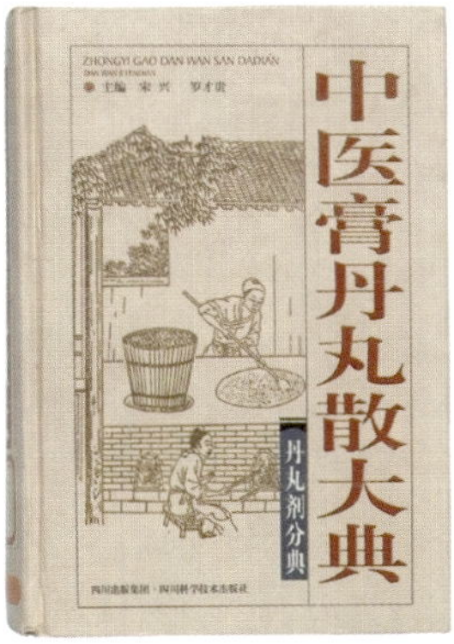

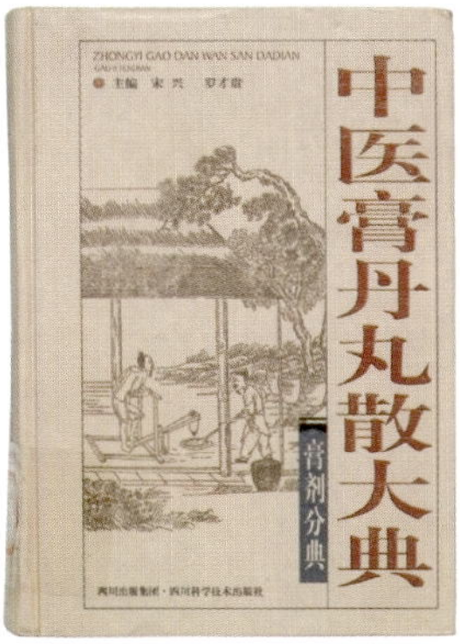

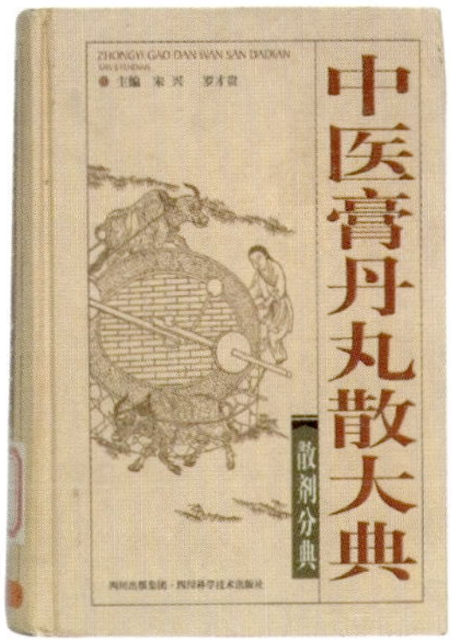

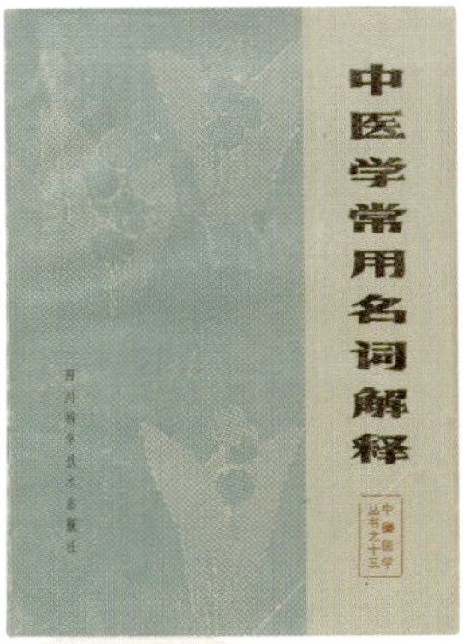

◎ 杨运宽

杨运宽，男，1948年生，四川成都人。中医针灸学专家。著有《带状疱疹》。

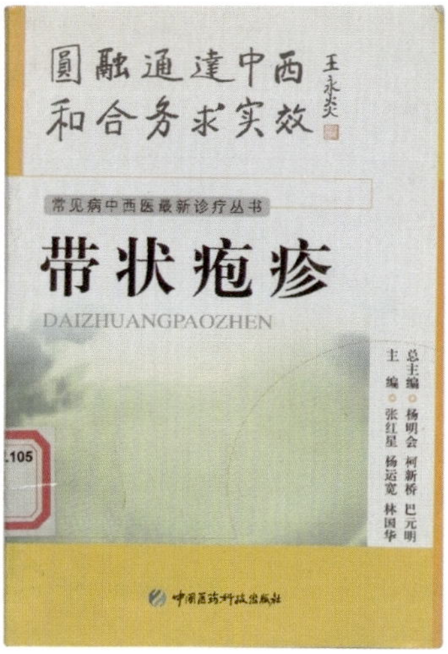

◎ 刘小凡

刘小凡，男，1949年生，重庆合川（今属重庆市）人。中医儿科专家。著有《中医儿科学》（新世纪全国高等中医药院校教材）、《中西医结合儿科手册》等书。

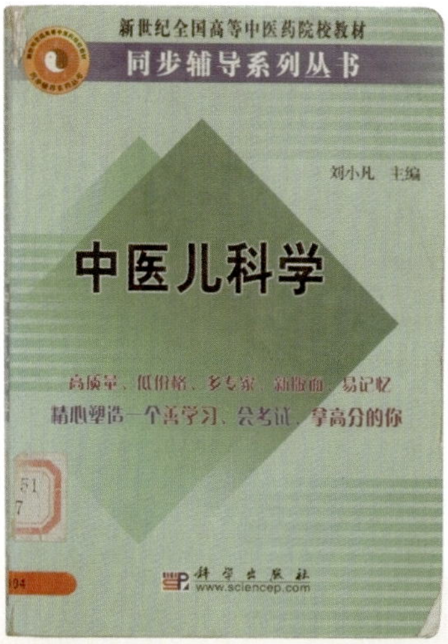

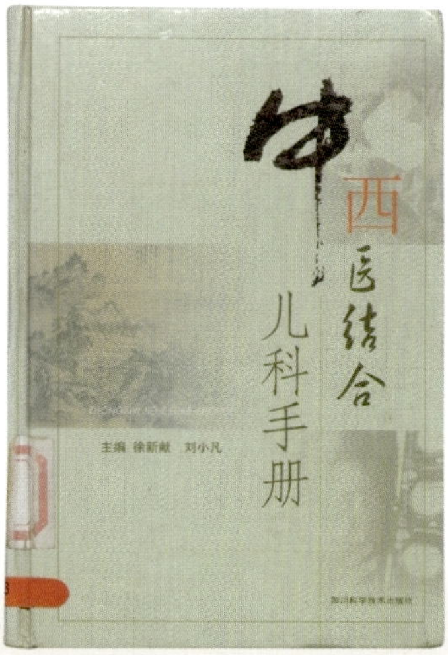

◎ 罗才贵

罗才贵，男，1949年生，四川峨眉山人。中医骨伤推拿学专家。著有《实用中医推拿学》、《推拿学》（全国普通高等教育中医药类精编教材）、《推拿治疗学》（21世纪课程教材）、《推拿医籍选》（普通高等教育“十二五”规划教材）、《中医疑难病秘验方大典》、《中医膏丹丸散大典》、《中西医临床骨病学》等书。

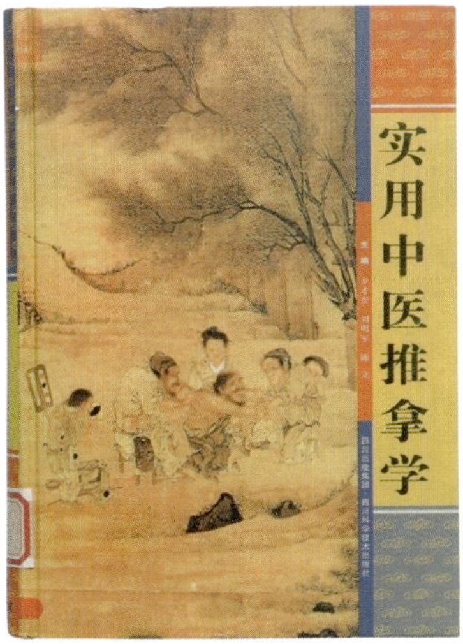

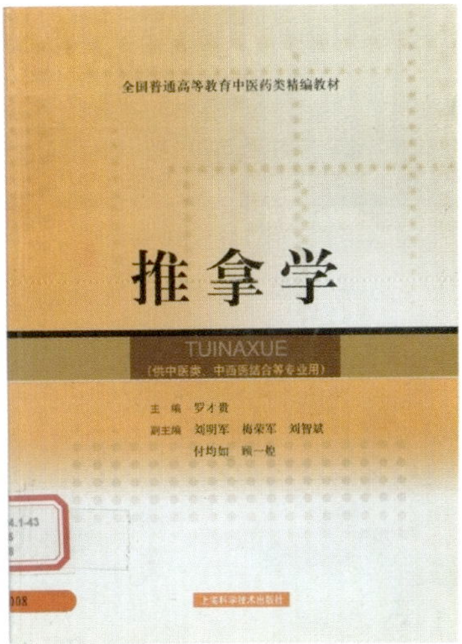

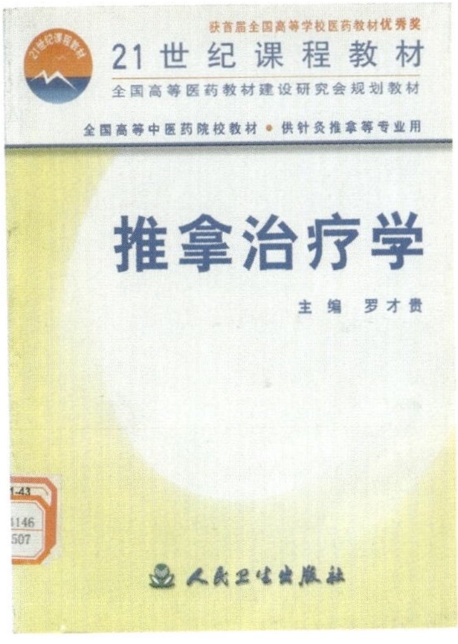

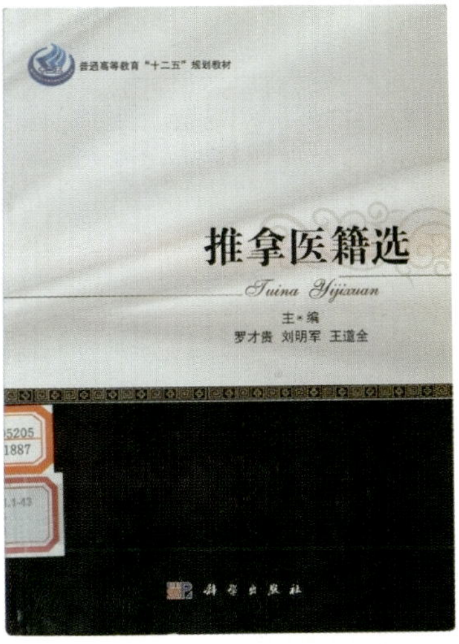

◎ 陈立翠

陈立翠，女，1950年出生，重庆开县（今属重庆市）人。中医儿科专家。著有《中医药科研方法与设计》（成都中医药大学自编教材）、《中医药科研方法与设计（讲稿）》、《中医药科研方法与知识产权保护（选修班教材）》、《医学科研方法与论文写作》等书。

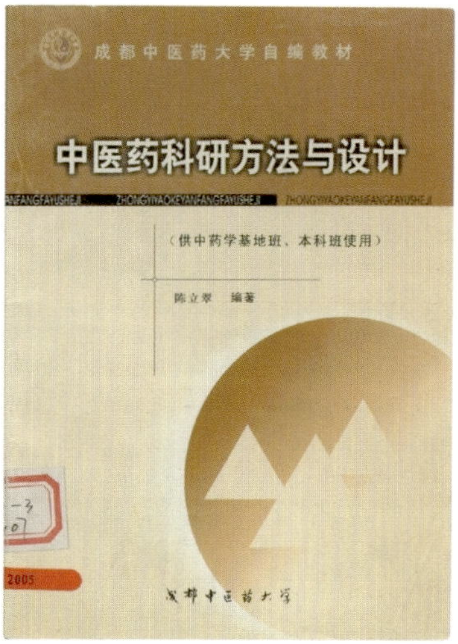

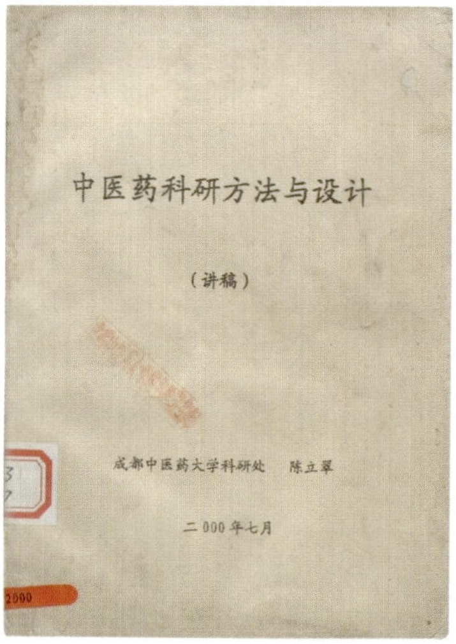

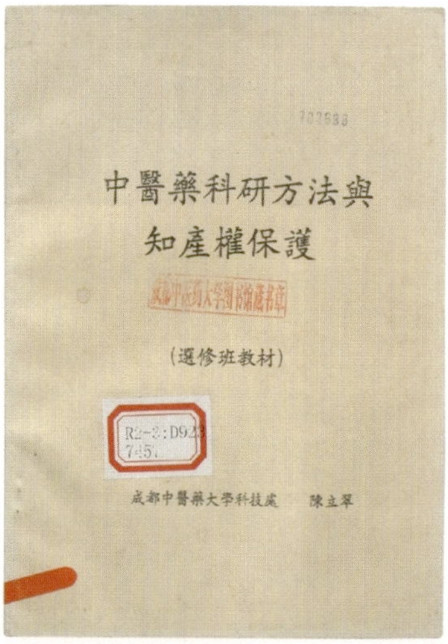

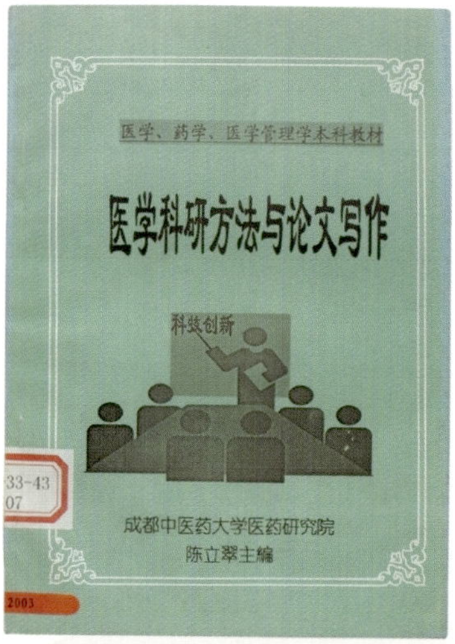

◎ 邓友章

邓友章，男，1950年生，四川旺苍人。中西医结合骨伤科专家。著有《中西医临床骨科学》（高等中医药院校中西医结合临床医学专业系列教材）、《中西医临床骨伤科学》（高等中医药院校西部精品教材）、《现代骨伤诊断与治疗》、《中西医临床骨病学》等书。

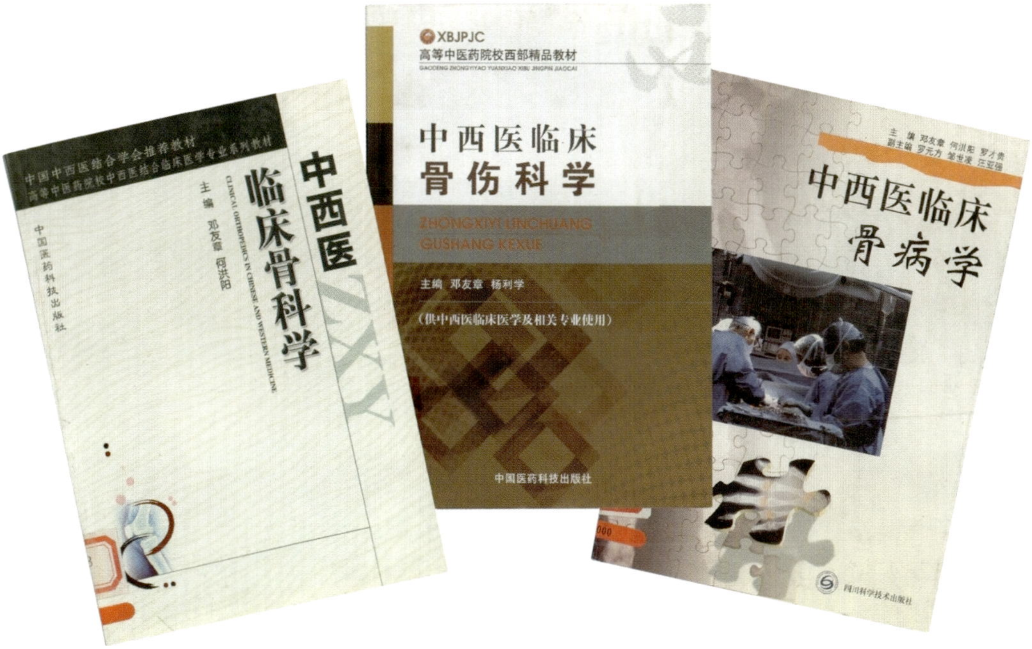

◎ 黄嘉陵

黄嘉陵，女，1950年生，四川成都人。英语教育专家。著有《护理专业英语》（新世纪全国高等中医药院校规划教材）、《最新汉英中医词典》、《中医英语》等书。

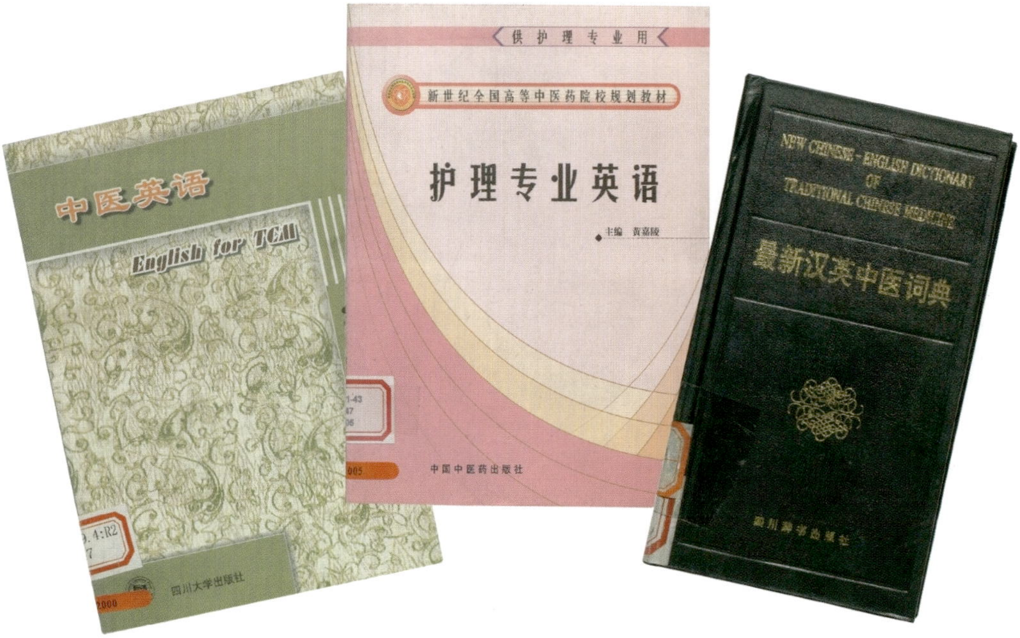

◎ 卢先明

卢先明，男，1950年生，重庆城口人。中药鉴定专家。著有《中药商品学》（高等中医药院校教材）、《中药商品学》（全国中医药行业高等“十二五”创新教材）、《中药商品学》（全国中医药行业高等中医药院校成人教育规划教材“专升本”）、《中药学综合知识与技能》（第4版）（2010年国家执业药师资格考试辅导用书）、《中药学综合知识与技能》（第11、12、13版）（2017年、2018年、2019年国家执业药师考试辅导用书）、《中药学综合知识与技能》（第11版）（2019年国家执业药师考试习题与解析）等书。

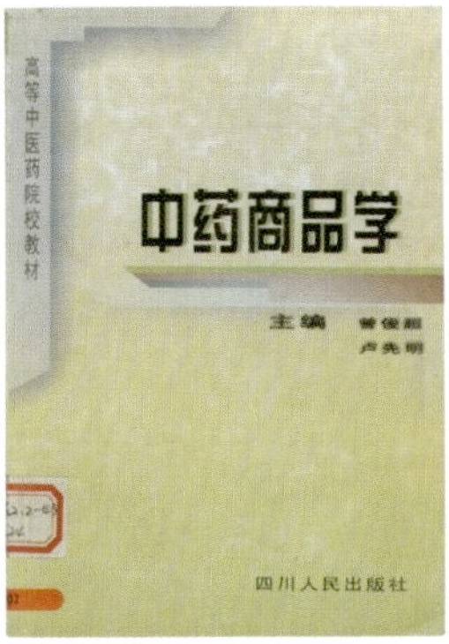

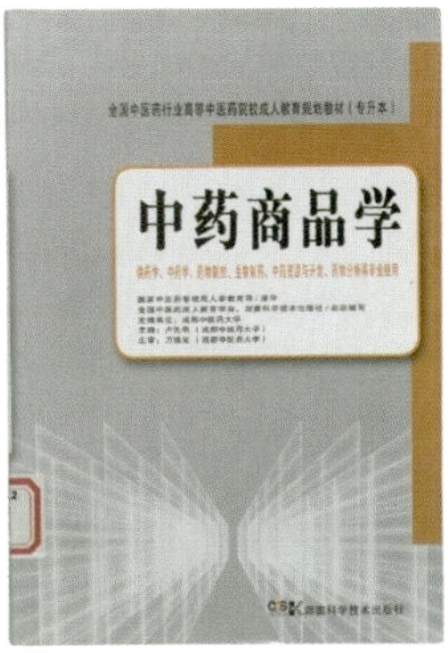

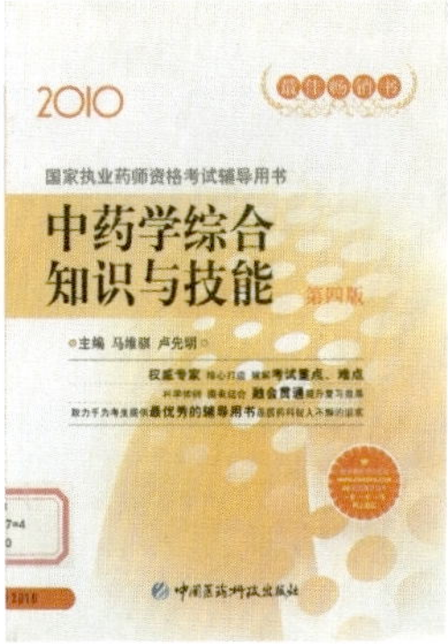

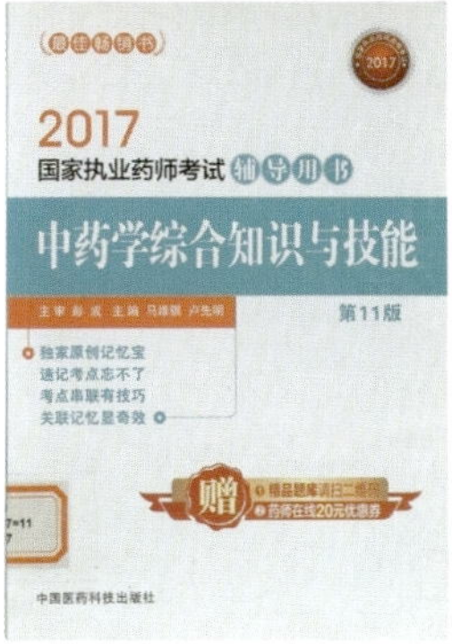

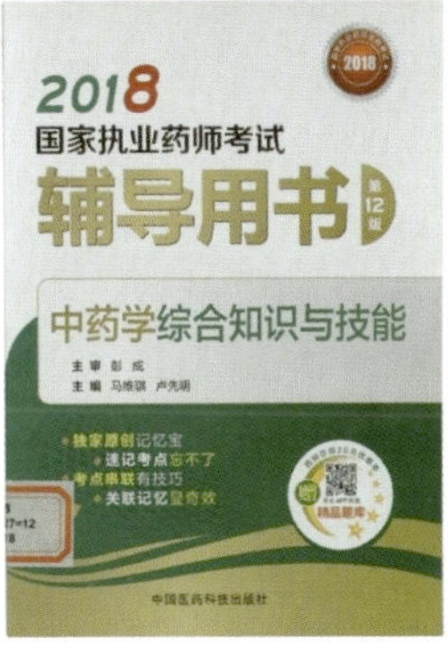

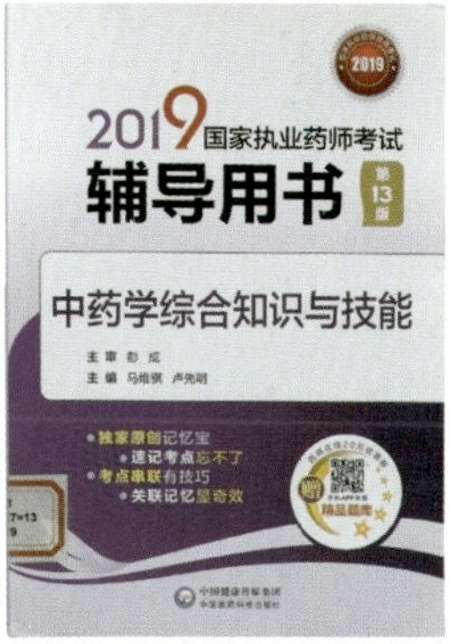

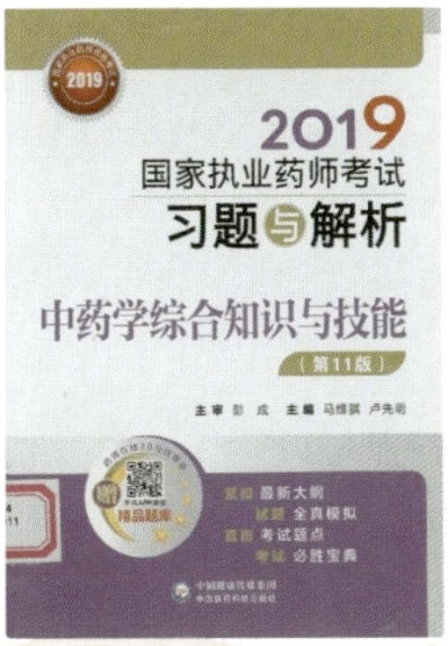

◎ 魏绍斌

魏绍斌，女，1950年生，四川新都（今属成都市）人。中医妇科专家。著有《王渭川》（川派中医药名家系列丛书）。

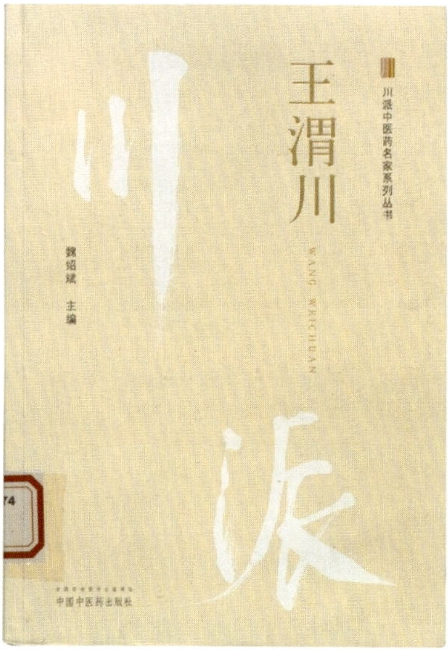

◎ 蒋永光

蒋永光，男，1951年生，安徽凤台人。中医信息学专家。著有《中医药情报信息方法》、《中医药文献检索》（普通高等教育“十一五”国家级规划教材）、《中医药文献信息获取与利用》（卫生部“十一五”规划教材）等书。

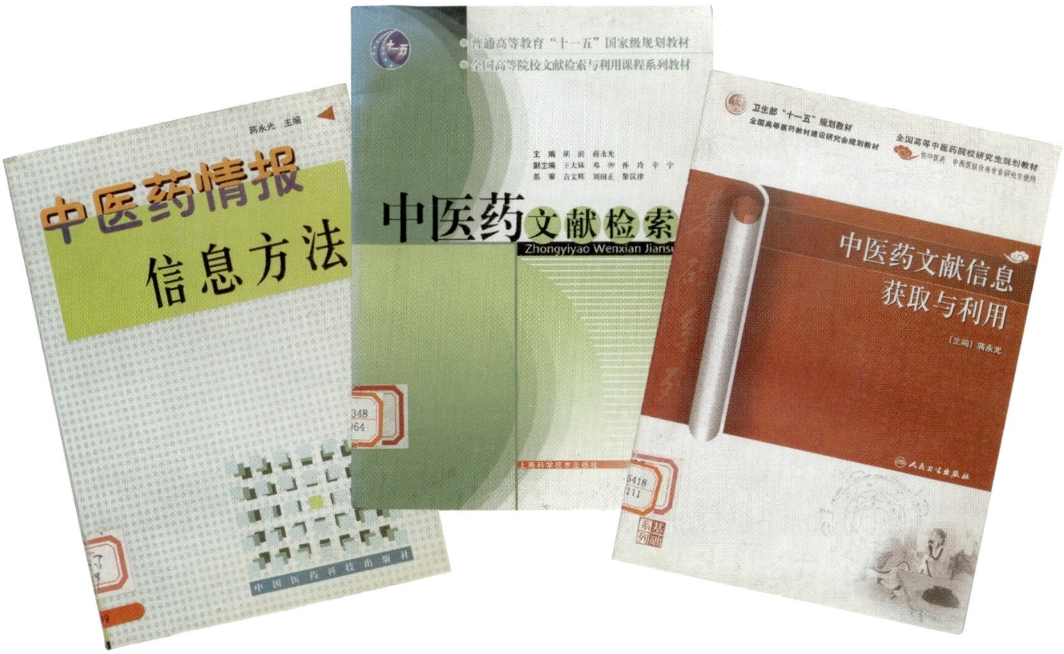

◎ 翟慕东

翟慕东，号果福，男，1951年生，安徽芜湖人。中医伤寒学专家。著有《巴蜀中医特色医学史话》、《中医望诊相法》等书。

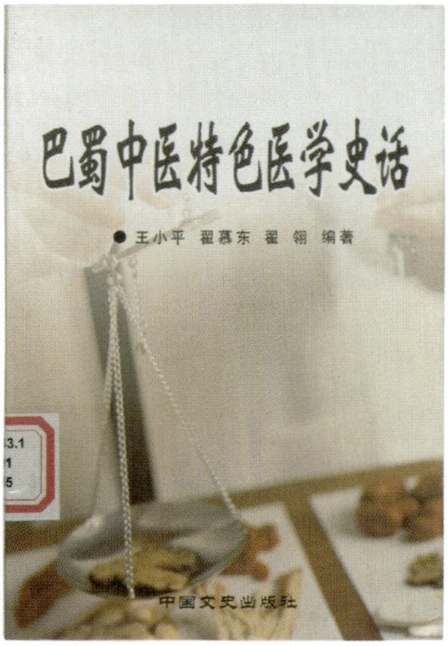

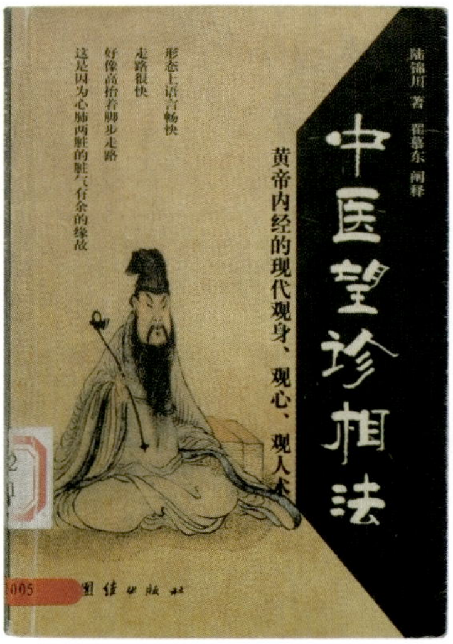

◎ 胡昌江

胡昌江，男，1952年生，四川达县（今属达州市）人。中药炮制学专家。著有《中药炮制与临床应用》、《临床中药炮制学》（高等学校教材）、《中药炮制学》（全国普通高等中医药院校药学类“十二五”规划教材）、《中药炮制学实验》（全国普通高等中医药院校药学类“十二五”规划教材）、《中药炮制学》（卫生部“十二五”规划教材）等书。

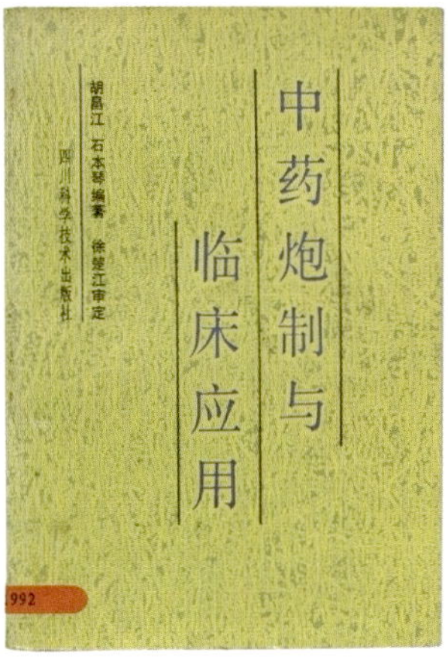

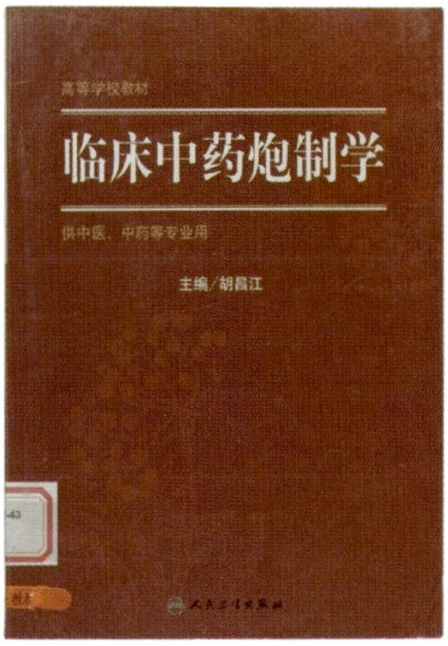

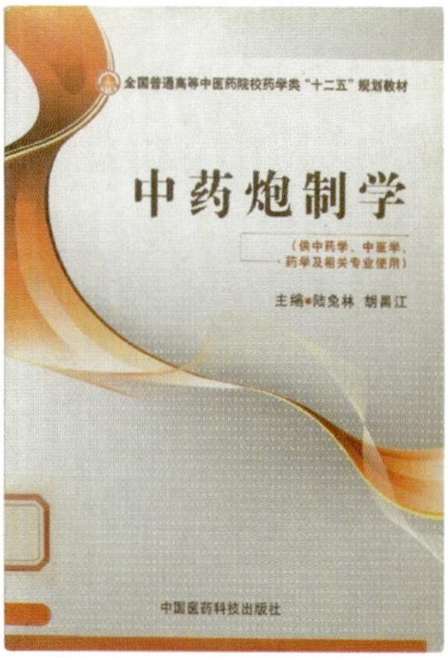

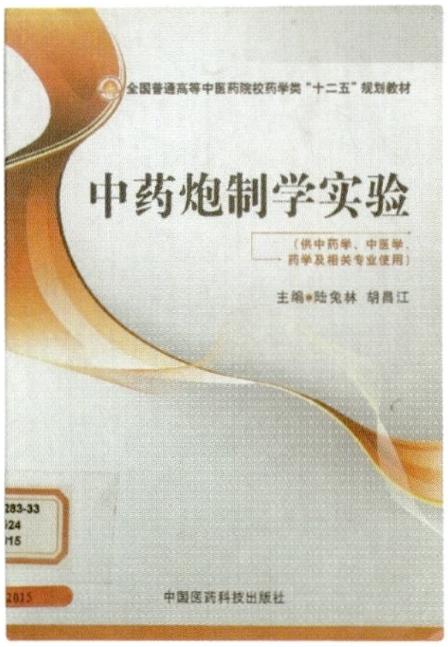

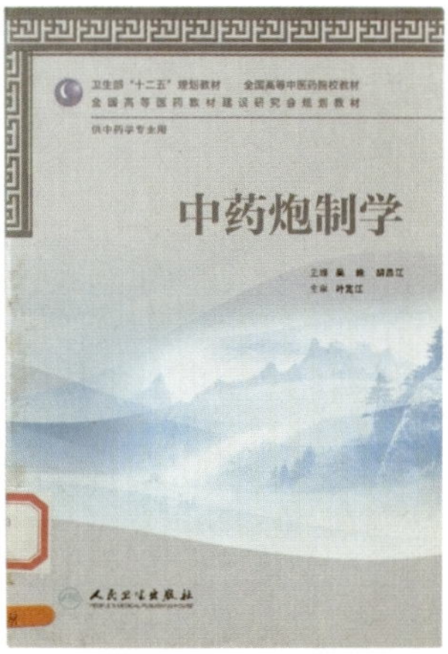

◎ 马烈光

马烈光，男，1952年生，四川都江堰人。黄帝内经学专家。著有《中医养生学》（第9版)（全国中医药行业高等教育“十二五”规划教材）、《中医养生保健研究》（第2版）（国家卫生和计划生育委员会“十三五”规划教材）、《中医养生保健学》（国家中医药管理局中医类别全科医师岗位培训规划教材）、《养生康复学》（新世纪全国高等中医药院校规划教材）、《中医养生康复学（英汉对照）》、《中医养生学》（新世纪第3版）（全国中医药行业高等教育“十三五”规划教材）、《中医养生学导论》（全国中医药行业高等教育“十三五”规划教材）、《国医大师验方秘方精选》、《走好中医科普路》、《黄帝内经·灵枢》、《黄帝内经·素问》、《〈黄帝内经〉通释》（第1、2版）、《黄帝内经精要九讲》、《黄帝内经运气七篇大论通释》、《彭宪彰 伤寒六十九论 附：临证六十六案》、《药性歌括四百味新编》、《马烈光养生新悟》、《百病生于气 治病必先调气》、《〈黄帝内经〉饮食养生宝典》（第2、3版）、《〈黄帝内经〉补法治疗宝典》、《中医养生大要》、《黄帝内经读本》（基层中医临床医生学习与提高丛书）、《乐》（养生保健丛书）、《食》（养生保健丛书）、《活到百岁的四季食养》、《中华实用养生宝典》、《看体质喝汤》、《茶包小偏方速查全书》、《实用美容大全》（第2、3版）、《餐桌上不宜养成的饮食习惯》、《春季养生汤》、《喝了就有效的200道健康茶方》、《科学美容护肤化妆减肥技巧》、《5分钟家庭瘦身方》、《五分钟家庭降脂方》、《最简明黄帝内经》、《科学坐月子一点通》等书。

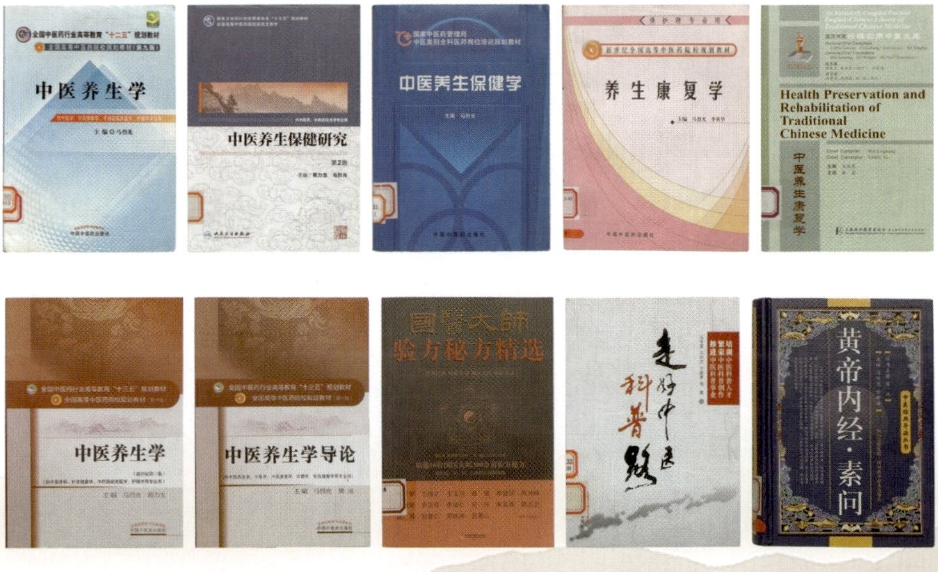

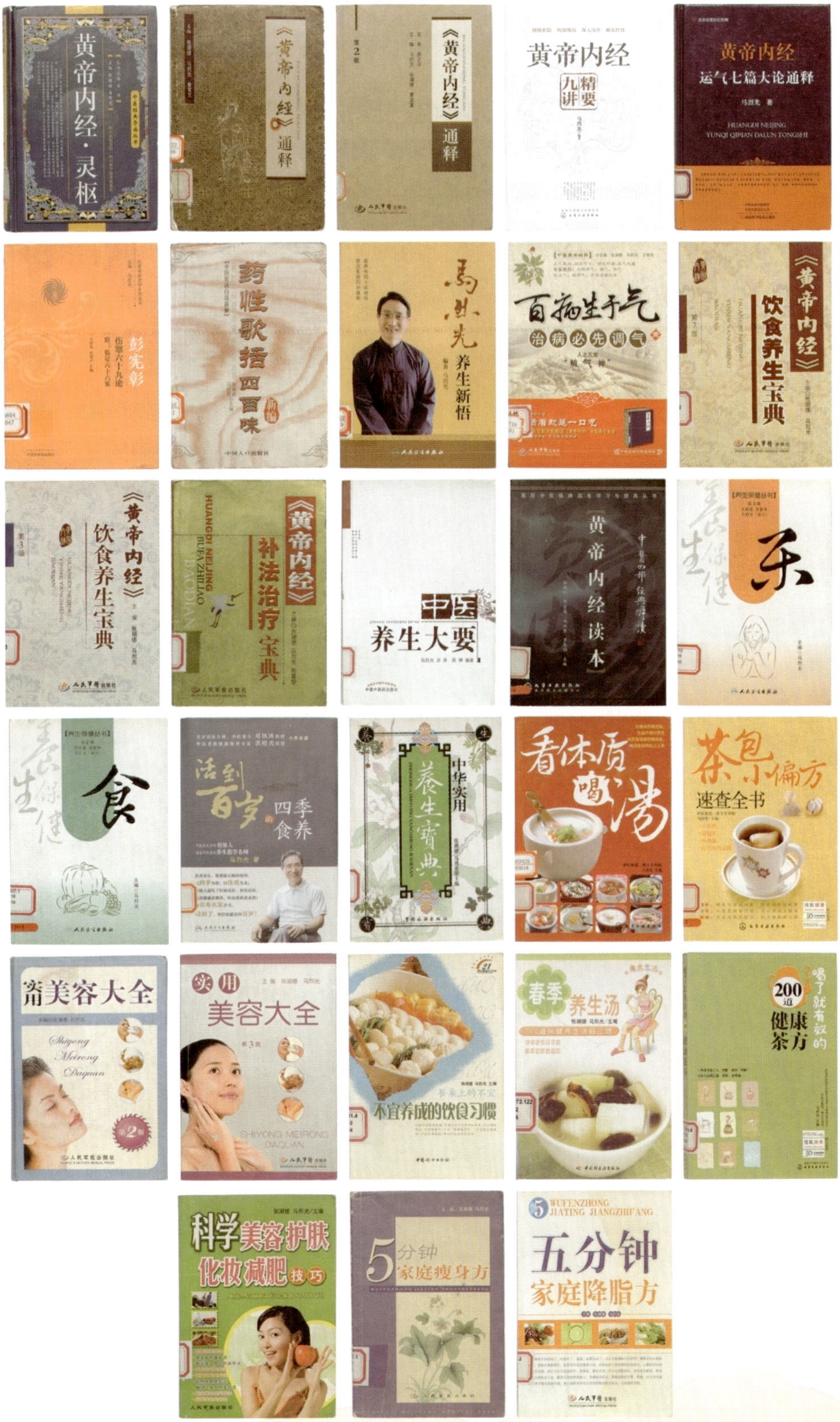
黄帝内经·灵枢
《黄帝内经》通释
第2版
《黄帝内经》通释
黄帝内经
九讲
精要
黄帝内经
运气七篇大论通释
马烈光 著
HUANGDI NEIJING
YUNQI QIPIAN DALUN TONGSHI
彭宪彰
药性歌括四百味
马烈光
养生新悟
百病生于气
治病必先调气
第2版
《黄帝内经》
饮食养生宝典
第3版
《黄帝内经》
饮食养生宝典
HUANGDI NEIJING
BUFA ZHILIAO
BAODIAN
《黄帝内经》
补法治疗宝典
中医
养生大要
黄帝内经读本
养生保健
乐
养生保健
食
活到百岁
四季
食养
中华实用
养生宝典
看体质喝汤
茶包小偏方
速查全书
实用美容大全
Shiyong
Meirong
Daquan
第2版
实用
美容大全
第3版
SHIYONG MEIRONG
DAQUAN
不宜养成的饮食习惯
春季
养生汤
200道
喝了就有效的
健康茶方
科学美容护肤
化妆减肥技巧
5分钟
家庭瘦身方
WUFENZHONG
JIATING JIANGZHIFANG
五分钟
家庭降脂方

◎ 苗维纳

苗维纳，女，1952年生，四川宜宾人。中西医结合生理学专家。著有《生理学实验教程》、《生理学学习指导》（普通高等教育“十二五”规划教材）等书。

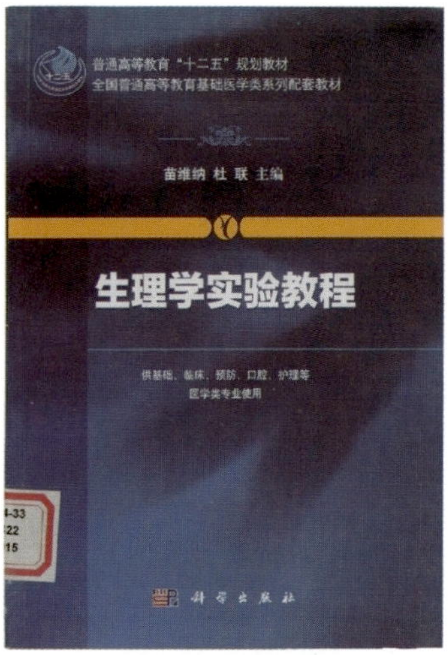

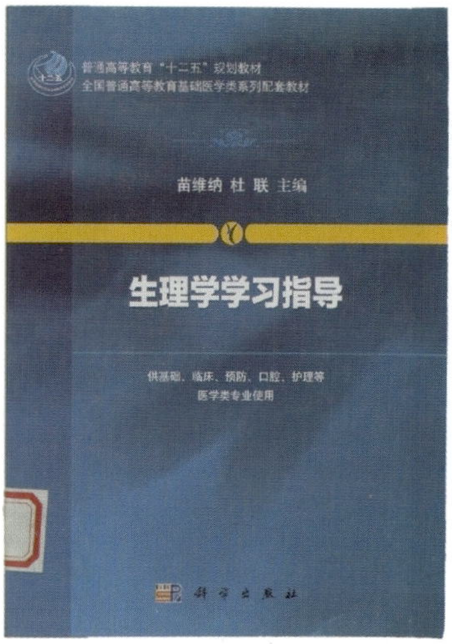

◎ 钟　兰

钟兰，女，1952年生，重庆人。中医针灸学专家。著有《针灸学基础》。

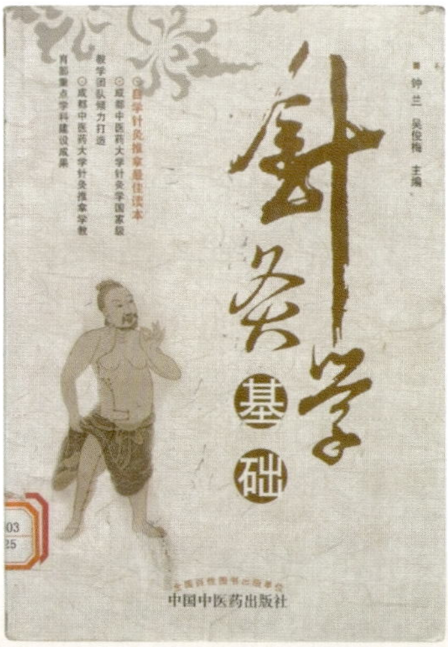

◎杨　宇

杨宇，男，1953年生，四川成都人。中医温病学专家。著有《现代中医感染性疾病学》、《温病学理论与实践》（第2版）（国家卫生和计划生育委员会“十三五”规划教材）、《温病学》（第2版）（卫生部“十二五”规划教材）、《温病学学习指导与习题集》（全国高等中医药院校配套教材）、《温病学》（高等中医药院校西部精品教材）、《温病学》（第2版）（高等中医药院校西部精品教材“第二轮规划教材”）、《温病学》（世界中医学专业核心课程教材）等书。

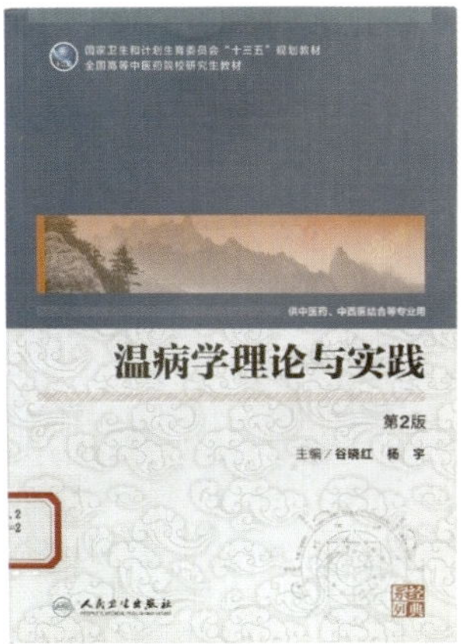

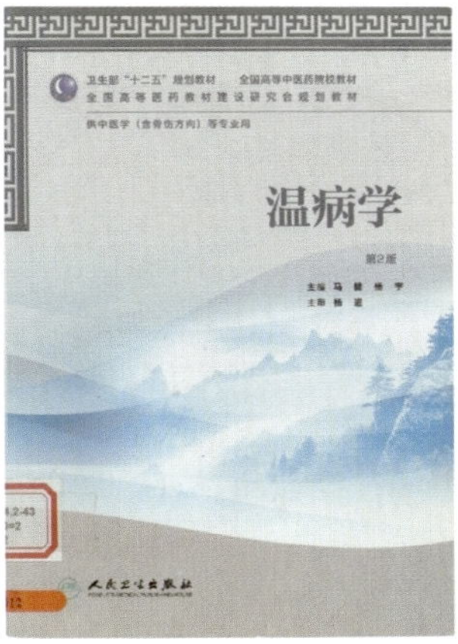

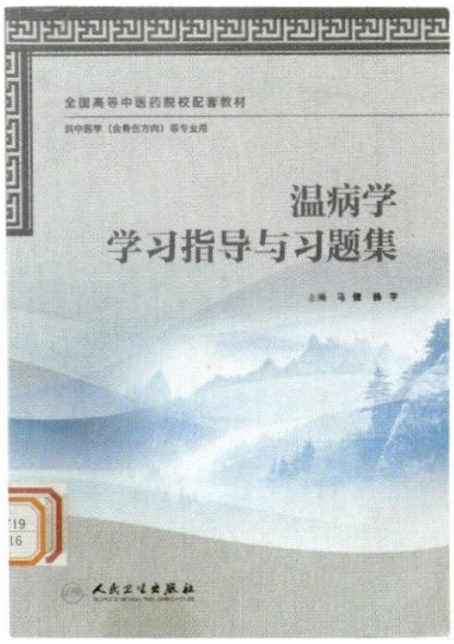

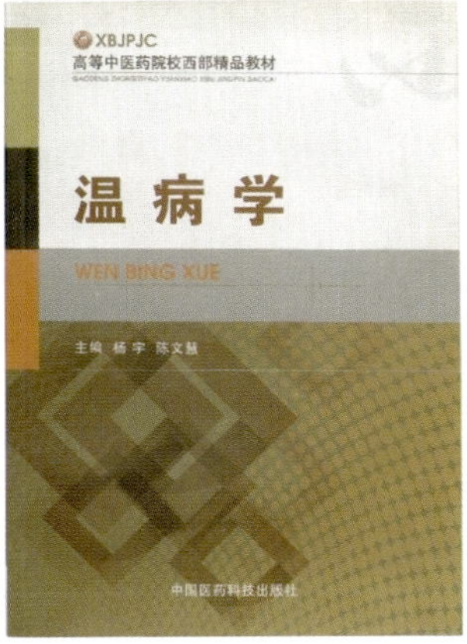

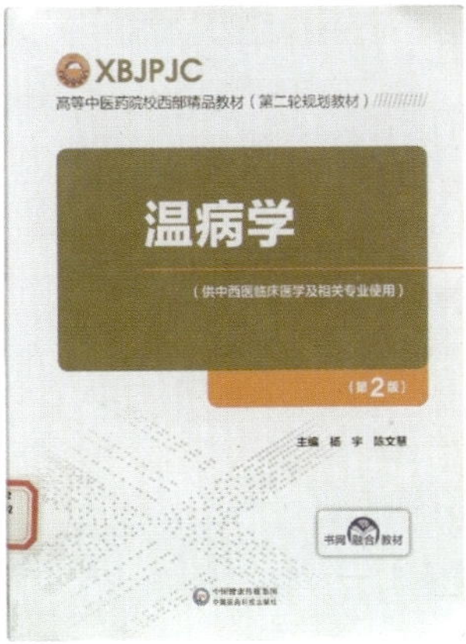

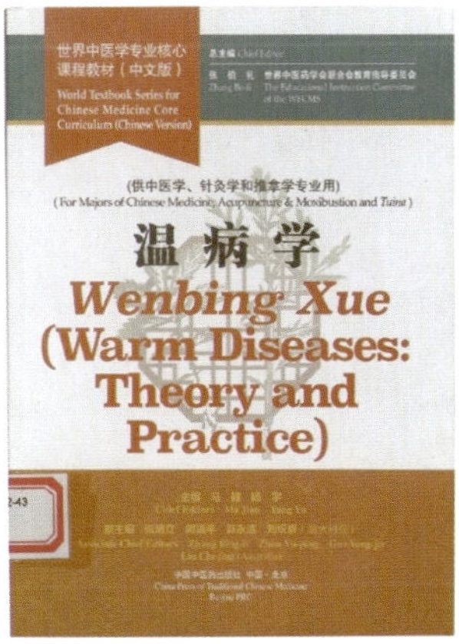

◎ 张晓云

张晓云，女，1953年生，四川乐山人。中医急症专家。著有《中西医临床危重病学》（高等中医院校西部精品教材）、《中西医临床危重病学》（第2版）（高等中医院校西部精品教材“第二轮规划教材”）、《中医急重症学》（普通高等教育“十三五”规划教材）、《中西医结合急救医学临床研究》（国家卫生和计划生育委员会“十三五”规划教材）等书。

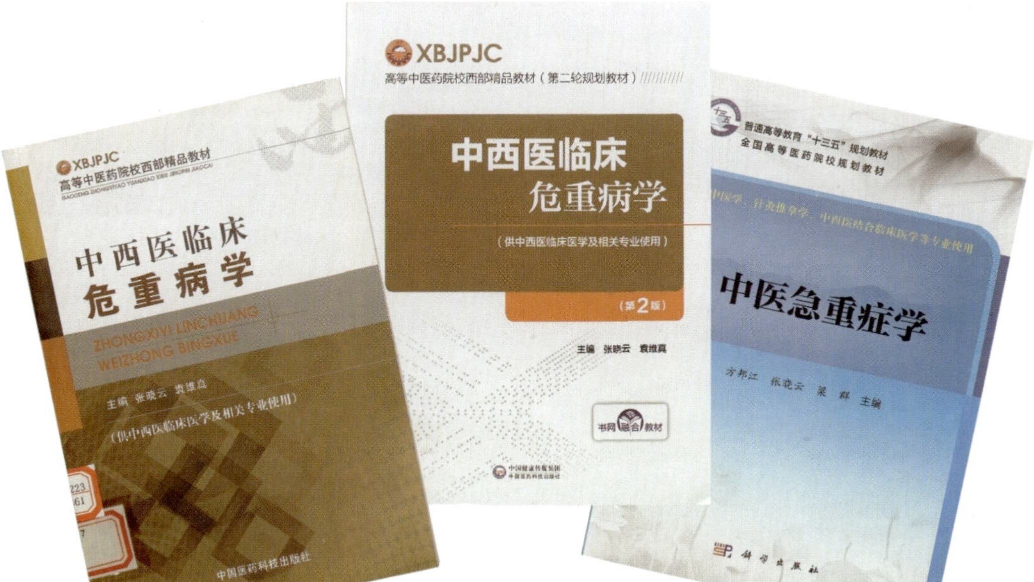

◎ 蒋建云

蒋建云，女，1954年生，四川三台人。中医内科学专家。著有《彭宪彰伤寒六十九论——附：临证六十六案》（巴蜀名医遗珍系列丛书）。

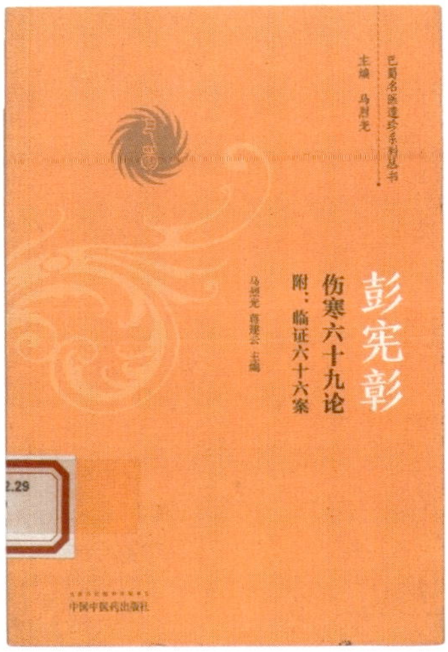

◎ 陈　钢

陈钢，男，1955年生，重庆人。中医基础理论专家。著有《中医学方法论》、《辨证论治情景模拟培训课程》等书。

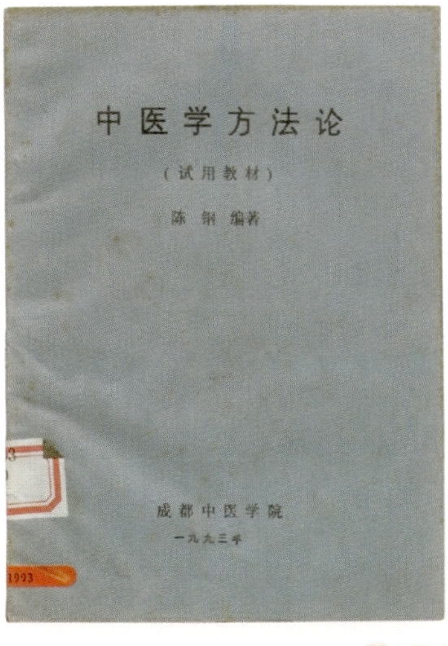

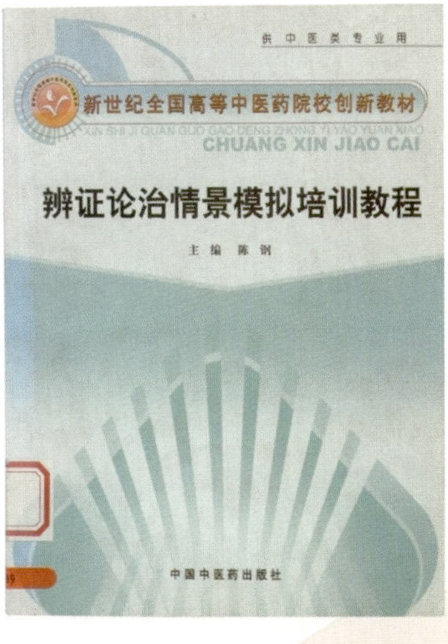

◎ 傅春华

傅春华，女，1955年生，山西原平人。中医妇科专家。著有《实用中医药科研指南》、《中医药科研方法学》等书。

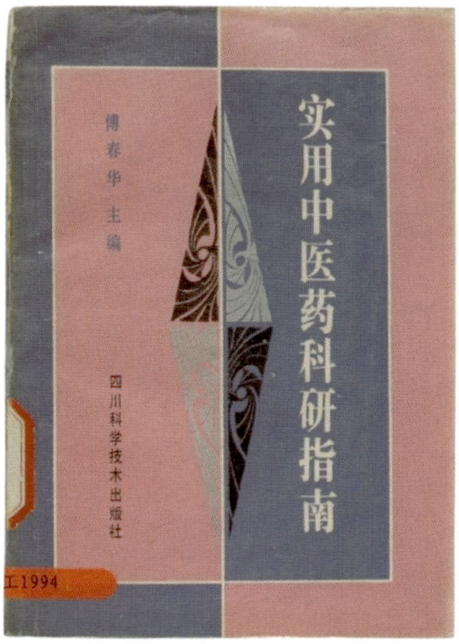

◎ 胡幼平

胡幼平，男，1955年生，四川广安人。中医针灸学专家。著有《中医康复学》、《疼痛治疗学》等书。

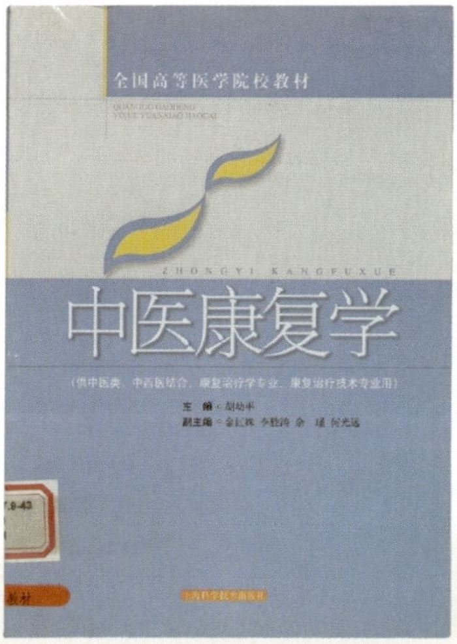

◎吴　军

吴军，男，1955年生，重庆人。中医外科专家。著有《中西医临床外科学》（高等中医药院校西部精品教材）、《中西医临床外科学》（高等中医药院校西部精品教材“第二轮规划教材”）、《中西医结合皮肤性病手册》等书。

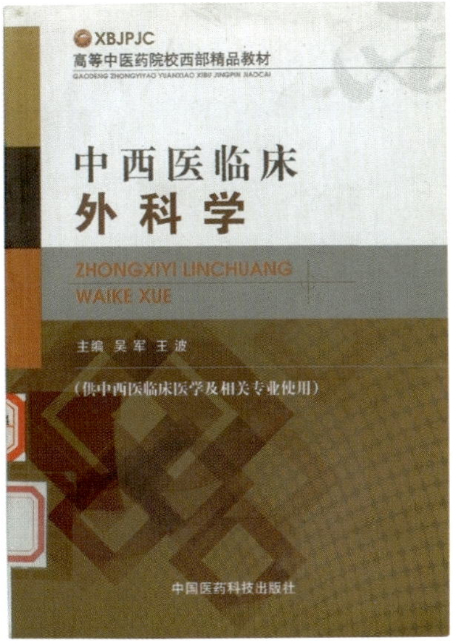

◎ 吴克明

吴克明，男，1955年生，四川成都人。中医妇科专家。著有《中西医临床妇产科学》（高等中医药院校西部精品教材）、《中西医临床妇产科学》（第2版）（高等中医药院校西部精品教材“第二轮规划教材”）、《中西医临床妇产科学》（高等中医药院校中西医结合临床医学专业系列教材）、《中西医结合妇科手册》、《〈妇产科学〉概论教学纲要》、《世界传统医学妇科学》等书。

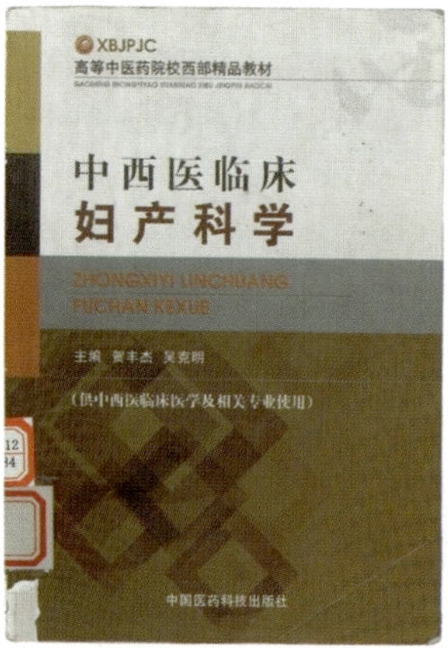

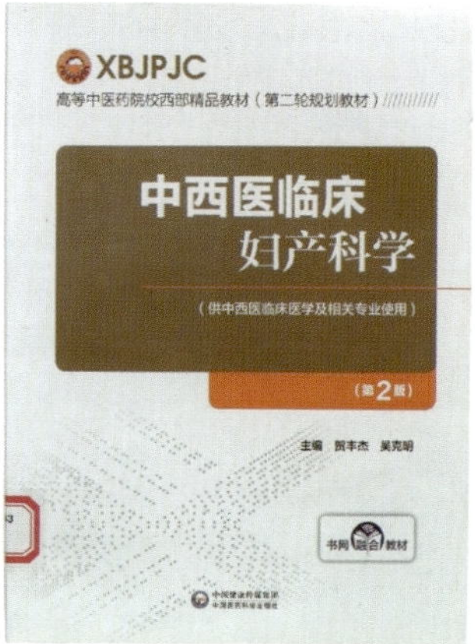

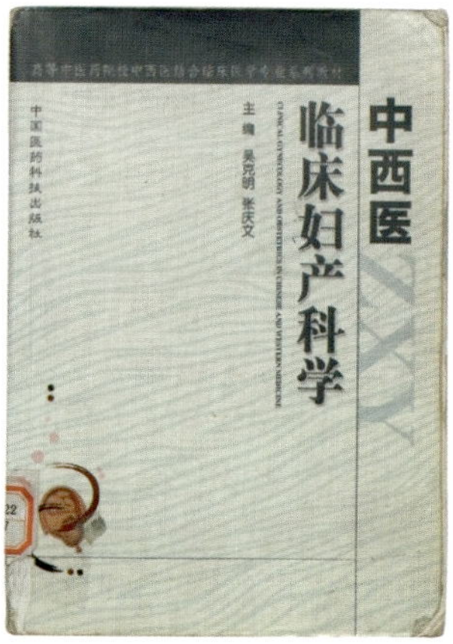

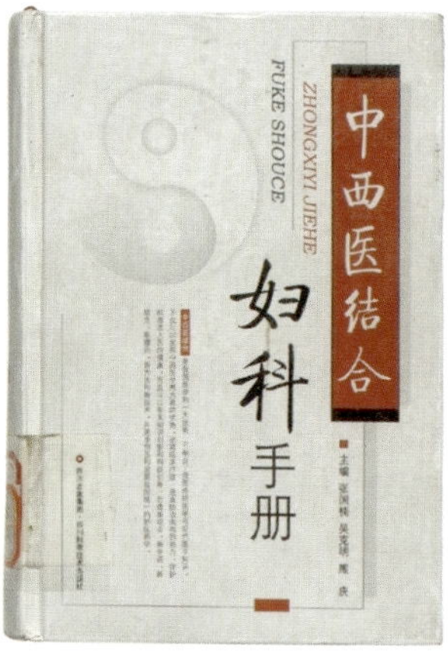

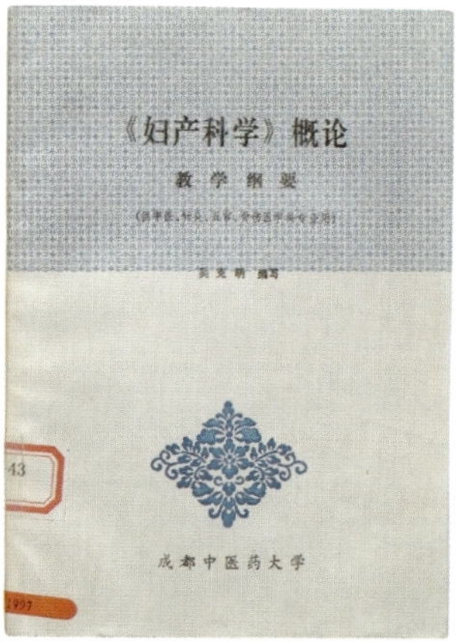

◎ 杨殿兴

杨殿兴，男，1955年生，辽宁沈阳人。中医伤寒学专家。著有《川派中医药源流与发展》（川派中医药名家系列丛书）、《黄帝内经读本》（基层中医临床医生学习与提高丛书）、《伤寒论读本》（基层中医临床医生学习与提高丛书）、《实用中医性病学》、《梦境新探：中医辨梦测病与治疗》、《中医男女科诊疗学》（健康成都中医药文化系列）、《中西医性传播疾病防治学》、《中华医药史话》、《四川名家经方实验录》（基层中医临床医生学习与提高丛书）、《陈治恒》（川派中医药名家系列丛书）、《中医民间灸法绝技》、《家庭沐浴推拿》（家庭保健推拿丛书）、《浴疗与保健推拿》（看图学推拿丛书）、《走进中医数字时代：中医辨证论治规律研究》、《中国民间灸法绝技》（中国民间医学丛书）、《中国民间拔罐疗法》（中国民间医学丛书）、《乡村常用艾灸疗法》（农村医疗保健丛书）、《四川省中医养生保健手册》、《四川民族药资源与开发利用》等书。

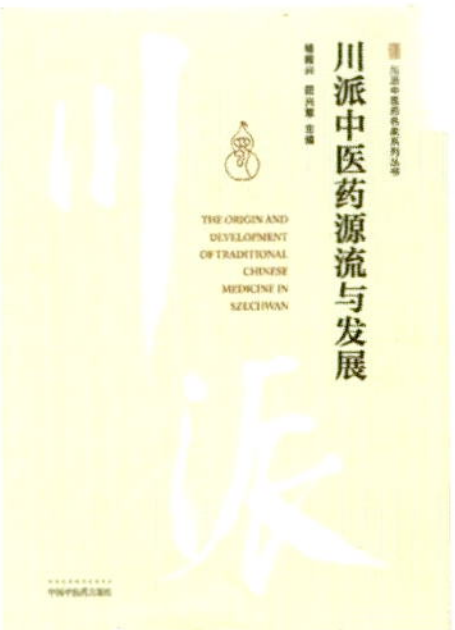

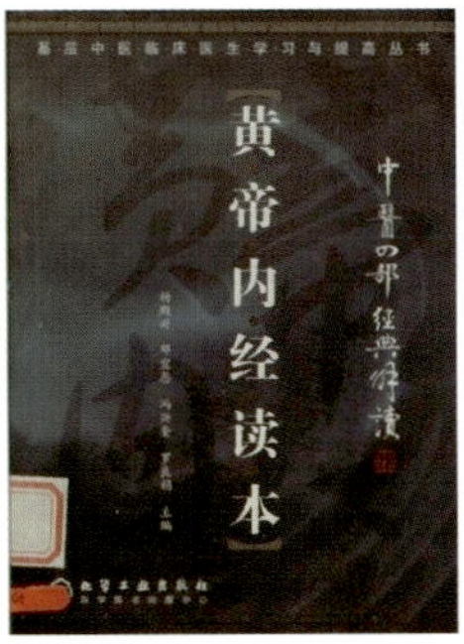

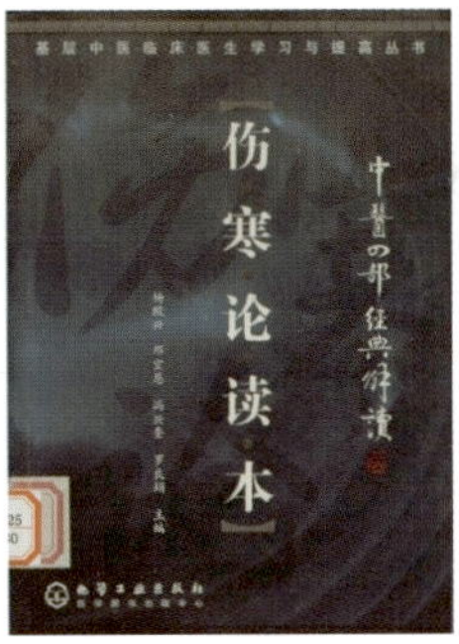

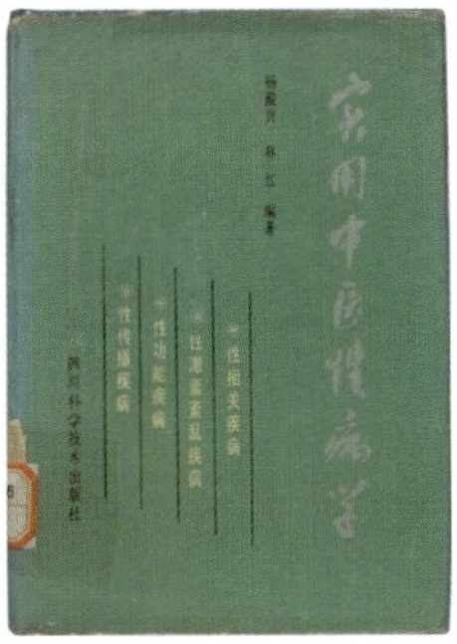

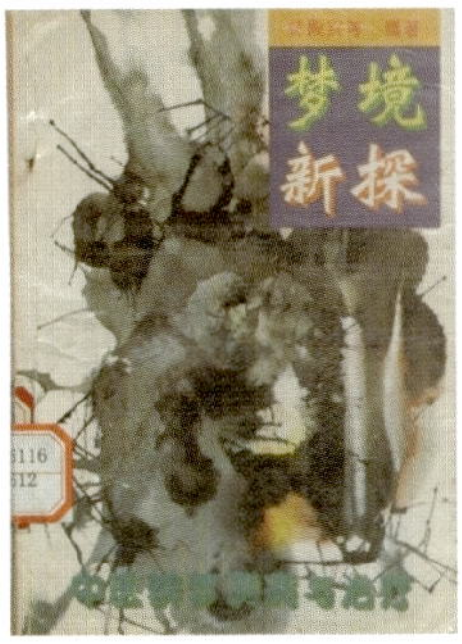

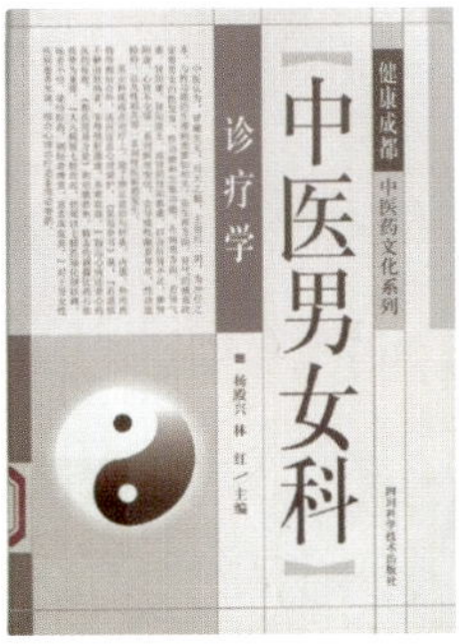

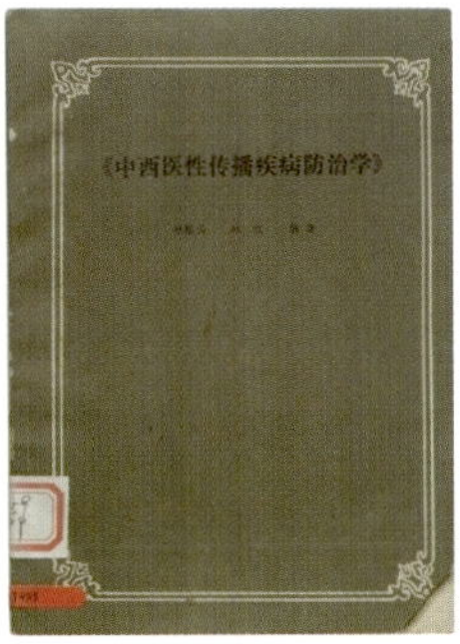

◎ 梁繁荣

梁繁荣，男，1956年生，湖南安化人。中医针灸学专家。著有《经穴特异性研究与应用》、《循证针灸学》、《针灸学》（普通高等教育“十五”国家级规划教材）、《针灸学》（普通高等教育“十一五”国家级规划教材）、《针灸学》（第2版）（“十二五”普通高等教育本科国家级规划教材）、《针灸学》（第3版）（“十二五”普通高等教育本科国家级规划教材、普通高等教育中医药类“十三五”规划教材）、《针灸学》（全国中医药行业高等教育“十三五”规划教材）、《针灸推拿学》（全国中医药行业高等教育“十三五”规划教材）、《针灸推拿学》（新世纪全国高等医药院校规划教材）、《针灸学》（第2版）（卫生部“十二五”规划教材）、《针灸学学习指导与习题集》（全国高等中医药院校配套教材）、《针灸学》（新版高等中医药类规划教材教与学参考丛书）、《针灸学》（世界中医学专业核心课程教材）、《针灸数据挖掘与临床决策》、《针灸学临床研究》（第2版）（国家卫生和计划生育委员会“十三五”规划教材）、《揭秘敝昔遗书与漆人——老官山汉墓医学文物文献初识》、《中国民间奇特针法》、《中国古代针具针法》、《中医儿科学》（普通高等教育“十一五”国家级规划教材）、《针灸推拿学辞典》、《中华大典·医药卫生典·医学分典·针灸总部/推拿总部》、《中医经典等级测试指南》、《成都中医药大学名老中医药专家学术经验选编》、《成都中医药大学校史 1956–2016》等书。

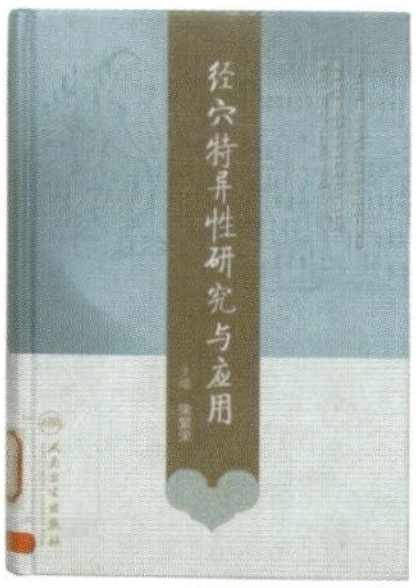

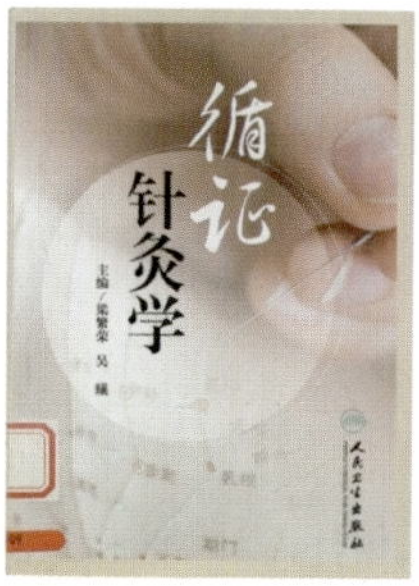

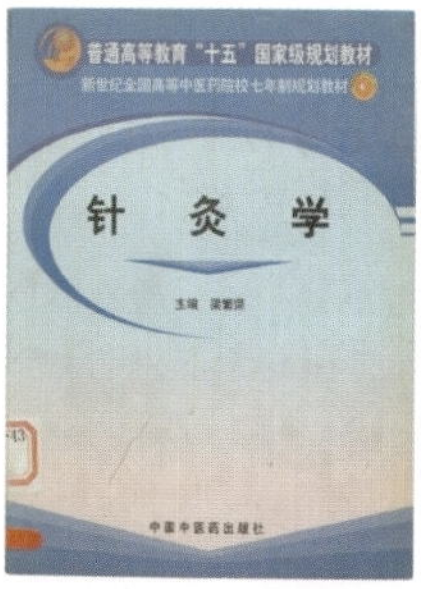

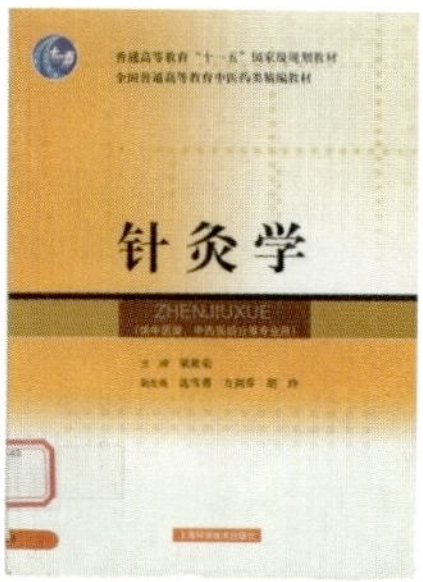

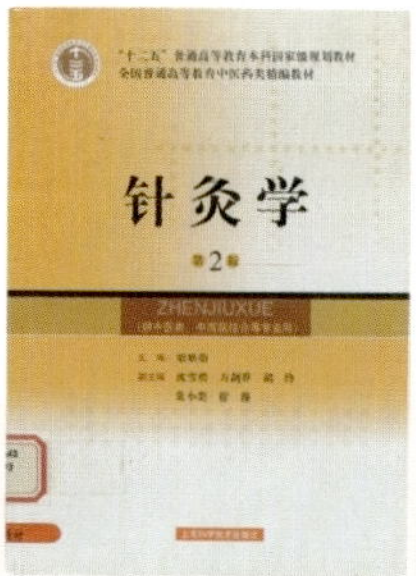

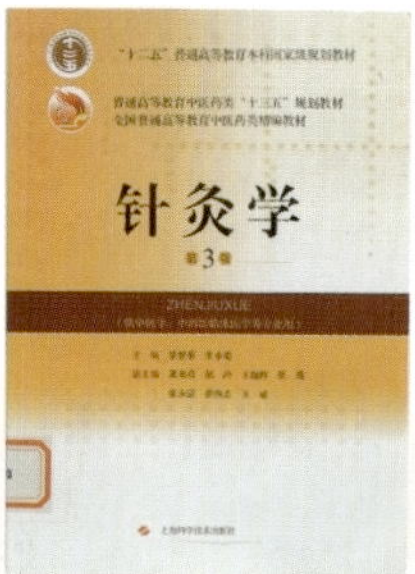

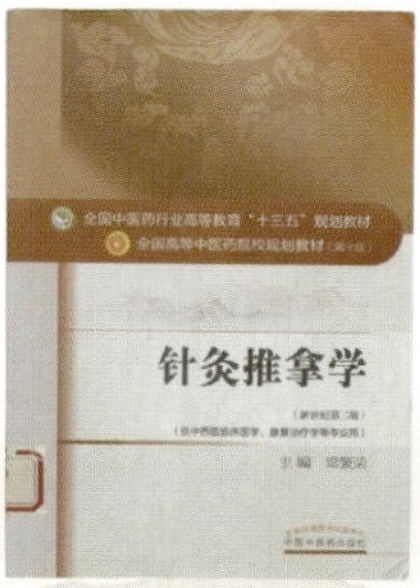

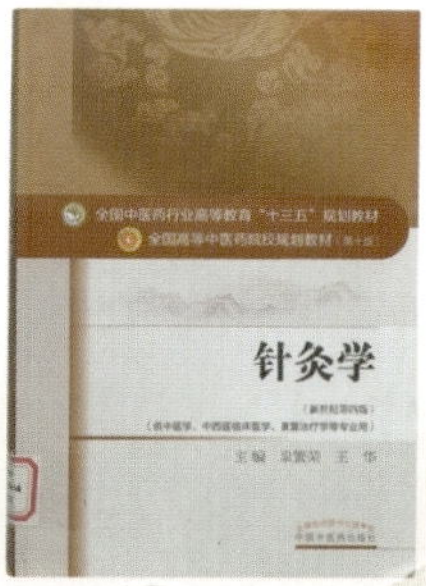

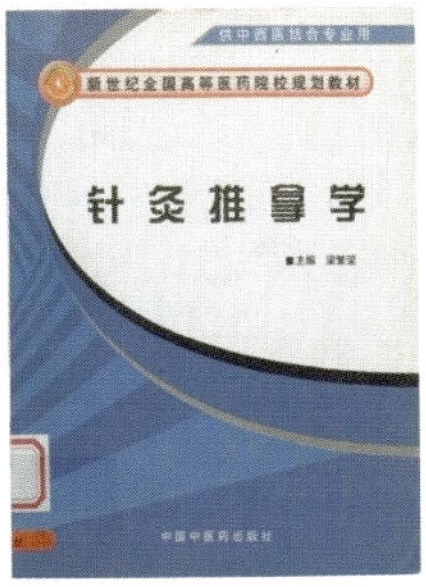
针灸推拿学
中国中医药出版社

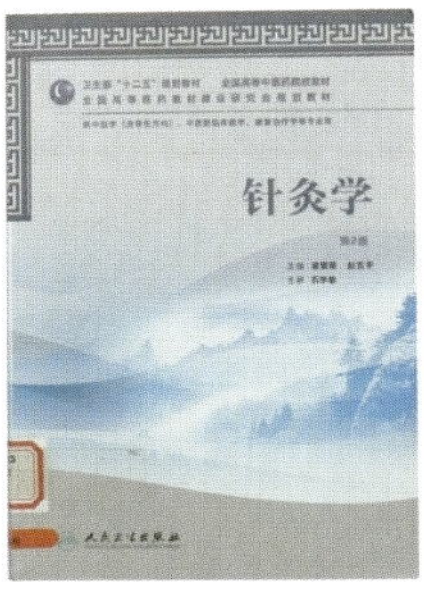
针灸学

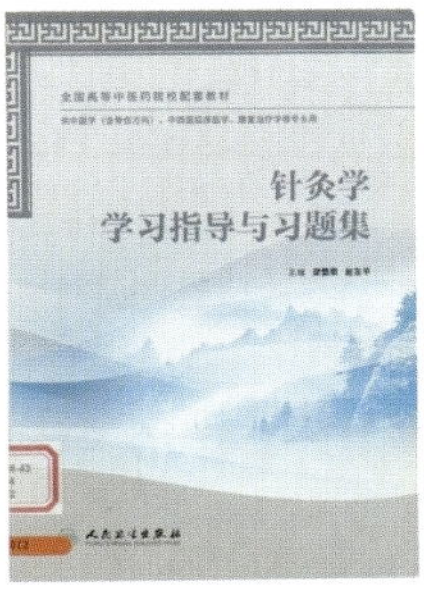
针灸学
学习指导与习题集

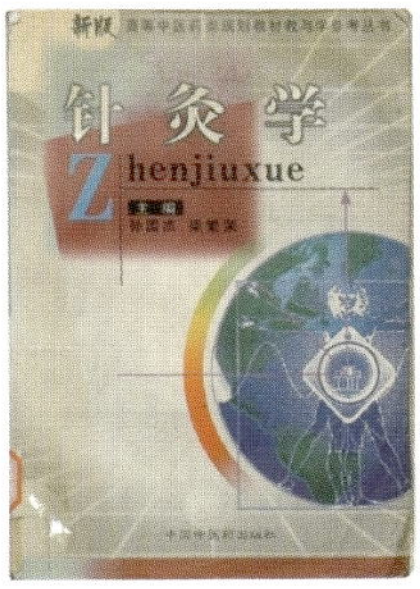
针灸学
Zhenjiuxue

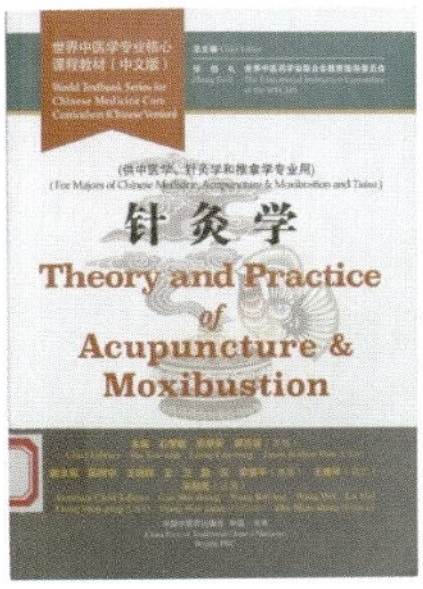
针灸学
Theory and Practice
of
Acupuncture &
Moxibustion

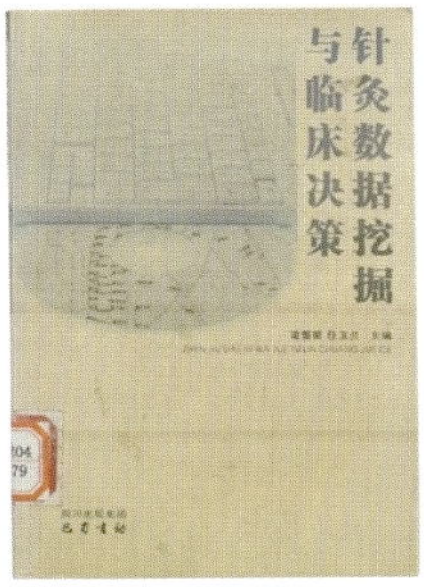
针灸数据挖掘
与临床决策

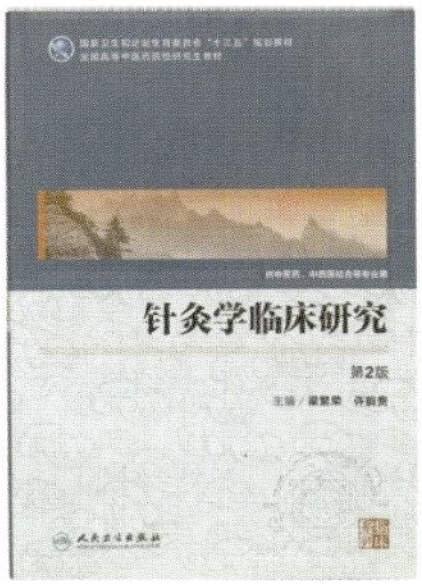
针灸学临床研究
第2版

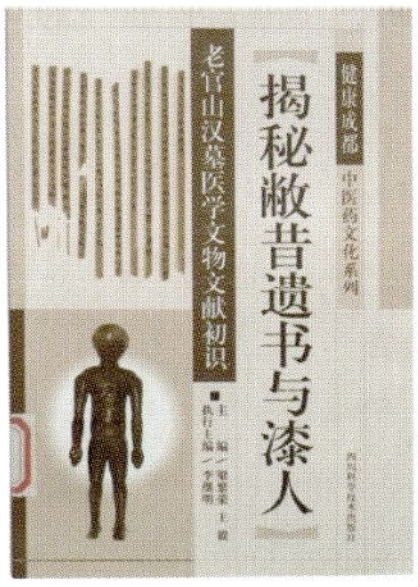
揭秘敝昔遗书与漆人
老官山汉墓医学文物文献初识
健康成都
中医药文化系列

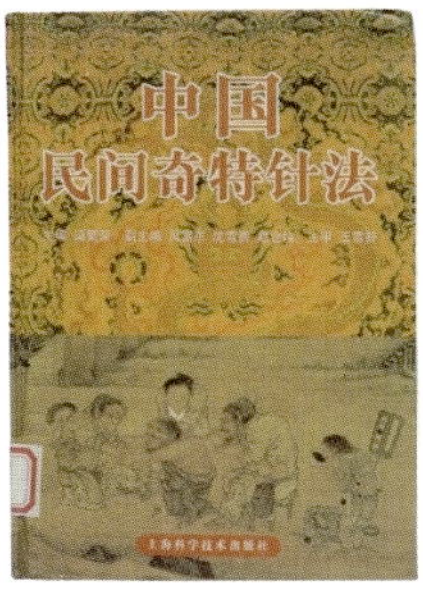
中国
民间奇特针法

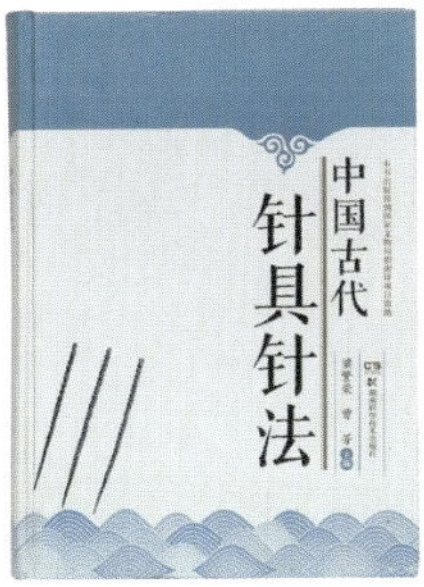
中国古代
针具针法

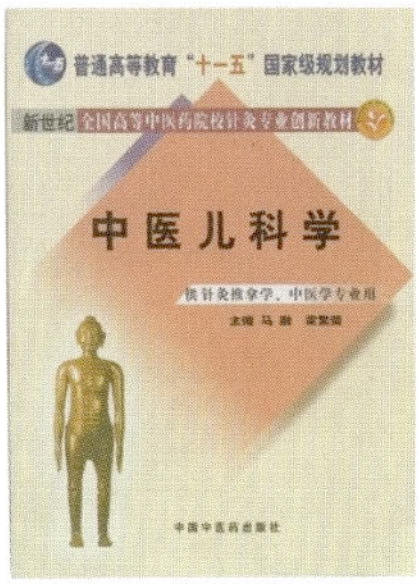
普通高等教育"十一五"国家级规划教材
中医儿科学
中国中医药出版社

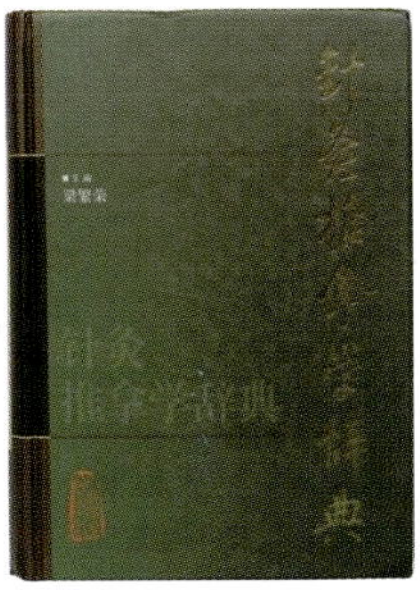
针灸推拿学辞典

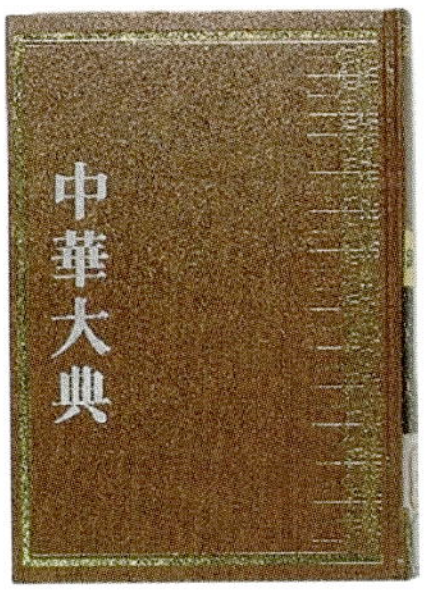
中華大典

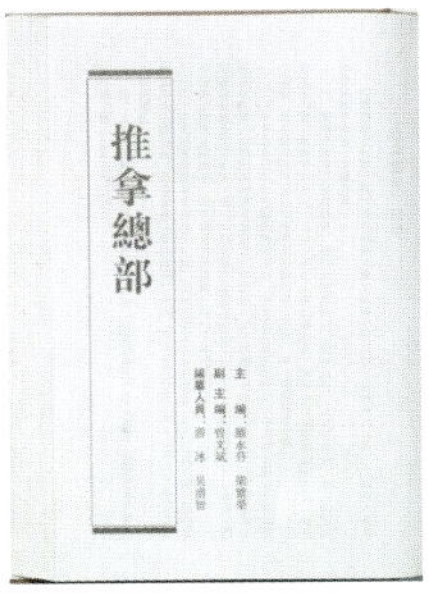
推拿總部

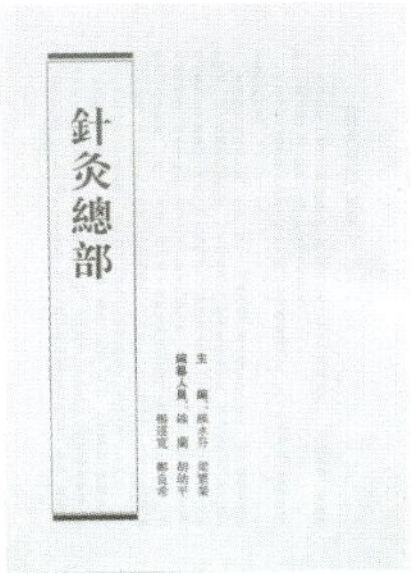
針灸總部

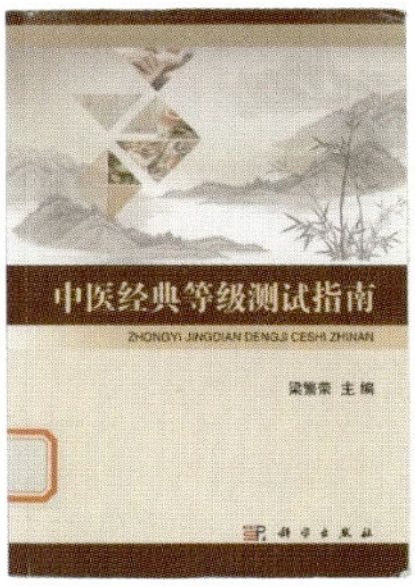
中医经典等级测试指南
ZHONGYI JINGDIAN DENGJI CESHI ZHINAN
梁繁荣 主编

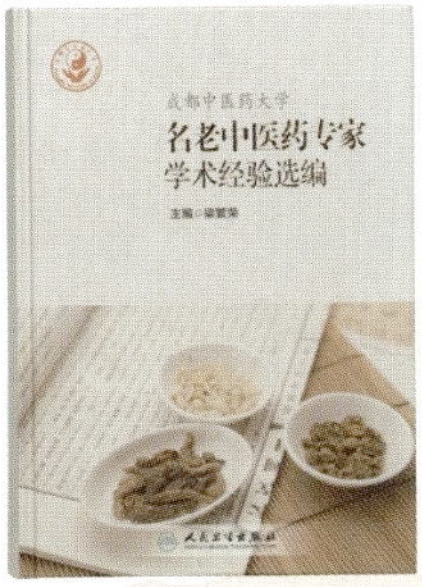
成都中医药大学
名老中医药专家
学术经验选编

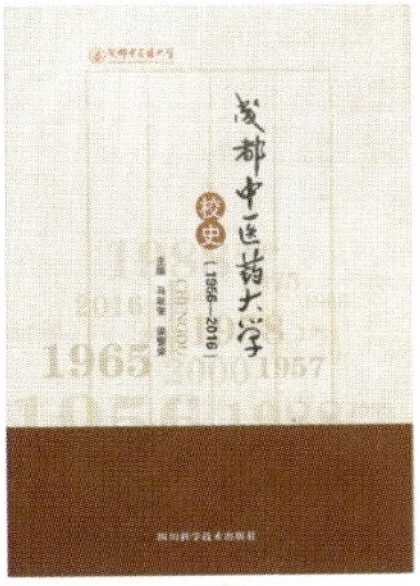
成都中医药大学
校史
（1956—2016）

◎ 张庆文

张庆文，女，1956年生，湖北襄阳人。中医妇科专家。著有《中西医临床妇产科学》。

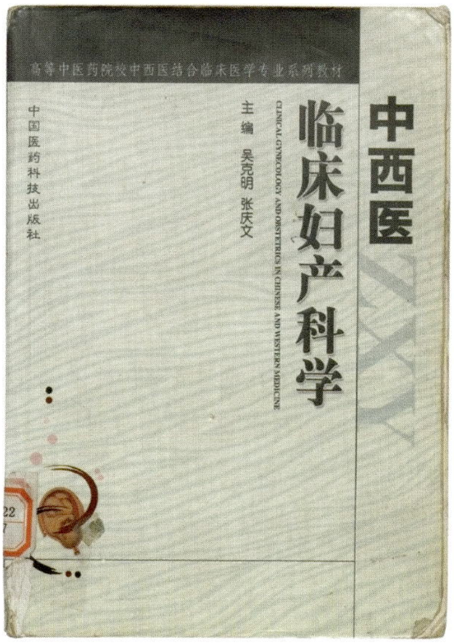

◎ 董小萍

董小萍，女，1957年生，四川成都人。中药化学专家。著有《天然药物化学》（全国普通高等中医药院校药学类“十二五”规划教材）、《天然药物化学实验》（全国普通高等中医药院校药学类“十二五”规划教材）、《天然药物化学》（新世纪全国高等中医药院校规划教材）、《中药品种品质与化学成分实验》（全国高等中医药院校教材）等书。

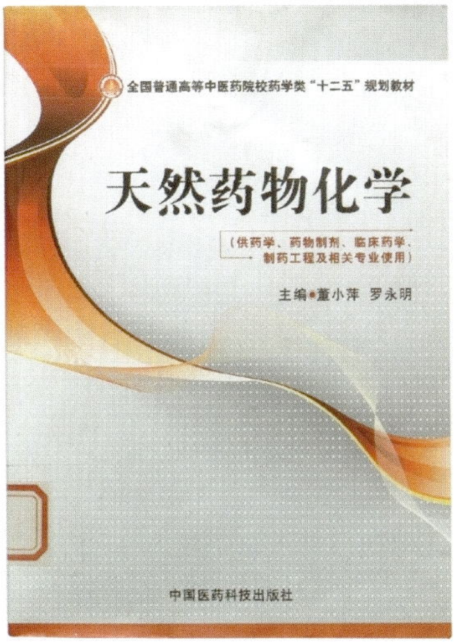

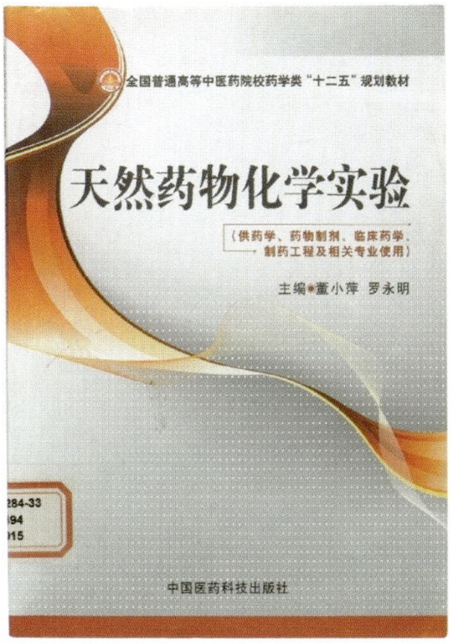

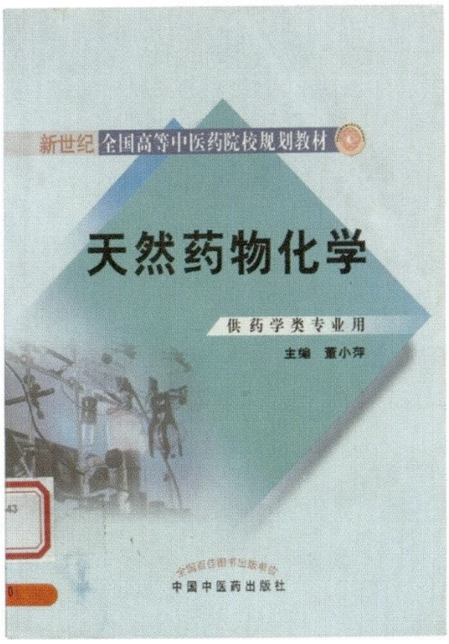

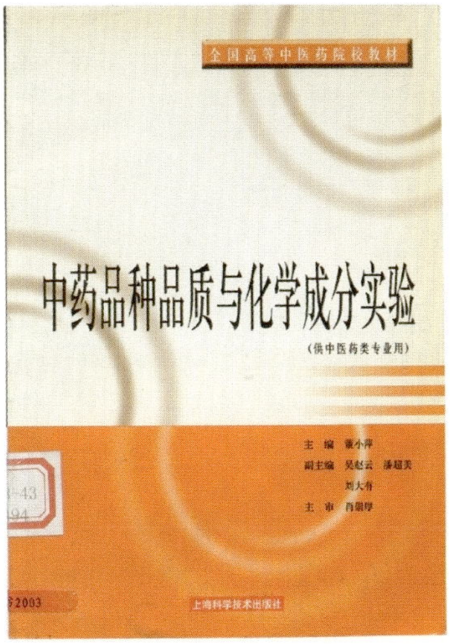

◎景　琳

景琳，女，1957年生，籍贯山西。卫生管理学专家。著有《卫生管理学》（新世纪全国高等中医药院校规划教材）、《卫生管理学》（普通高等教育“十一五”国家级规划教材）等书。

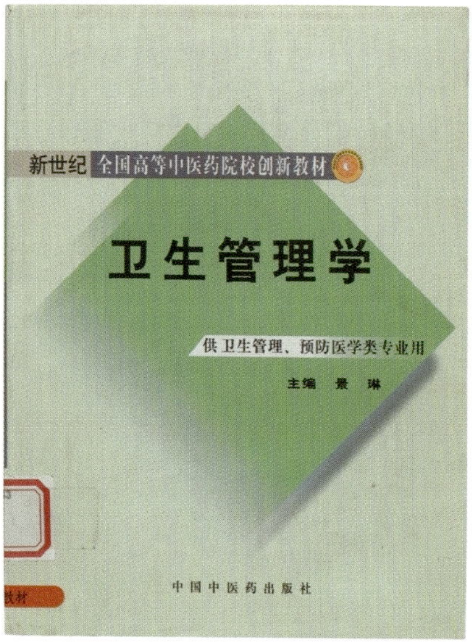

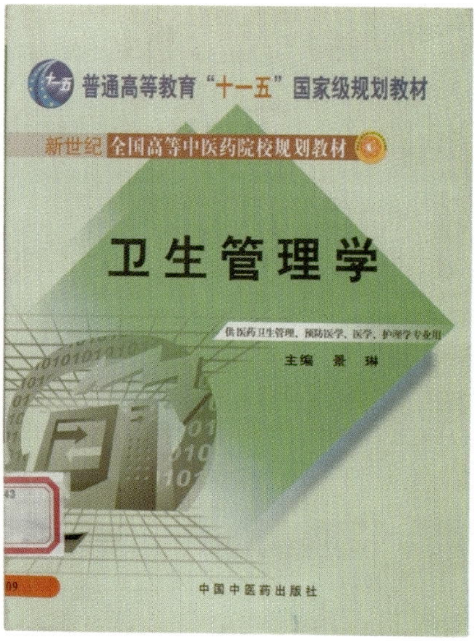

◎ 杨松涛

杨松涛，男，1957年生，四川资阳人。中医骨伤科专家。著有《骨伤诊断学》。

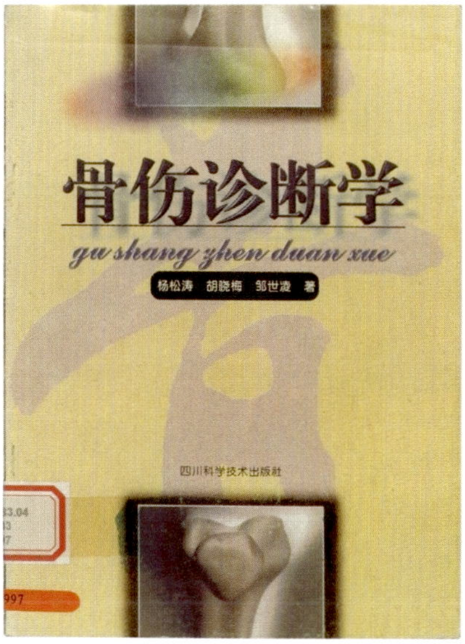

◎ 张　琦

张琦，女，1957年生，四川南溪（今属宜宾市）人。中医金匮学专家。著有《金匮要略讲义》（全国普通高等教育中医药类精编教材）、《金匮要略讲义》（第2版）（普通高等教育中医药类“十三五”规划教材）、《金匮要略讲义》（第2版）（卫生部“十二五”规划教材）、《金匮要略讲义学习指导与习题集》（全国高等中医药院校配套教材）、《金匮要略讲义》（第3版）（国家卫生和计划生育委员会“十三五”规划教材）、《金匮要略》（高等中医院校西部精品教材）、《金匮要略》（第2版）（高等中医院校西部精品教材“第二轮规划教材”）、《〈金匮要略〉理论与实践》（全国中医药行业高等教育“十三五”规划教材）、《应考宝典·金匮要略速记》等书。

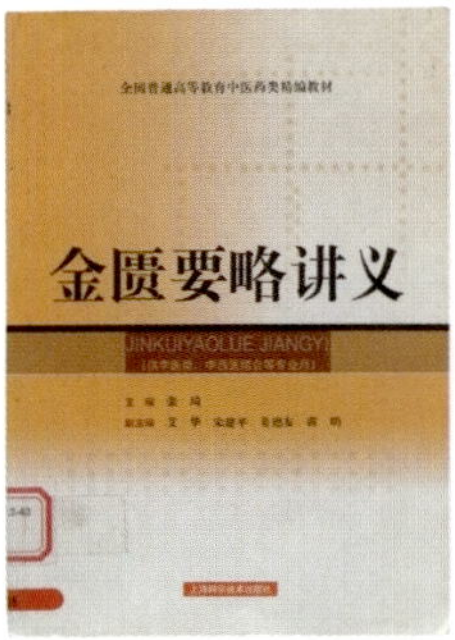

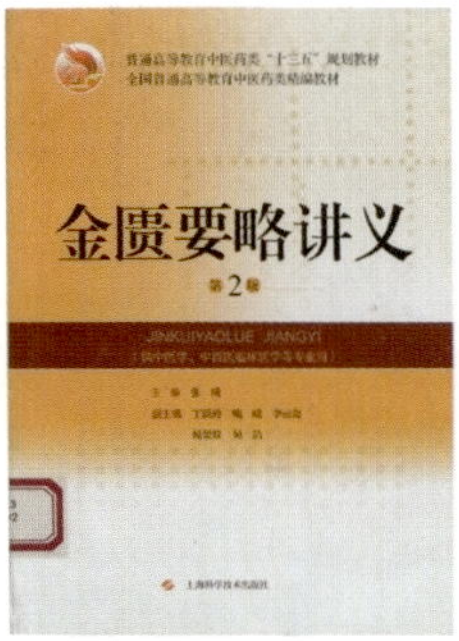

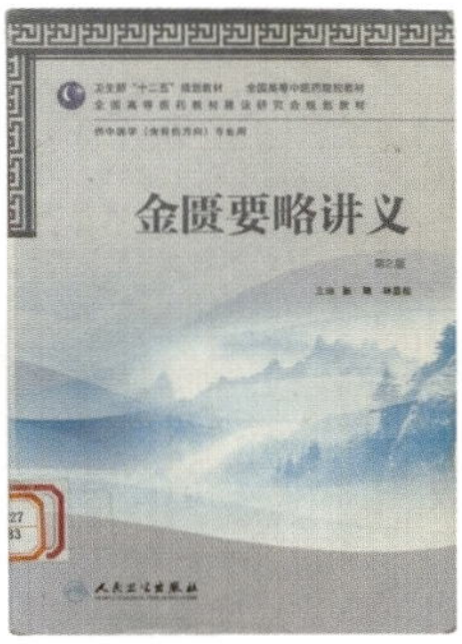

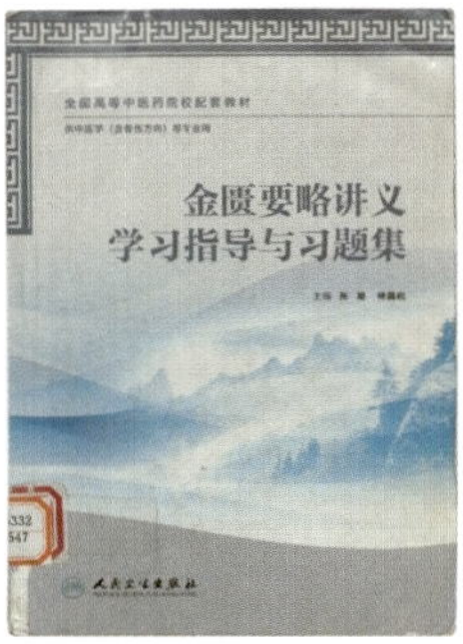

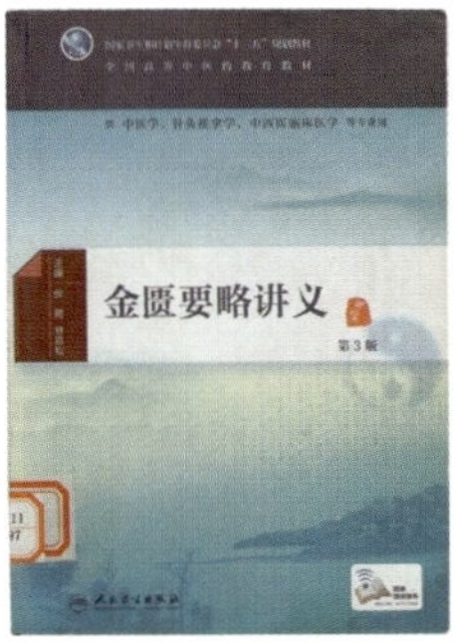

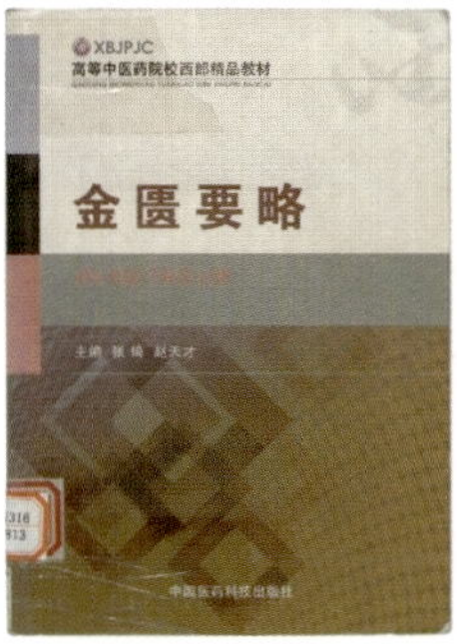

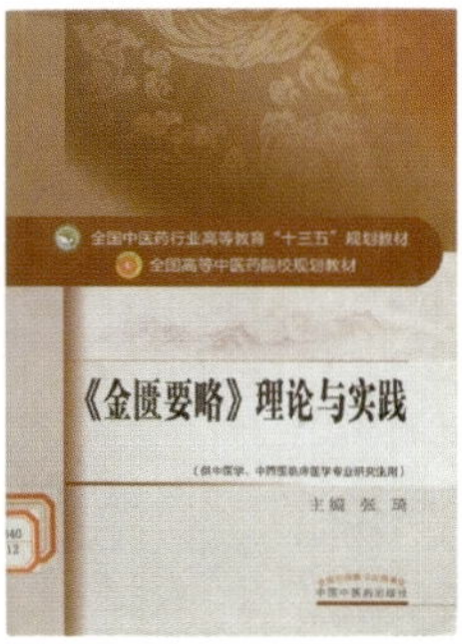

◎贾　波

贾波，女，1958年生，河北沧县人。中医方剂学专家。著有《方剂学》（第2版）（全国普通高等教育中医药类精编教材）、《方剂学》（第3版）（普通高等教育中医药类“十三五”规划教材）、《方剂学》（新世纪全国高等中医药院校创新教材）、《方剂学》（全国中医药行业高等教育“十二五”规划教材）、《方剂学》（新世纪第4版）（全国中医药行业高等教育“十三五”规划教材）、《中医名方学用挈要》、《陈潮祖医案精解》、《中医临床处方分册·妇科分册》、《汉英双解中医小辞典》等书。

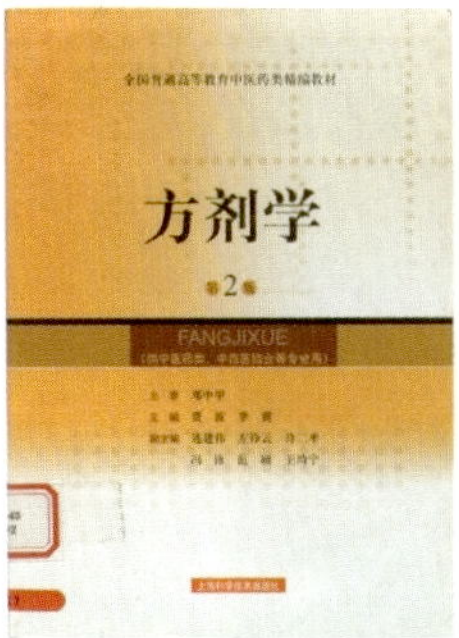

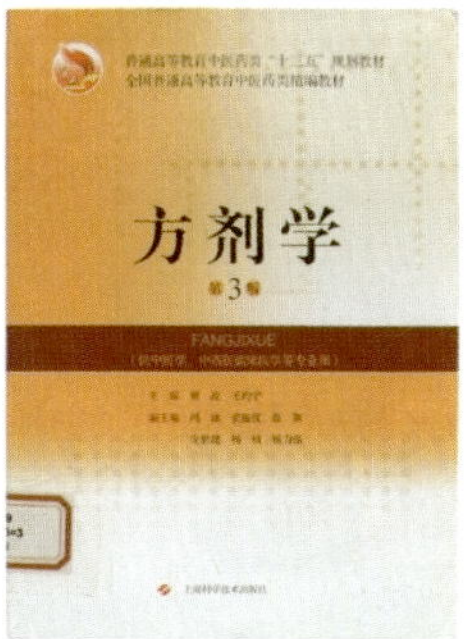

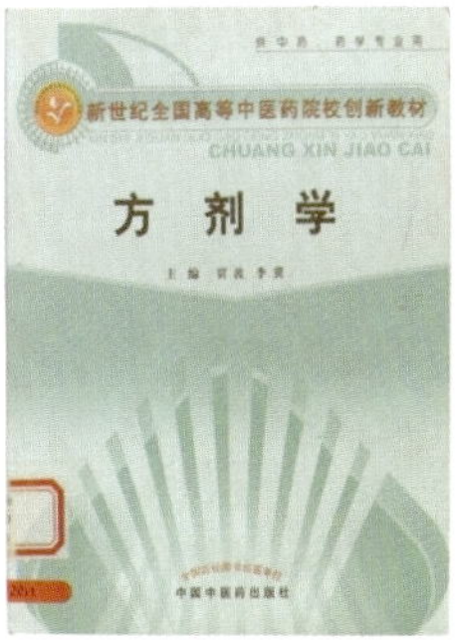

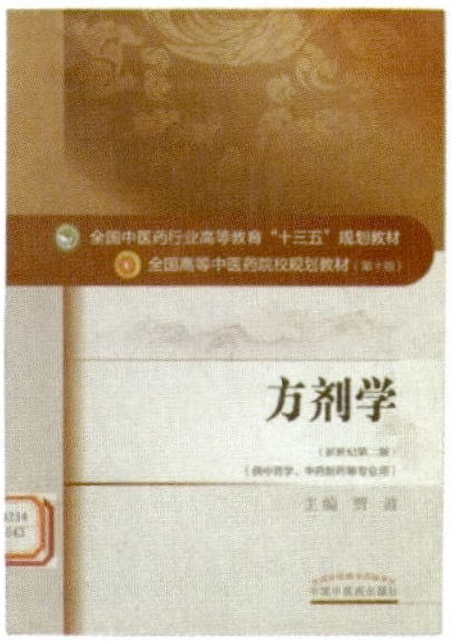

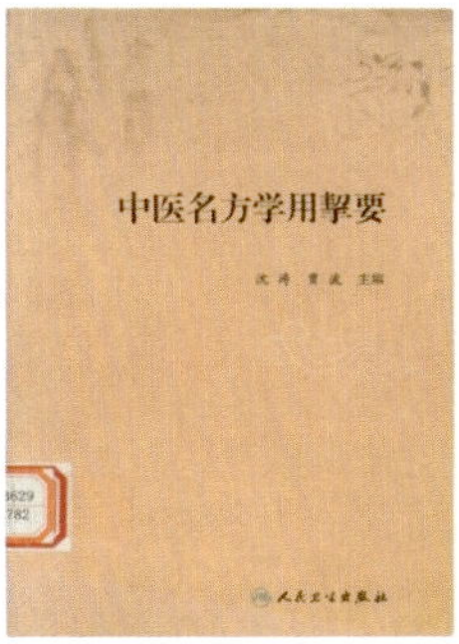

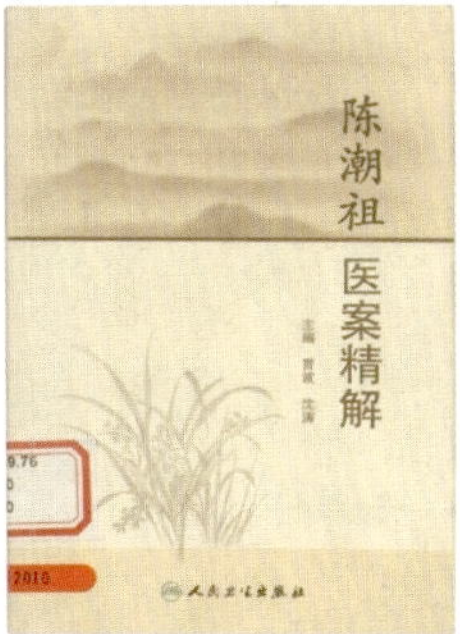

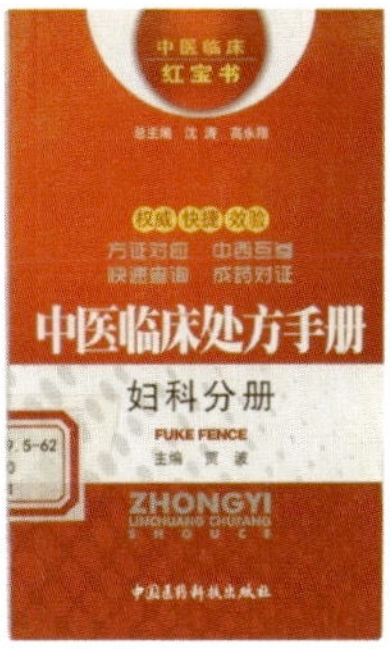

◎ 王卫星

王卫星，男，1958年生，山东郓城人。急诊与危重病专家。著有《外科学总论实践指导》、《数字化X线摄影技术在临床急症的应用》等书。

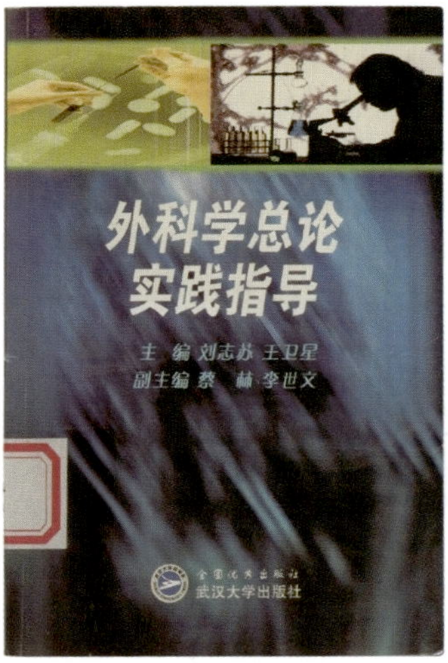

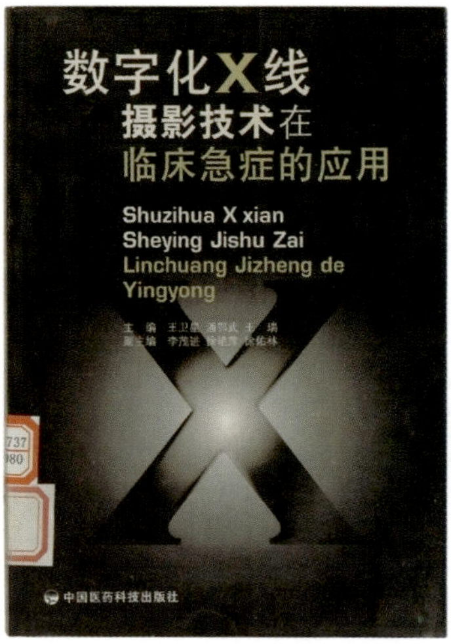

◎ 常　克

常克，男，1959年生，四川叙永人。中医儿科专家。著有《中西医结合儿科学临床研究》（国家卫生和计划生育委员会“十三五”规划教材）、《中西医临床儿科学》（高等中医药院校西部精品教材）、《肖正安》（川派中医药名家系列丛书）、《中医病证治验条辨》、《中西医结合儿科学》（第2版）（国家卫生和计划生育委员会“十三五”规划教材）等书。

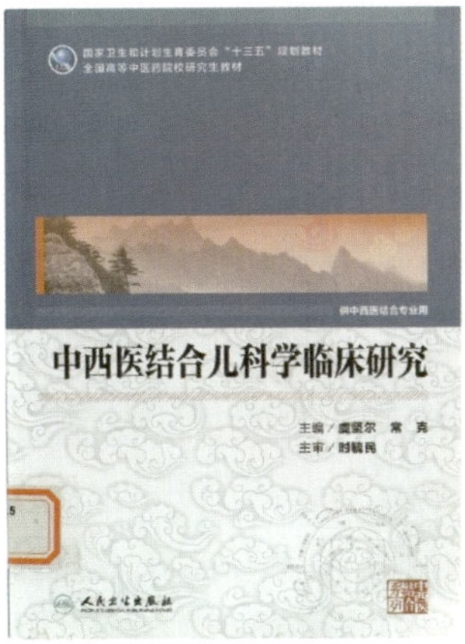

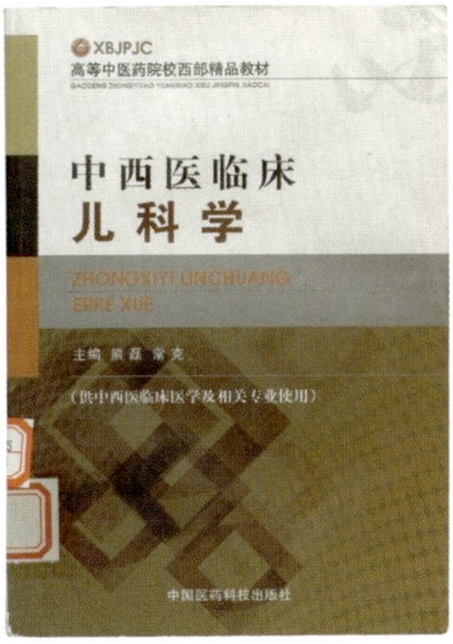

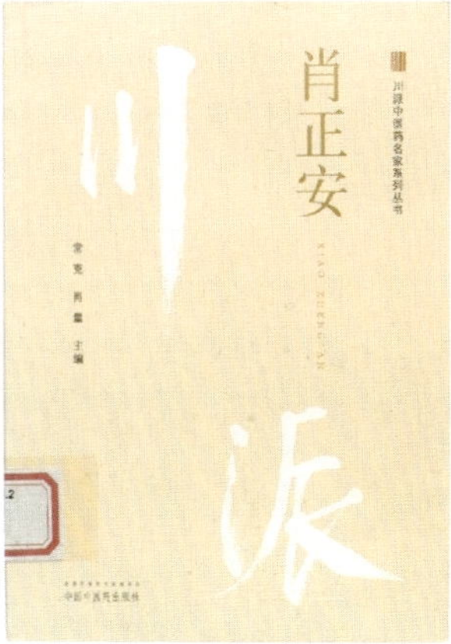

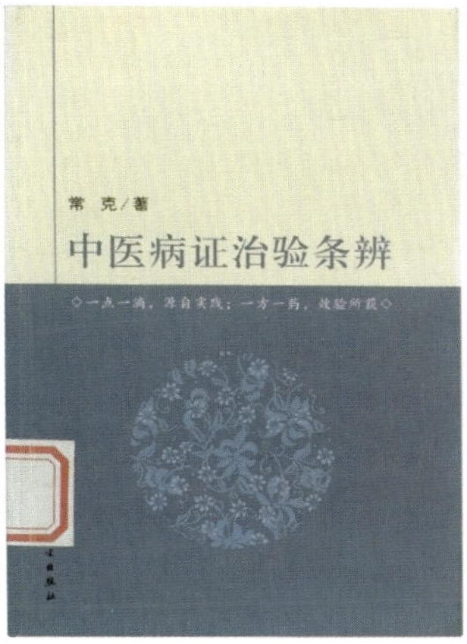

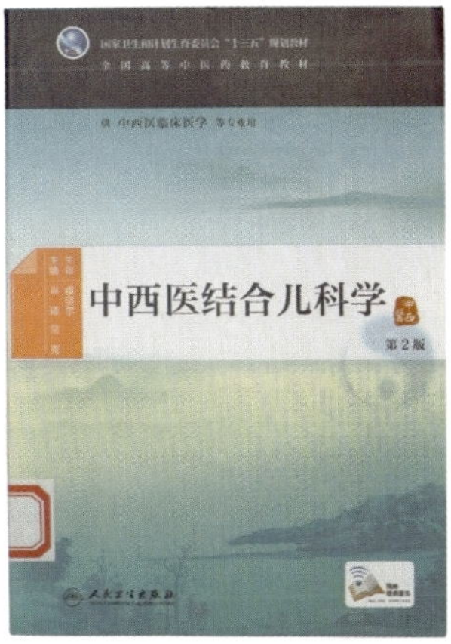

◎ 廖品东

廖品东，男，1959年生，四川三台人。中医针灸推拿学专家。著有《推拿医籍选》、《小儿推拿学》、《少儿推拿手法学》（少儿推拿专业系列教材）、《小儿推拿学》（卫生部“十二五”规划教材）、《小儿推拿学》（第2版）（国家卫生和计划生育委员会“十三五”规划教材）、《小儿常见病症病机解析·谨守病机解儿难》、《小儿推拿》（特色推拿丛书）、《杂证推拿》（特色推拿丛书）、《中医踩跷疗法》、《零基础小儿推拿》、《睡前捏一捏 宝宝不生病》等书。

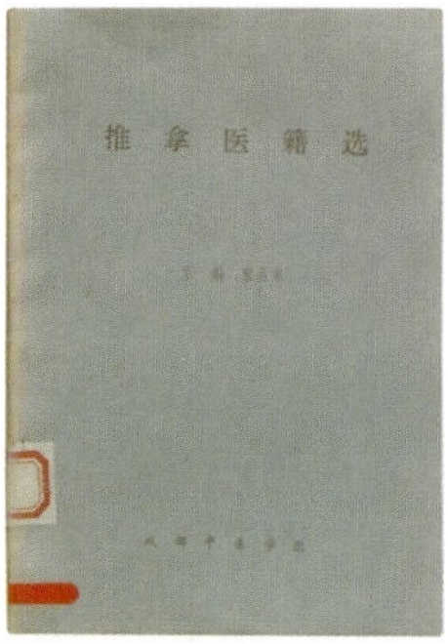

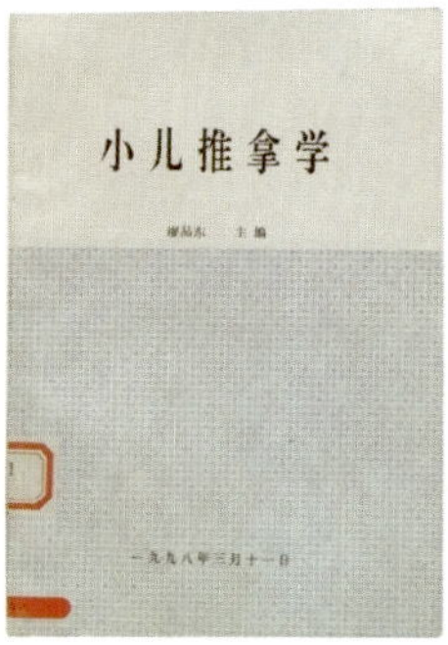

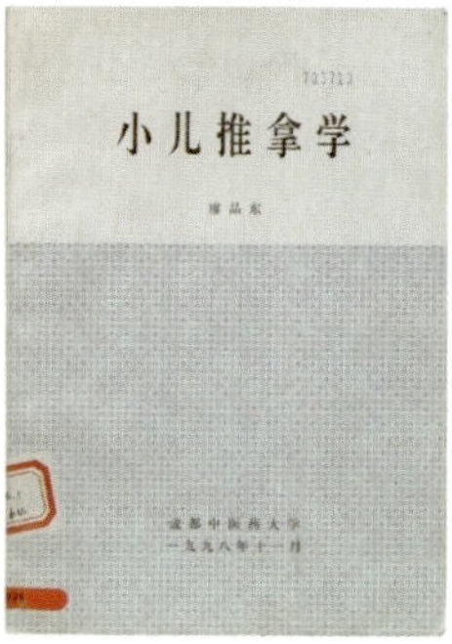

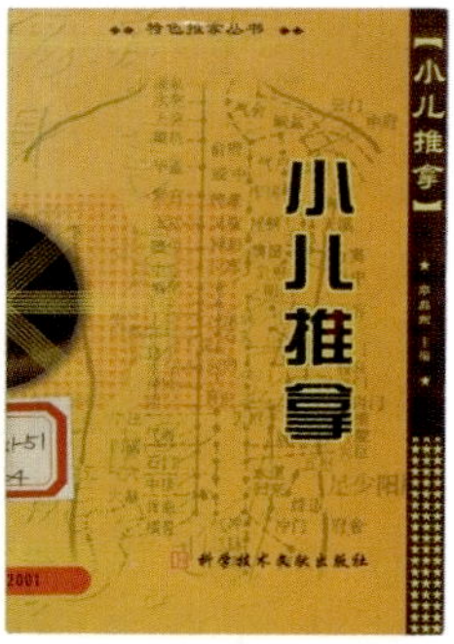

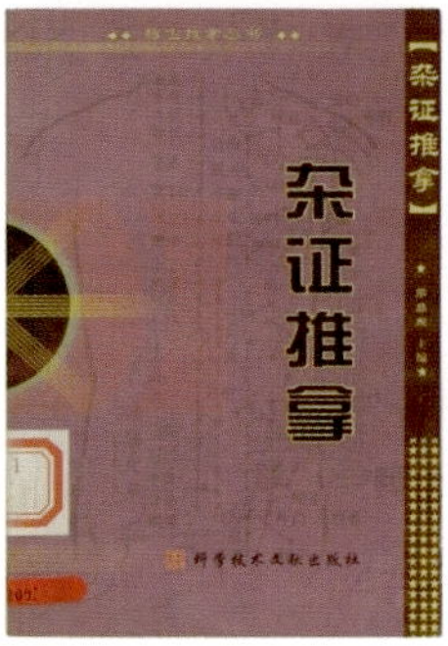

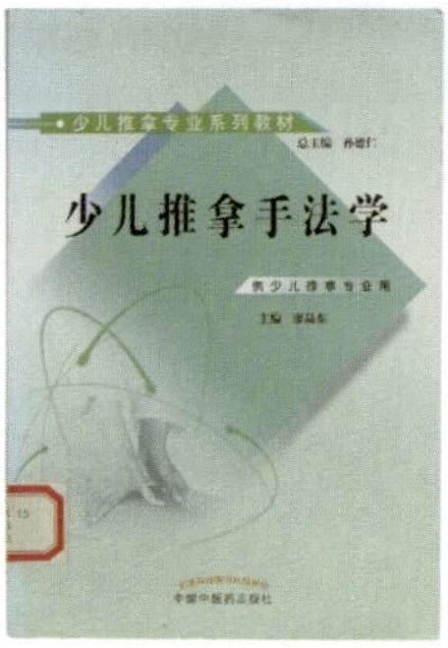

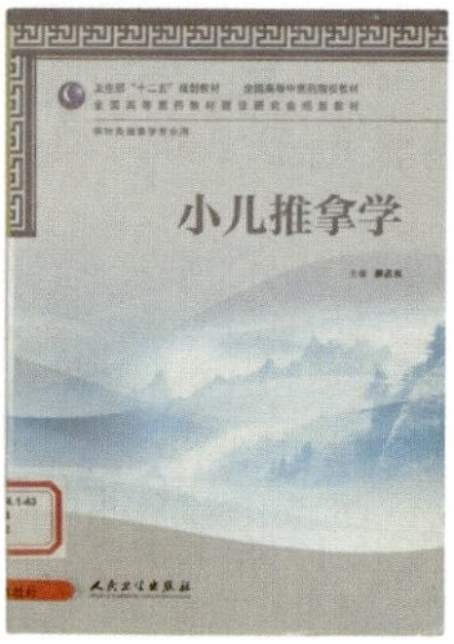

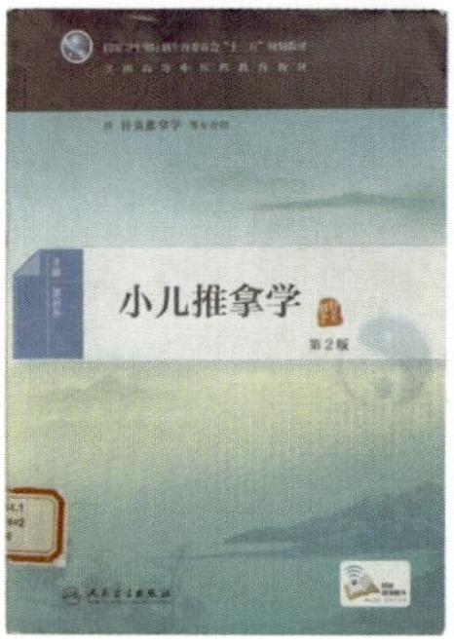

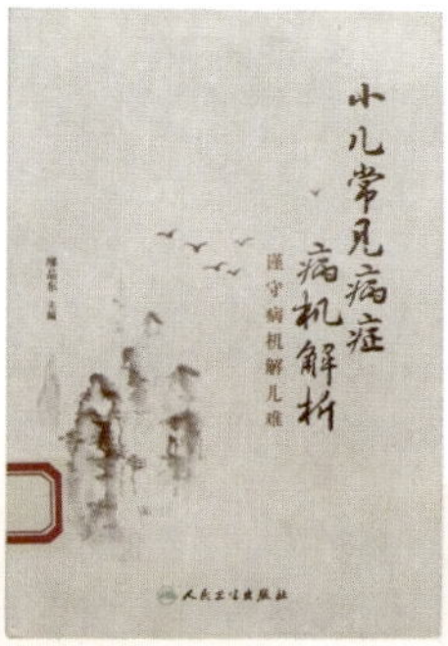

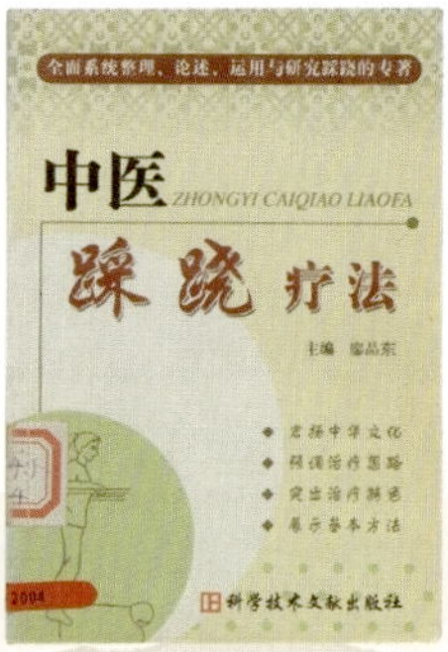

◎王　建

王建，女，1959年生，重庆忠县人。中药学专家。著有《中医药学概论》（第5版）（卫生部规划教材）、《中医药学概论》（第6版）（卫生部“十一五”规划教材）、《中医药学概论》（第7版）（卫生部“十二五”规划教材）、《美容药物学》（卫生部“十一五”规划教材）、《临床中药学》（卫生部“十二五”规划教材）、《临床中药学学习指导与习题集》（全国高等中医院校配套教材）、《中药学》（名师助考辅导与练习）、《中药学专业知识（一）》（2007年版）（国家执业药师资格考试辅导用书）、《中药学专业知识（一）》（第4版）（2010年国家执业药师资格考试考点评析与习题集）、《中药学专业知识（一）》（第8版）（2014年国家执业药师资格考试辅导用书）、《中药学专业知识（二）》（第7版）（2015年国家执业药师考试习题与解析）、《中药学专业知识（一）》（第9版）（2017年国家执业药师考试习题与解析）、《中药学专业知识（一）》（第12版）（2018年国家执业药师考试辅导用书）、《中药学专业知识（二）》（第13版）（2019年国家执业药师考试辅导用书）等书。

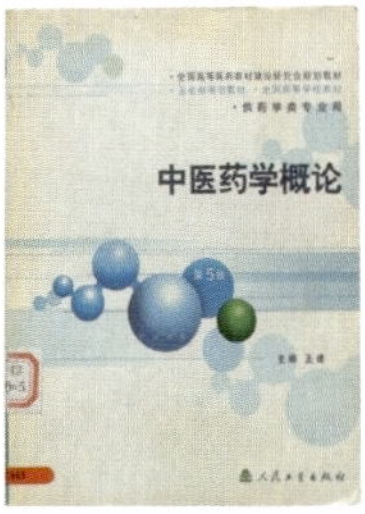

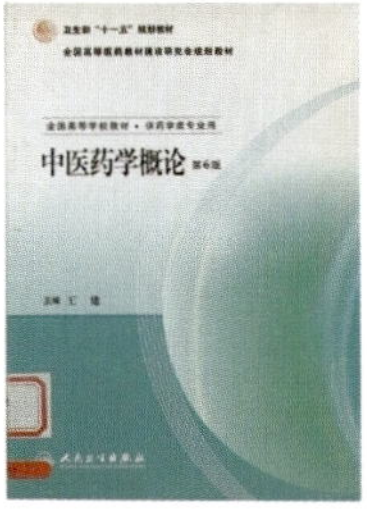

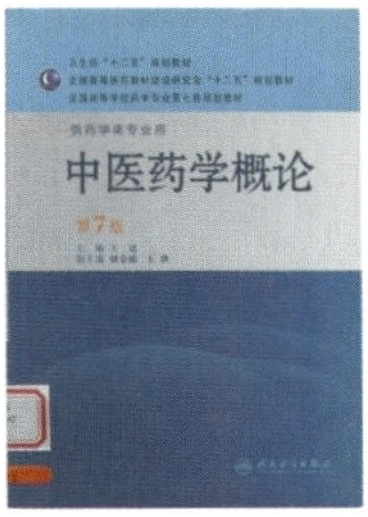

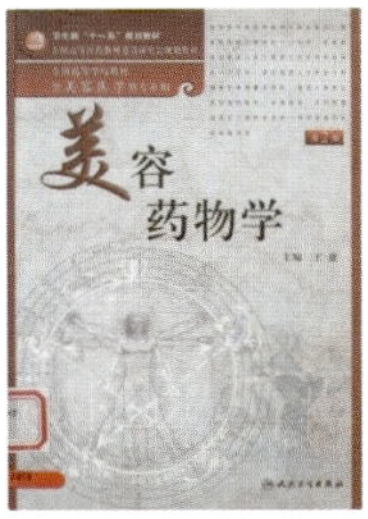

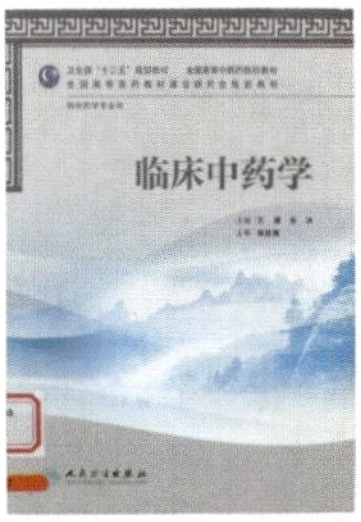

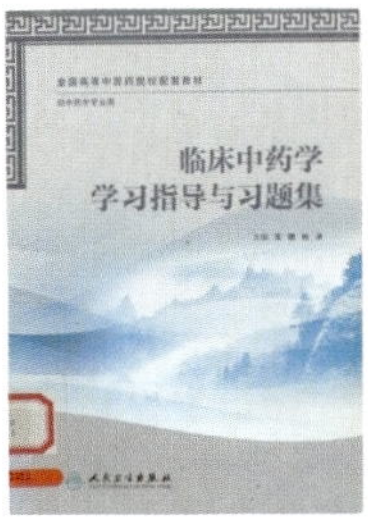

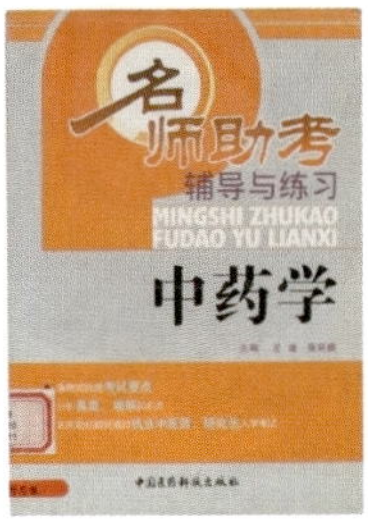

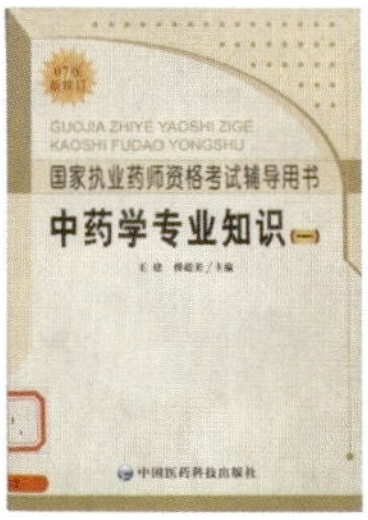

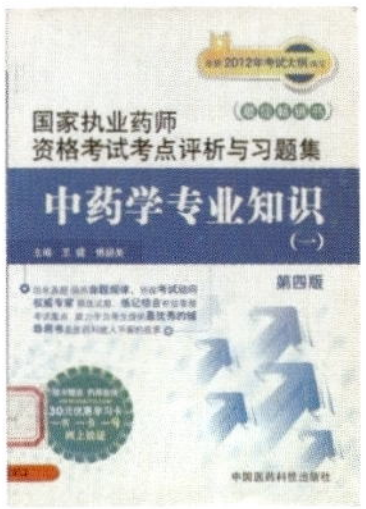

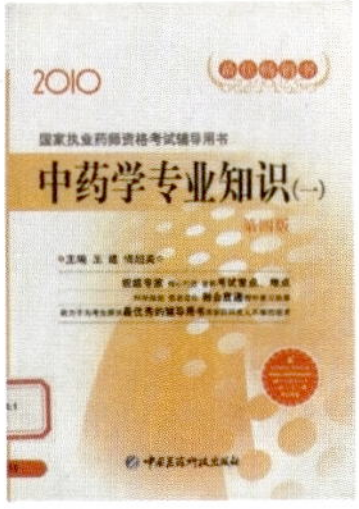

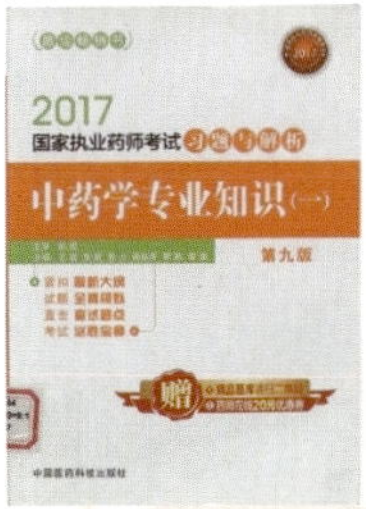

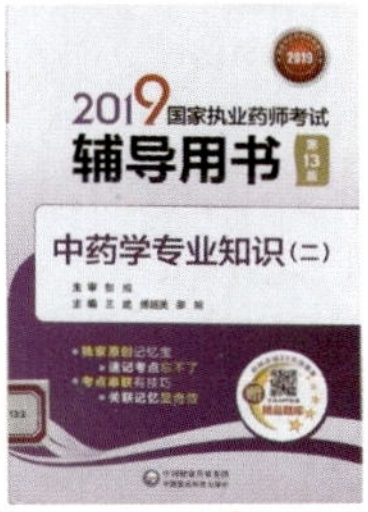

◎ 傅超美

傅超美，男，1961年生，四川简阳人。中药药剂学专家。著有《中药药剂学》（第2版）（全国普通高等中医药院校药学类专业“十三五”规划教材“第二轮规划教材”）、《中药药剂学实验》（全国普通高等中医药院校药学类专业“十三五”规划教材“第二轮规划教材”）、《中药新药研发学》（全国中医药行业高等教育“十三五”规划教材、《中药药剂学专论》（第2版）（国家卫生和计划生育委员会“十三五”规划教材）、《药用辅料学》（新世纪全国高等中医药院校创新教材）、《制药辅料与药品包装》（国家卫生部计划生育委员会“十二五”规划教材）、《中药药剂学实验》（全国普通高等中医药院校药学类“十二五”规划教材）、《中药药剂学》（全国中医药行业高等中医药院校成人教育规划教材“专升本”）、《〈中成药学〉教材》、《中药炮制与药剂实验》（中药学实践教学创新系列教材）、《中药学专业知识（一）》（2007年版新修订）国家执业药师资格考试辅导用书）、《中药学专业知识（一）》（第4版）（2010年国家执业药师资格考试考点评析与习题集）、中药学专业知识（一）》（第8版）（2014年国家执业药师资格考试辅导用书）、《中药学专业知识（二）》（第7版）（2015年国家执业药师考试习题与解析）、《中药学专业知识（一）》（第9版）（2017年国家执业药师考试习题与解析）、《中药学专业知识（一）》（第12版）（2018年国家执业药师考试辅导用书）、《中药学专业知识（二）》（第13版）（2019年国家执业药师考试辅导用书）、《中药药剂学》（全国高等中医药院校中药学类专业双语规划教材）等书。

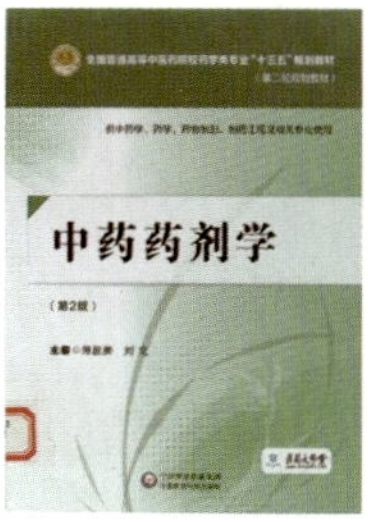

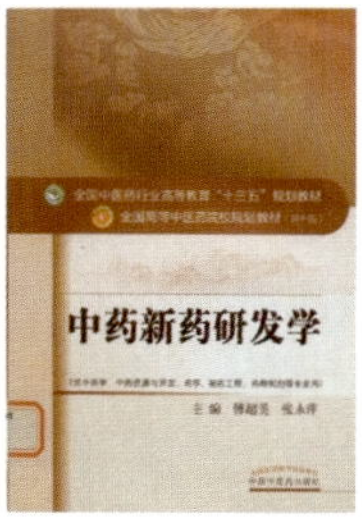

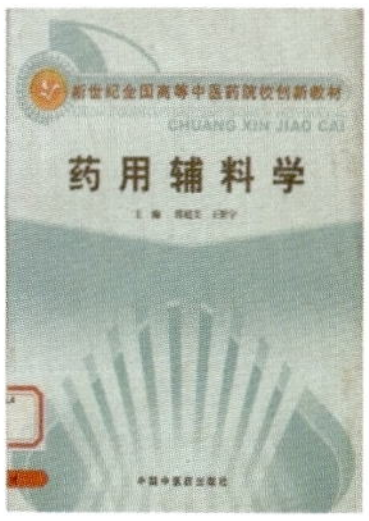

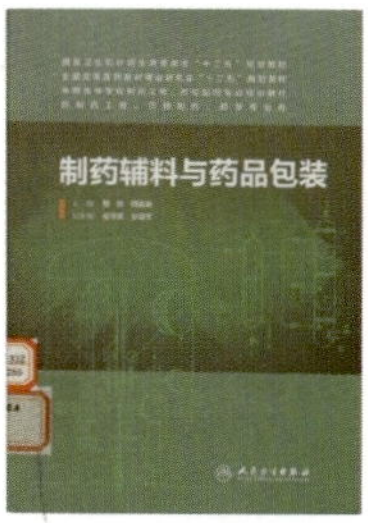

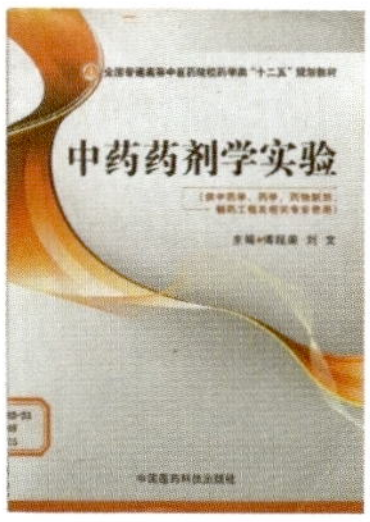

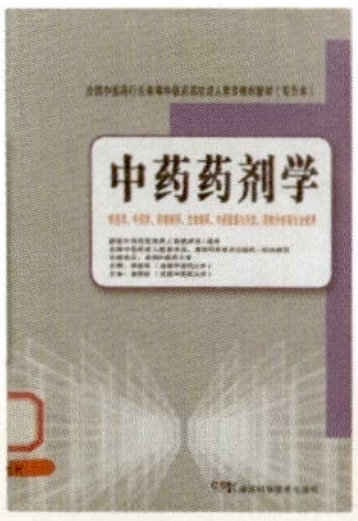

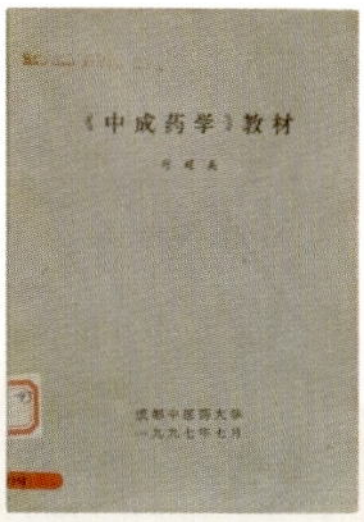

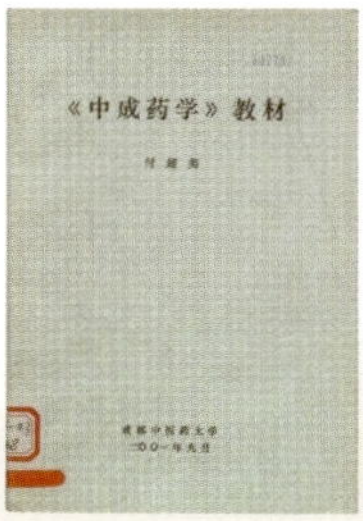

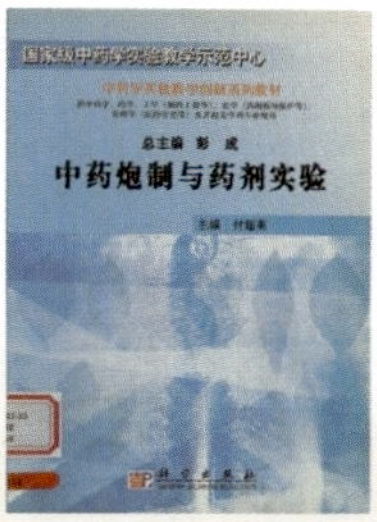

◎杨　明

杨明，男，1962年生，四川成都人。中药药剂学专家。著有《中药药剂学》（全国中医药行业高等教育“十二五”规划教材）、《药剂学》（全国普通高等中医药院校药学类“十二五”规划教材）、《中药药剂学》（新世纪第4版）（全国中医药行业高等教育“十三五”规划教材）、《中药制剂工程学》（普通高等教育制药类“十三五”规划教材）、《新编国家中成药》、《中药辅料全书》、《中医香疗学》（全国中药行业高等教育“十三五”创新教材）、《中药制剂工艺技术图表解》、《中药药剂学专论》（第2版）（国家卫生和计划生育委员会“十三五”规划教材）、《中药药剂学》（全国普通高等教育中医药类精编教材）、《药剂学》（第2版）（全国普通高等中医药院校药学类专业“十三五”规划教材“第二轮规划教材”）等书。

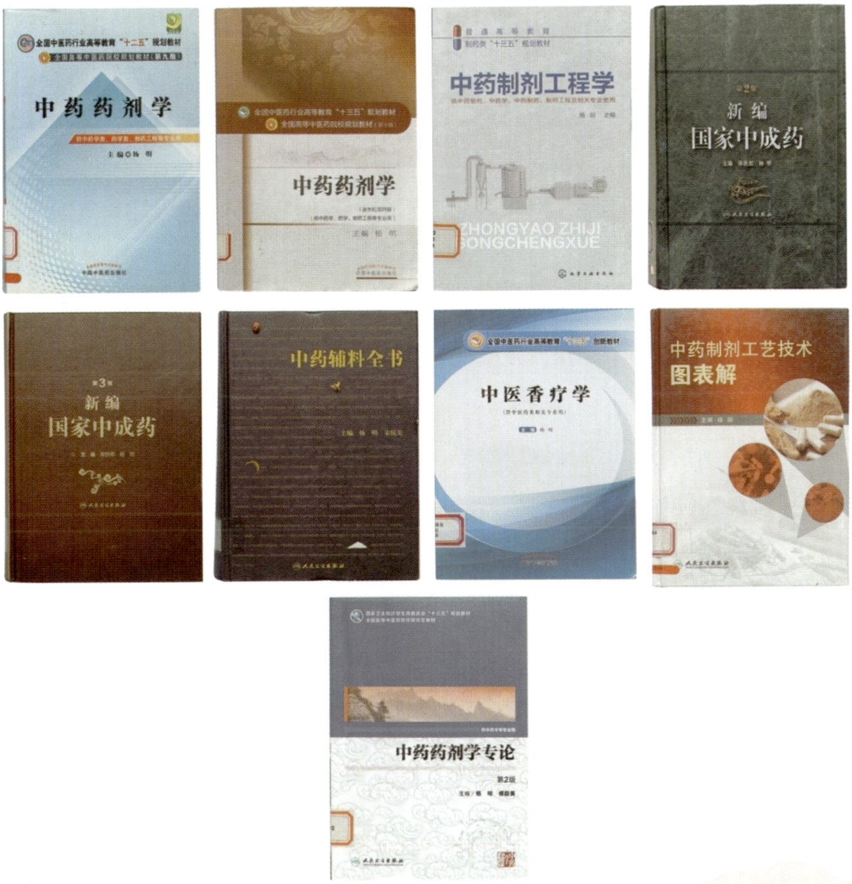

◎ 郑燕林

郑燕林，女，1962年生，重庆人。中西医结合眼科专家。著有《中西医临床眼科学》（高等中医药院校西部精品教材）、《中西医临床眼科学》（第2版）（高等中医药院校西部精品教材“第二轮规划教材”）、《王明芳眼科诊疗经验集》、《眼科检查与治疗学》等书。

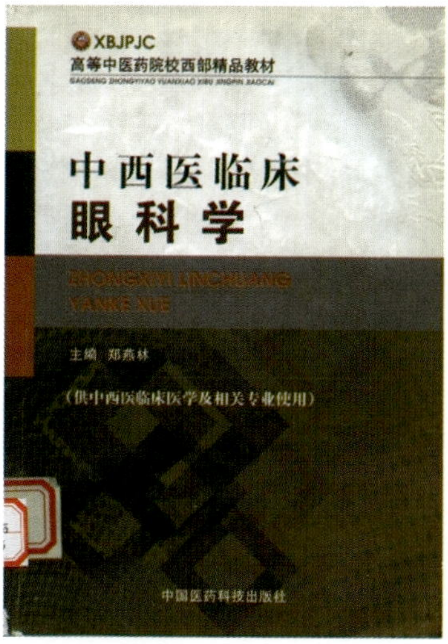

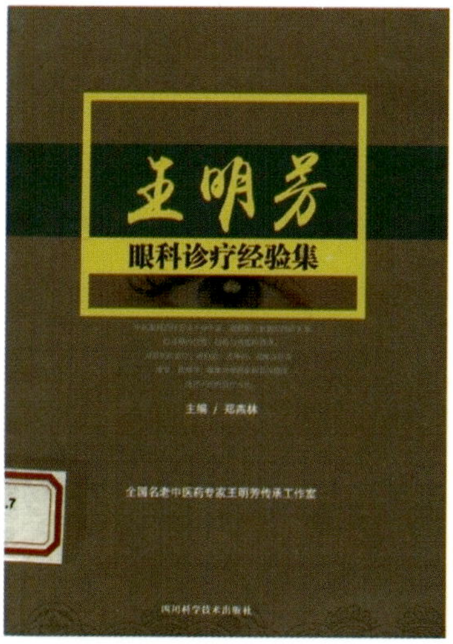

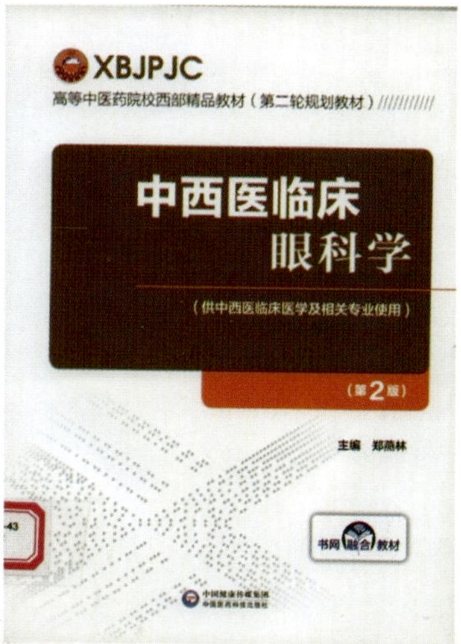

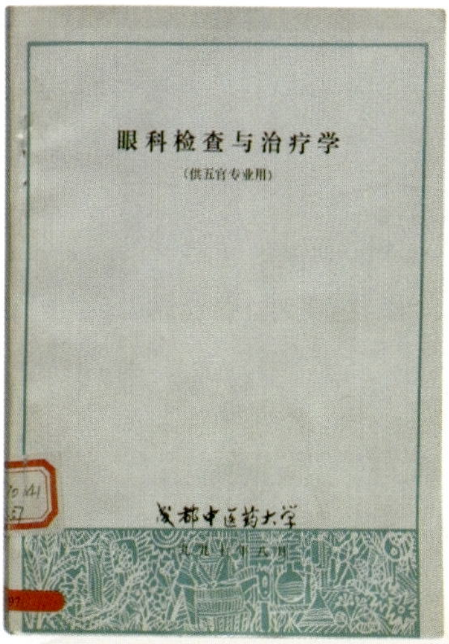

◎钟　森

钟森，男，1962年生，陕西西安人。临床医学专家。著有《中西医临床传染病学》（高等中医药院校西部精品教材）、《西医内科学》（第2版）（国家卫生和计划生育委员会“十三五”教材）、《突发公共事件应急医学》、《病毒性肝炎的中西医结合防治研究》等书。

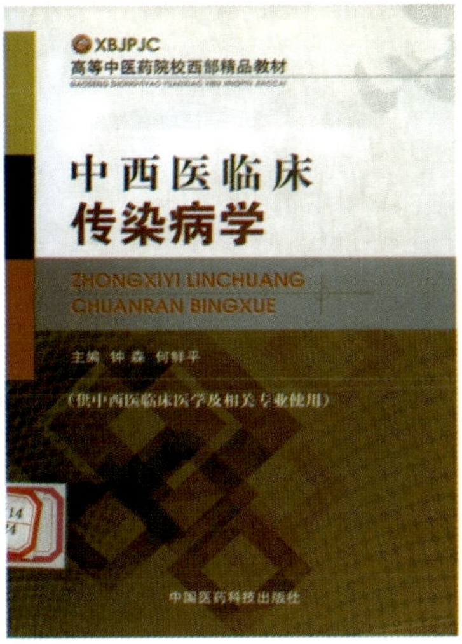

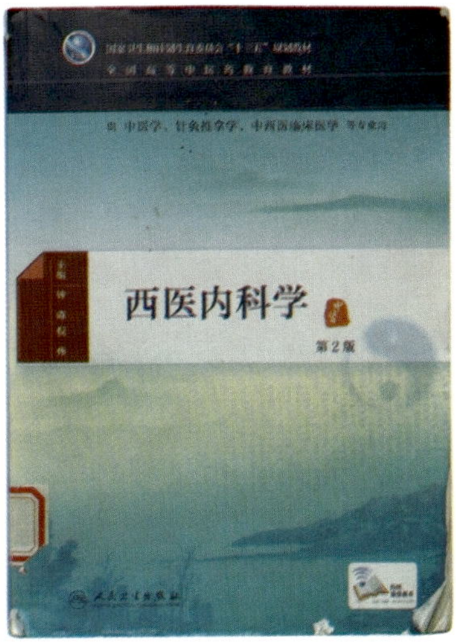

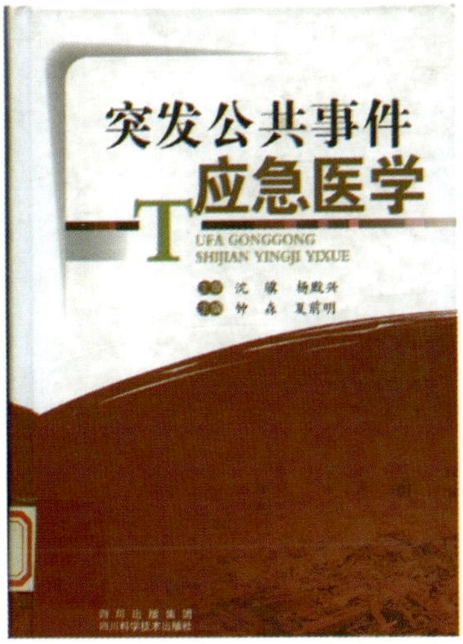

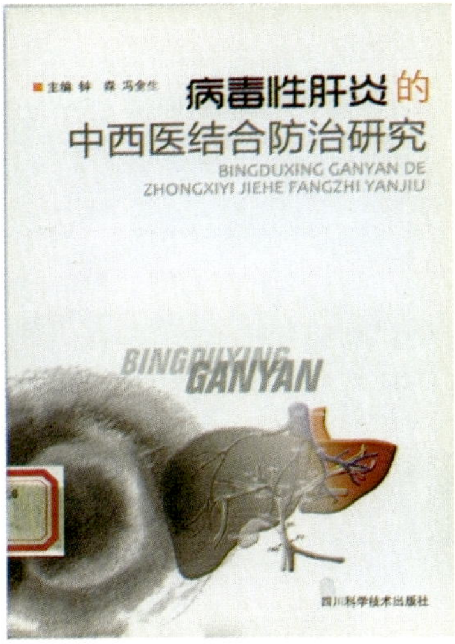

◎ 段俊国

段俊国，男，1963年生，四川绵阳人。中医眼科专家。著有《中西医结合眼科学》（新世纪全国高等医药院校规划教材）、《中西医结合眼科学》（普通高等教育“十一五”国家级规划教材）、《中医眼科学》（卫生部“十二五”规划教材）、《中西医结合眼科学》（全国中医药行业高等教育“十二五”规划教材）、《中医眼科学》（第2版）（“十二五”普通高等教育本科国家级规划教材）、《中西医结合眼科学》（新世纪第3版）（全国中医药行业高等教育“十三五”规划教材）、《中医眼科学学习指导与习题集》（全国高等中医药院校配套教材）、《中医眼科临床研究》等书。

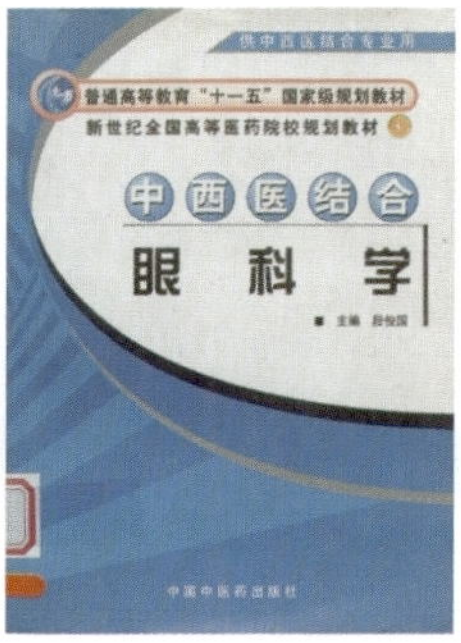

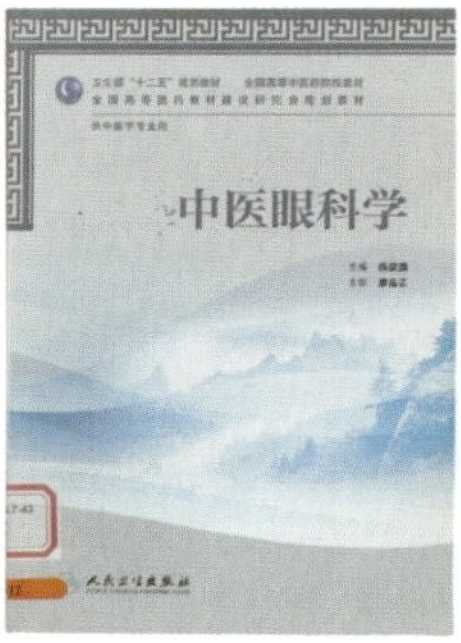

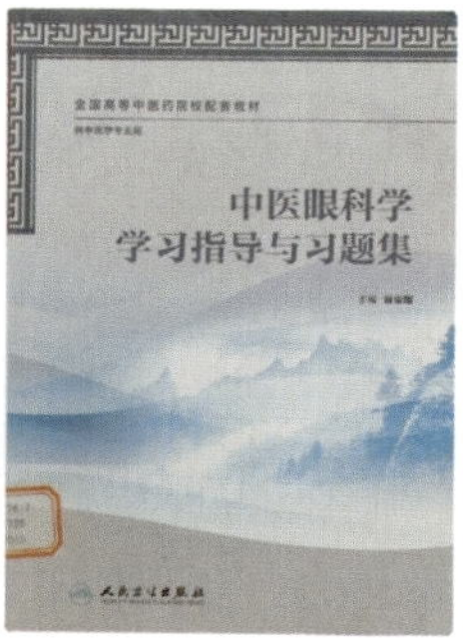

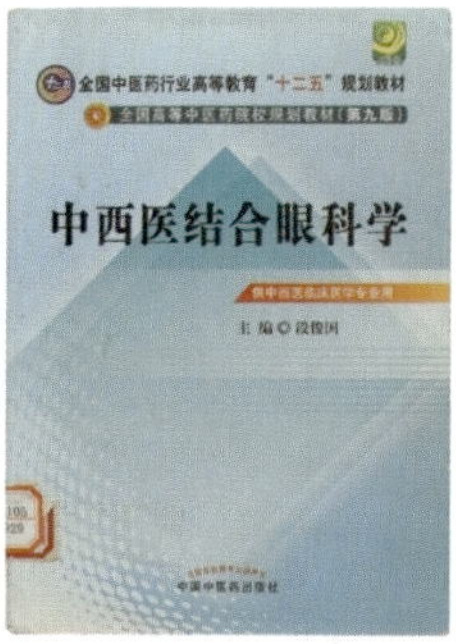

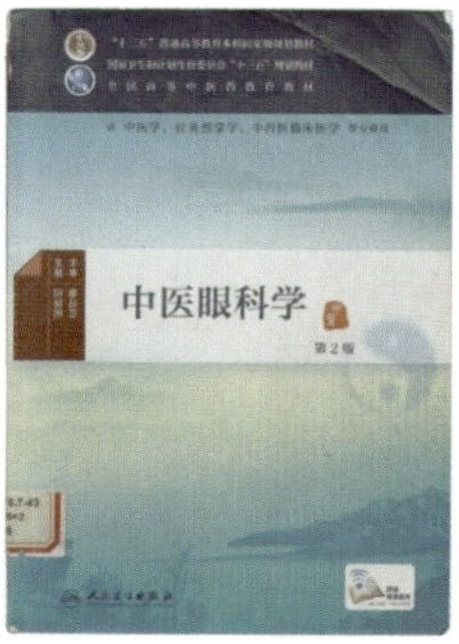

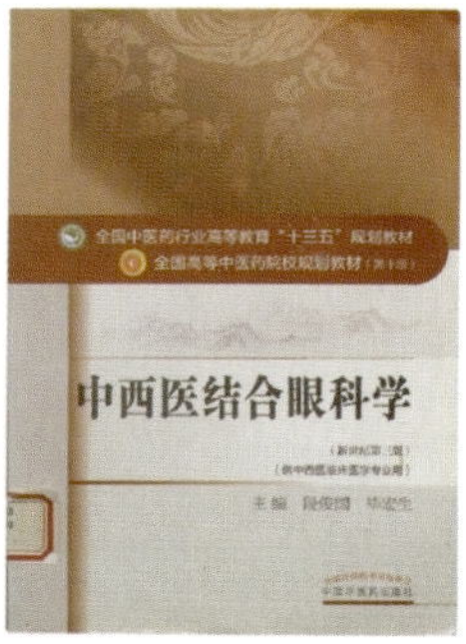

◎王　飞

王飞，男，1963年生，重庆人。中医内科专家。著有《跟师学临床：中医临床医案解析》、《中医老年病学》（全国中医药行业高等教育“十三五”规划教材）、《中医执业医师》（2013年国家执业医师资格考试应试指导系列）等书。

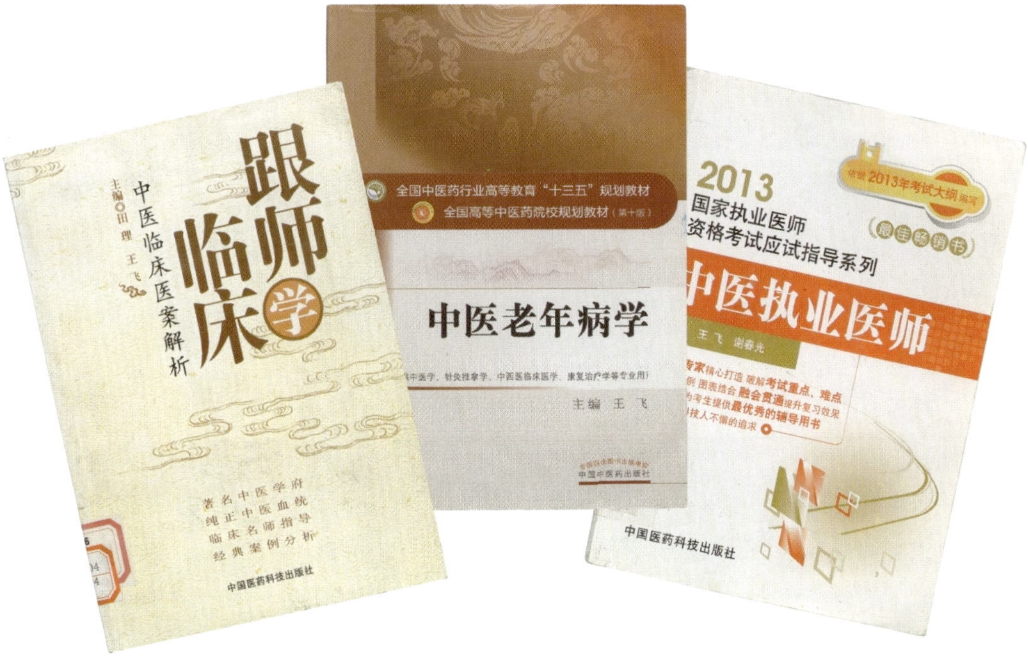

◎ 谢学军

谢学军，女，1963年生，四川都江堰人。中医眼科专家。著有《中西医临床眼科学》（中西医结合临床医学专业系列教材）、《邓亚平》（中国现代百名中医临床家丛书）、《中医眼科学》（中国传统临床医学丛书）等书。

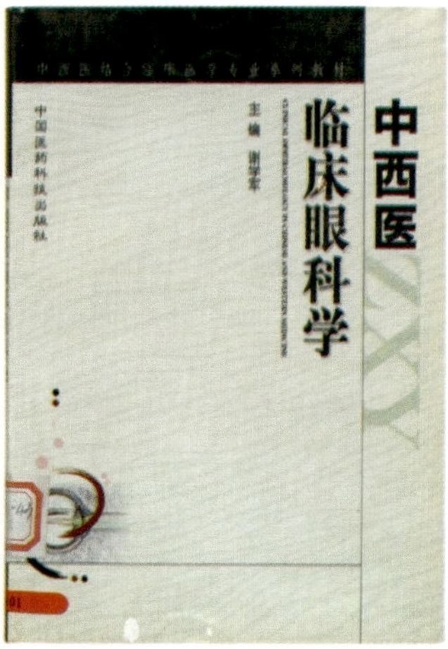

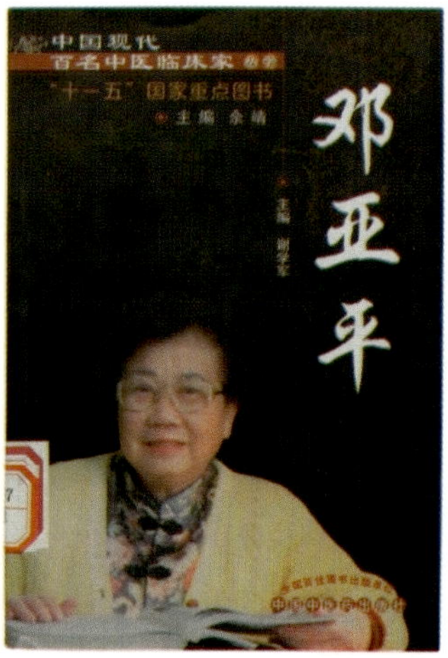

◎ 张　艺

张艺，男，1963年生，重庆人。民族医药学专家。著有《中国民族药辞典》（国家中医药管理局民族医药文献整理丛书）、《保健食品研发与应用》（国家卫生计划生育委员会“十三五”规划教材）等书。

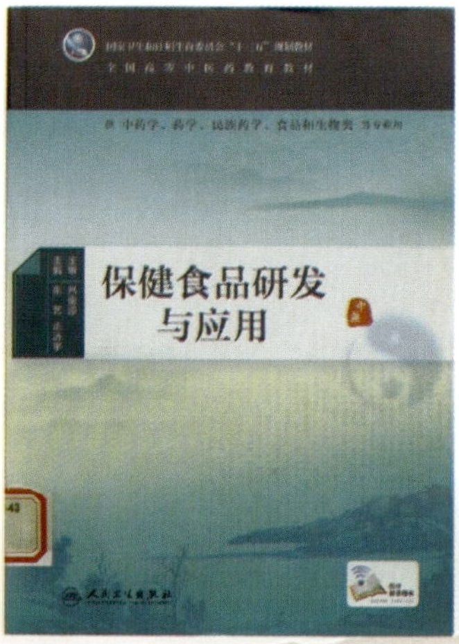

◎ 刘友平

刘友平，女，1964年生，四川泸定人。中药化学专家。著有《理化基本技能训练》（全国普通高等中医药院校药学类“十二五”规划教材）、《实验室管理与安全》（全国普通高等中医药院校药学类“十二五”规划教材）、《中药综合性与设计性实验》（国家级中药学实验教学示范中心中药学实践教学创新系列教程）等书。

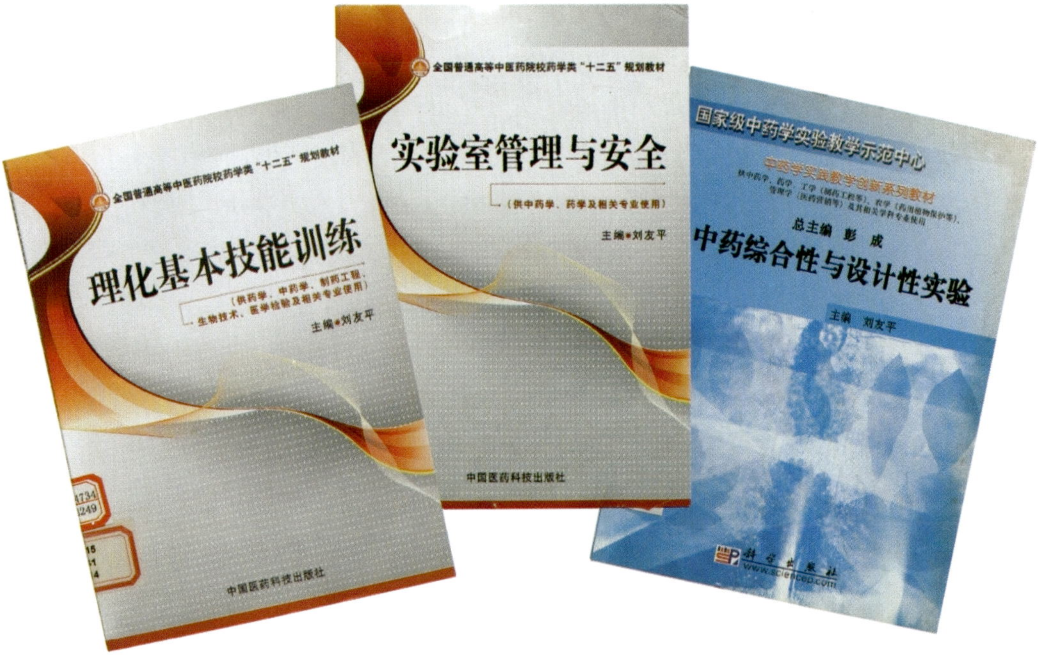

◎彭　成

彭成，男，1964年生，四川南部人。中药学专家。著有《中华道地药材》、《四君子汤现代研究与应用》（中药名方现代研究与应用丛书）、《藿香正气液》（名优中成药研究与应用）、《中国临床药物大辞典·中药饮片卷》、《中国临床药物大辞典·中药成方制剂卷》、《中国临床药物大辞典·化学药卷》、《中药毒理学》（新世纪全国高等中医药院校创新教材）、《中药药理学》（全国中医药行业高等教育“十二五”规划教材）、《中药药理学》（全国普通高等中医药院校药学类“十二五”规划教材）、《实验方剂学》（全国中医药行业高等教育“十三五”规划教材）、《中华临床中药学》（第2版）（“十二五”国家重点图书出版社规划项目）、《四川道地中药材志（全彩版）》、《中药药理学》（新世纪第4版）（全国中医药高等院校“十三五”规划教材）、《中药药理学专论》（第2版）（国家卫生和计划生育委员会“十三五”规划教材）、《中医药动物实验方法学》、《中药药理学》（第2版）（全国普通高等中医药院校药学类专业“十三五”规划教材“第二轮规划教材”）、《杜仲、厚朴、黄柏栽培技术》（四川道地中药材栽培技术丛书）、《经产良药益母草》、《有毒中药附子、川乌、草乌的安全性评价与应用》、《中药材栽培新技术》（农村基层党员干部系列培训教材）、《新编中国药材学》（第7卷）等书，担任国家级中药学实验教学示范中心“中药学实践教学创新系列教材”总主编。

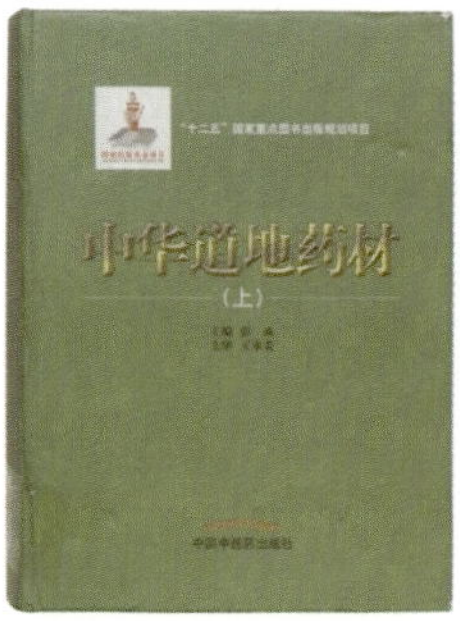

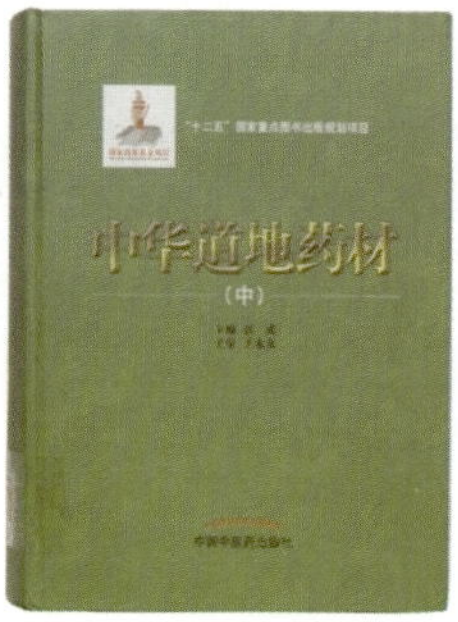

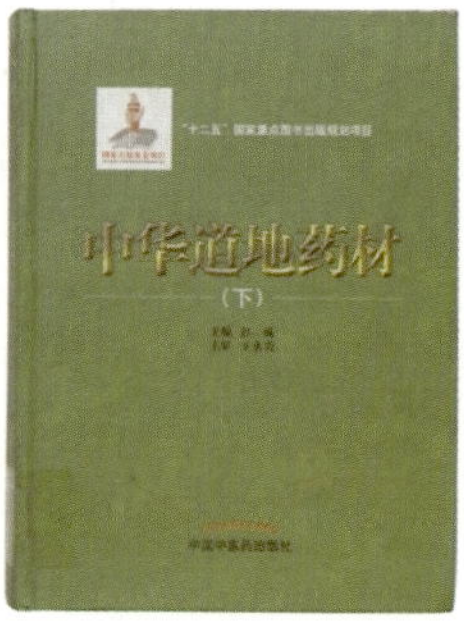

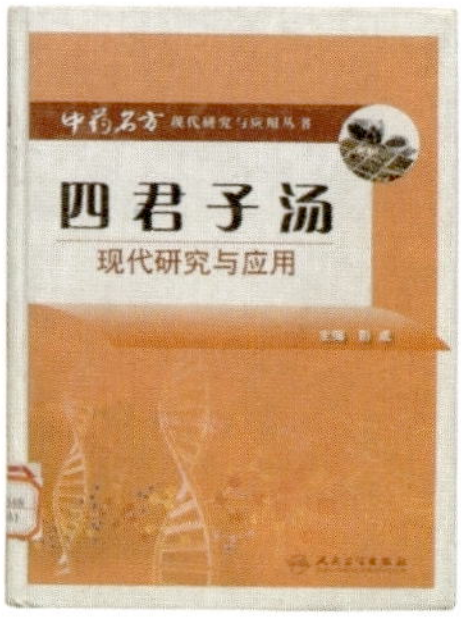

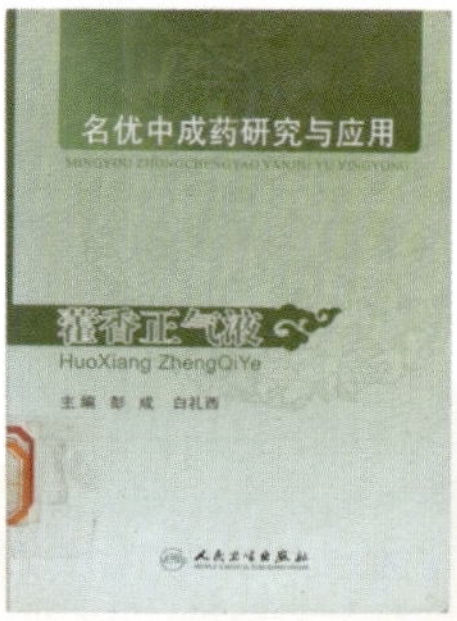

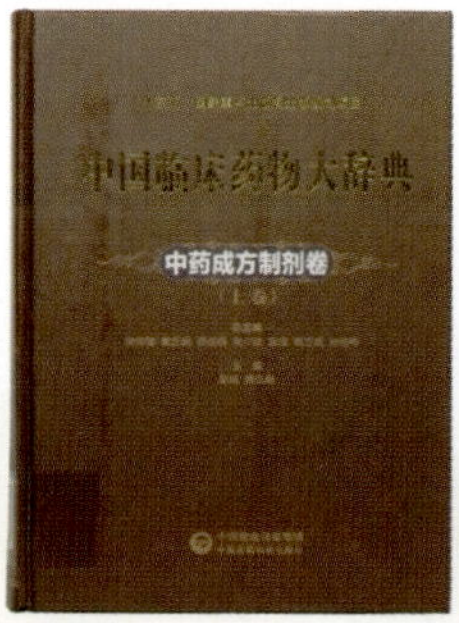

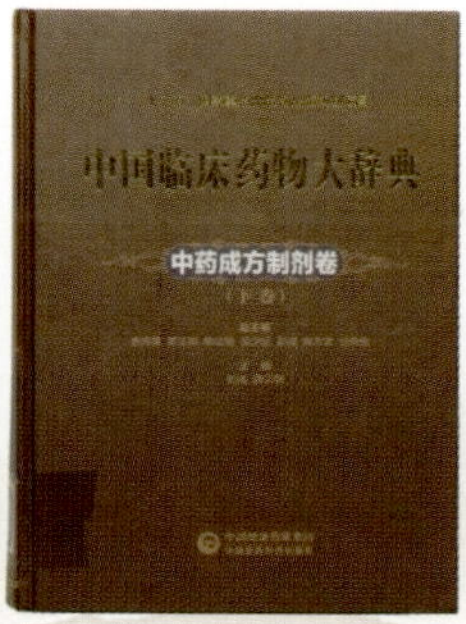

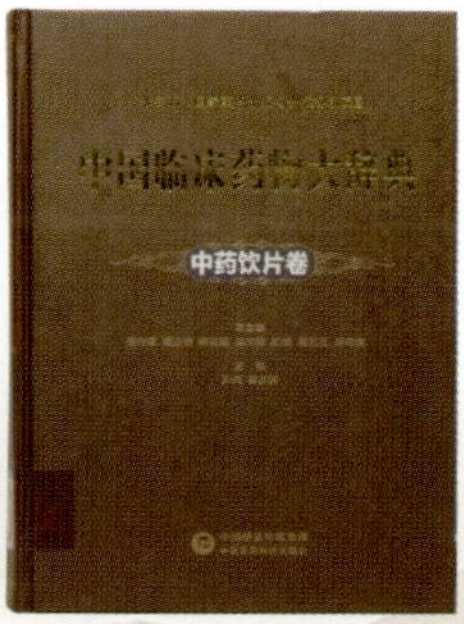

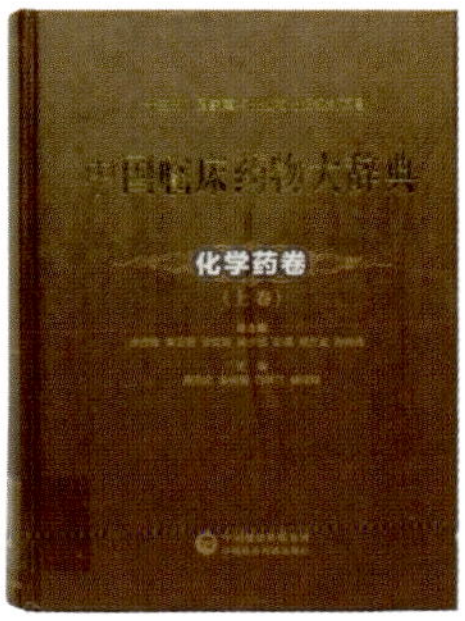
化学药卷
（上卷）

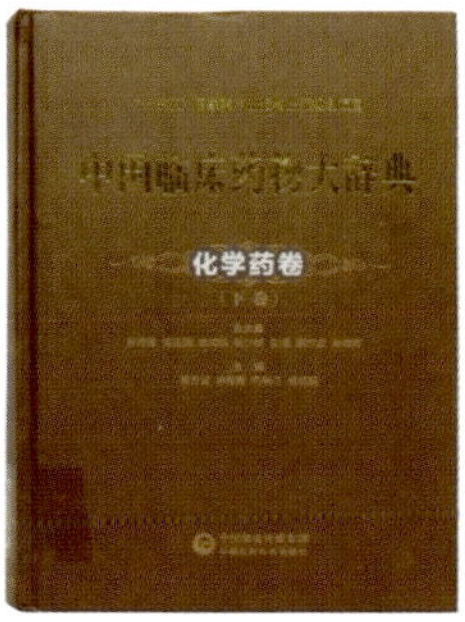
化学药卷
（下卷）

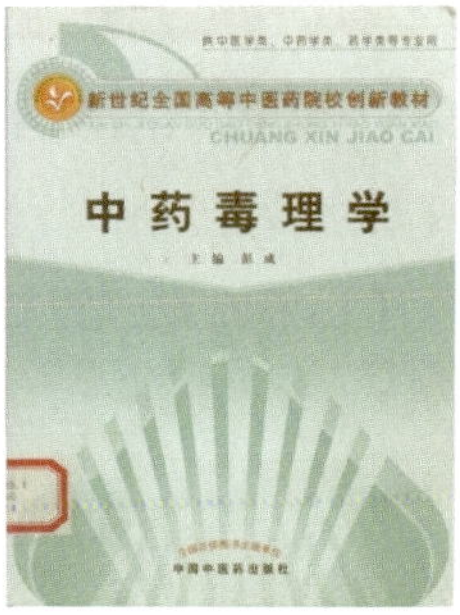
新世纪全国高等中医药院校创新教材
CHUANG XIN JIAO CAI
中药毒理学
主编 彭成
中国中医药出版社

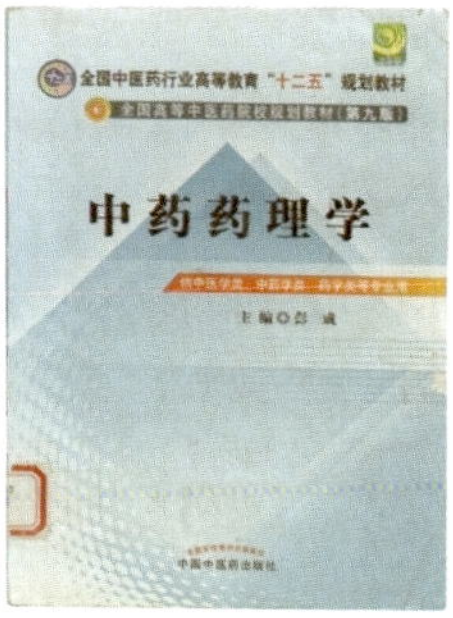
全国中医药行业高等教育"十二五"规划教材
全国高等中医药院校规划教材（第九版）
中药药理学
主编◎彭成
中国中医药出版社

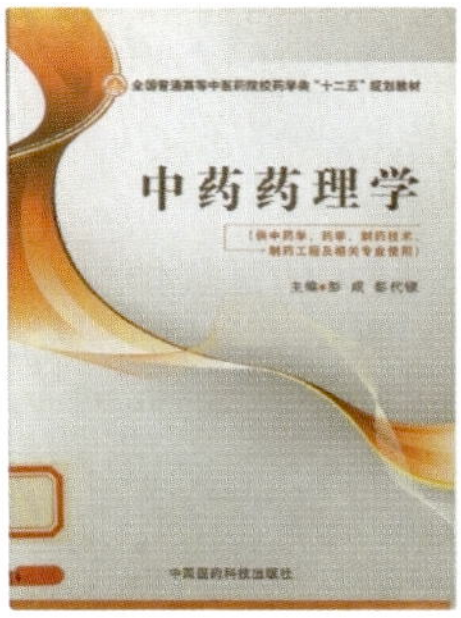
全国普通高等中医药院校药学类"十二五"规划教材
中药药理学
主编◎彭成 彭代银
中国医药科技出版社

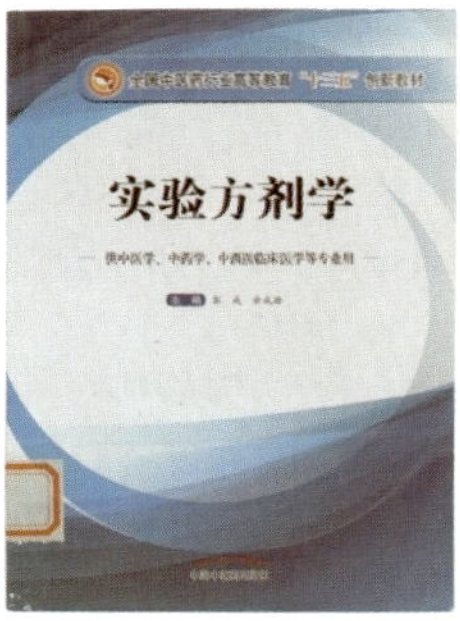
实验方剂学

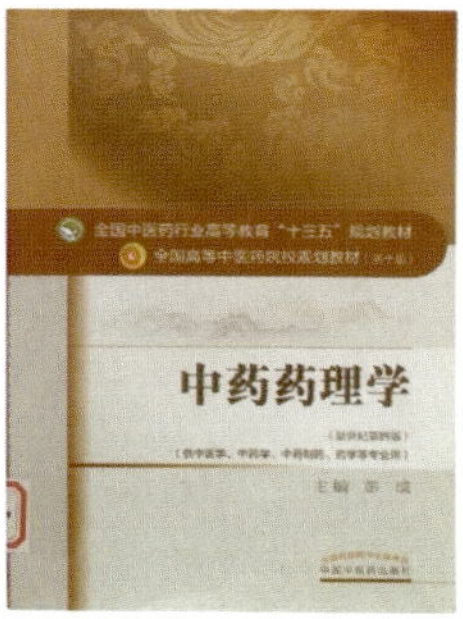
全国中医药行业高等教育"十三五"规划教材
全国高等中医药院校规划教材（第十版）
中药药理学
主编 彭成

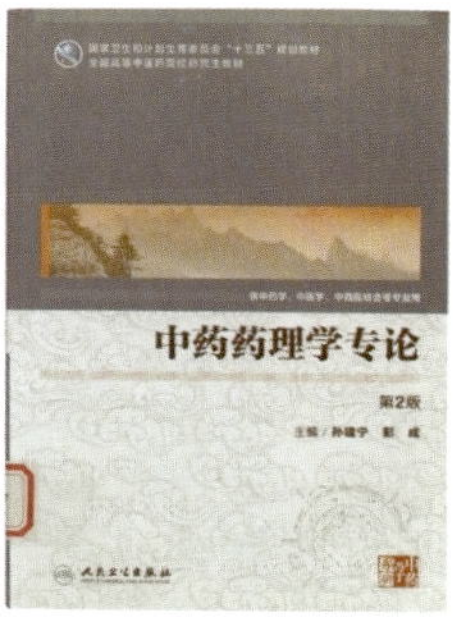
中药药理学专论
第2版

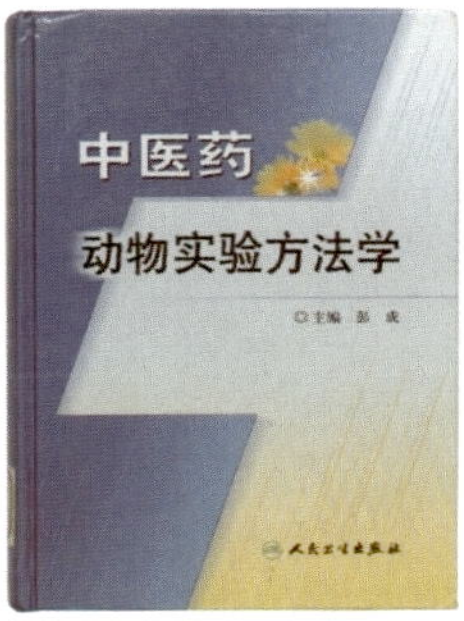
中医药
动物实验方法学
◎主编 彭成
人民卫生出版社

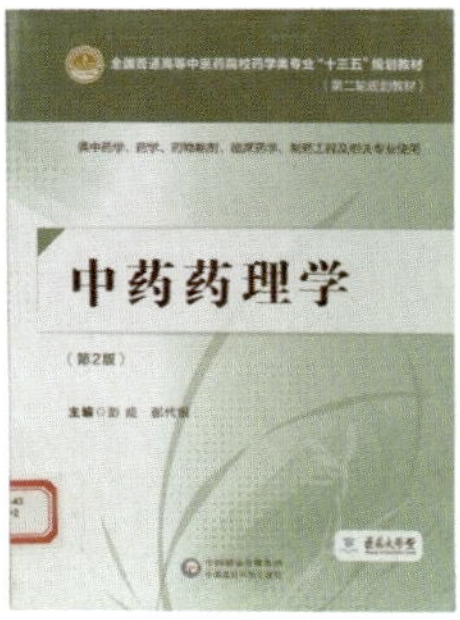
中药药理学
（第2版）
主编◎彭成 彭代银

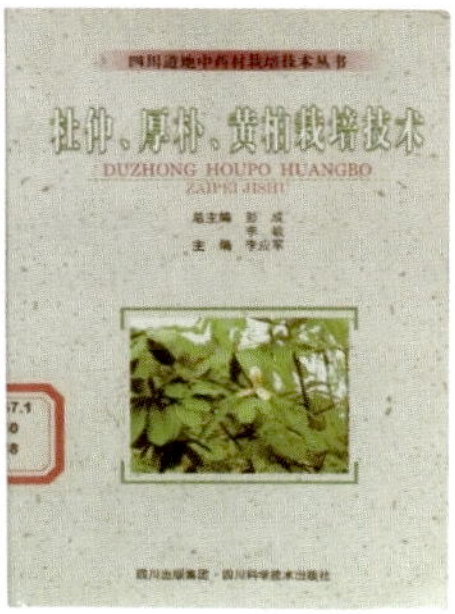
杜仲、厚朴、黄柏栽培技术
DUZHONG HOUPO HUANGBO
ZAIPEI JISHU

◎ 谢春光

谢春光，男，1964年生，四川中江人。中医内科学专家。著有《中西医临床内科学》（高等中医药院校西部精品教材）、《中西医临床内科学》（高等中医药院校西部精品教材“第二轮规划教材”）、《中西医结合糖尿病学》、《老年内分泌疾病》（老年病中西医诊疗丛书）、《中医执业医师》（2013年国家职业医师资格考试应试指导系列）等书。

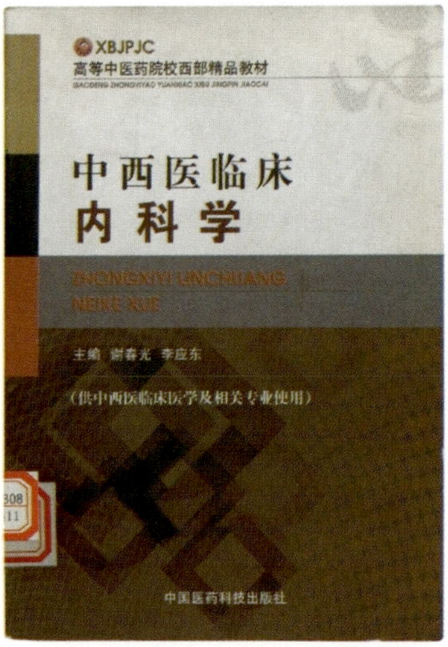

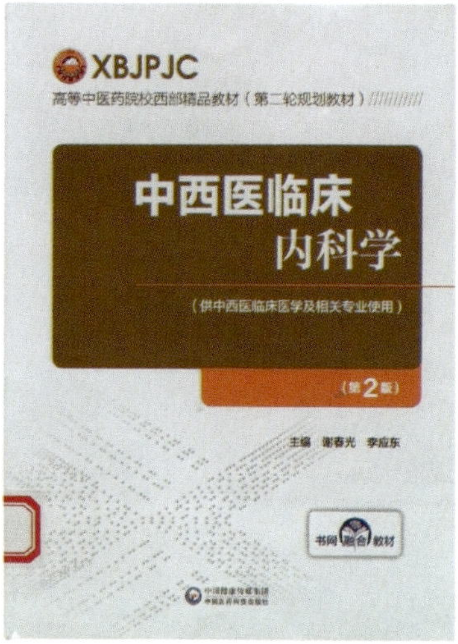

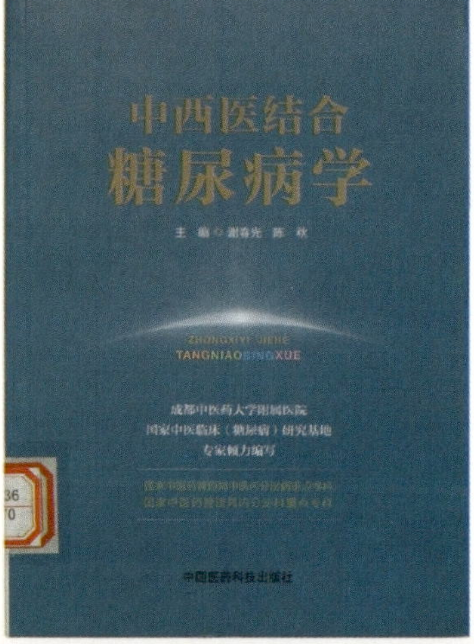

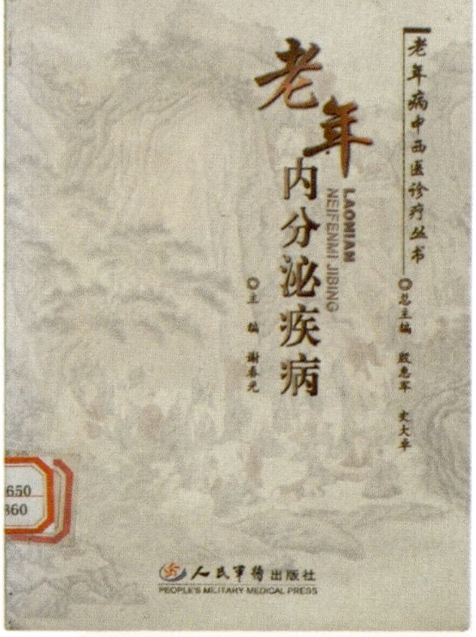

◎万　丽

万丽，女，1965年生，重庆璧山（今属重庆市）人。中药分析专家。著有《分析化学》（全国中医药行业高等教育“十二五”规划教材）、《仪器分析》（全国中医药行业高等教育“十二五”规划教材）等书。

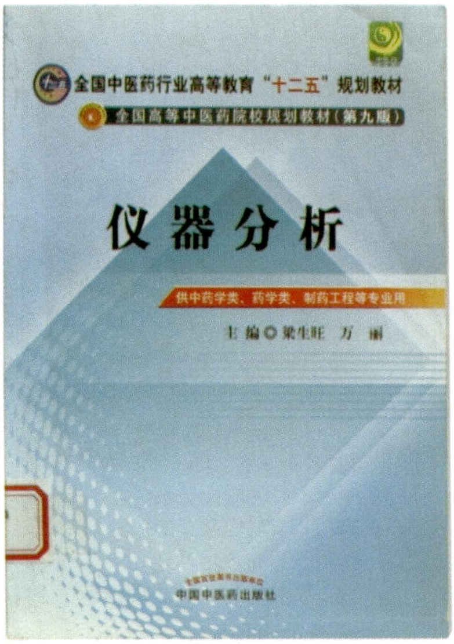

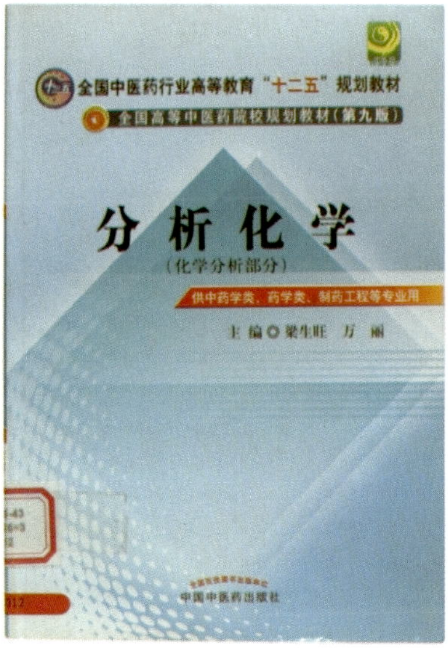

◎ 余曙光

余曙光，男，1965年生，重庆云阳人。中医针灸学专家。著有《实验针灸学》（全国普通高等教育中医药类精编教材）、《实验针灸学》（第2版）（普通高等教育中医药类“十二五”规划教材）、《实验针灸学》（卫生部“十二五”规划教材）、《实验针灸学》（第2版）（国家卫生和计划生育委员会“十三五”规划教材）、《经络诊断的理论与实践》（国家卫生和计划生育委员会“十三五”规划教材）、《耳压疗法规范化图解》（中医技法规范化操作系列）、《医药应用文写作实务》等书，担任国家中医药管理局“民族医药文献整理丛书”总主编。

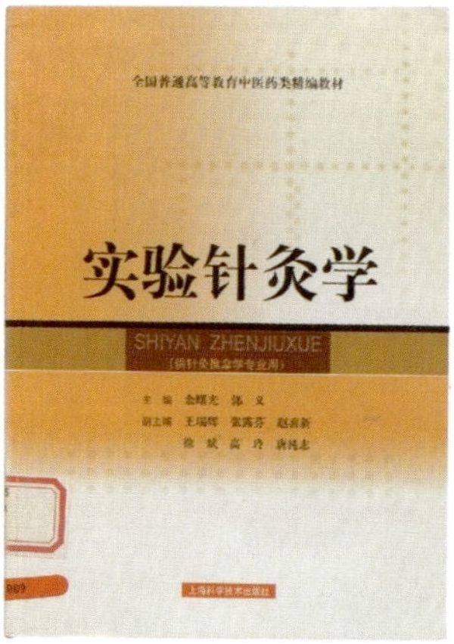

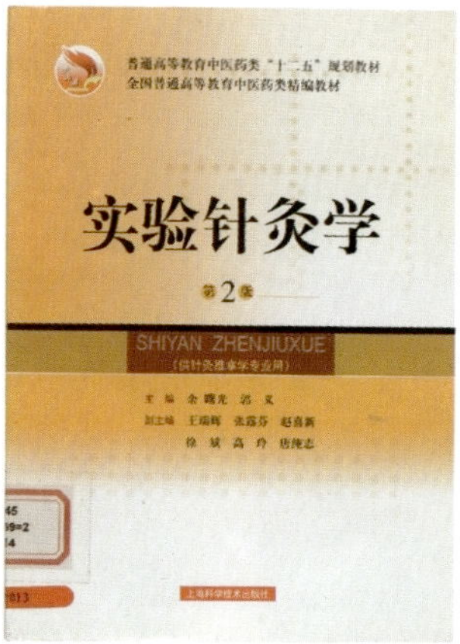

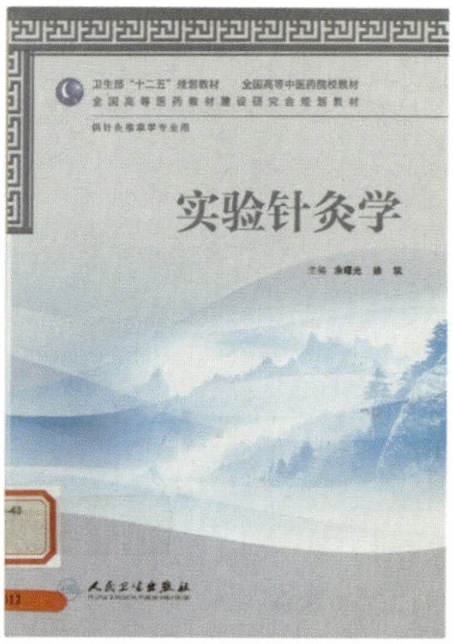

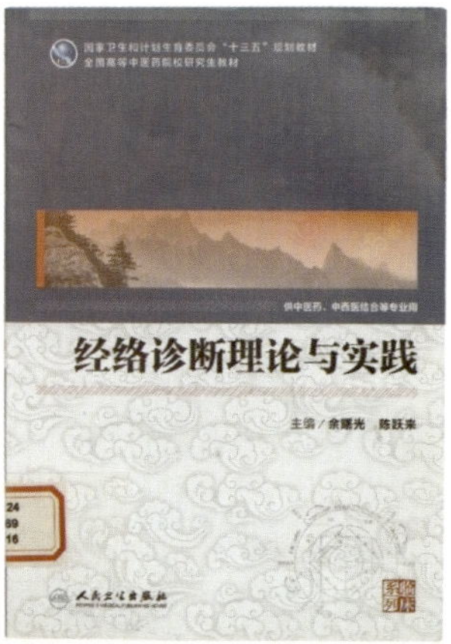

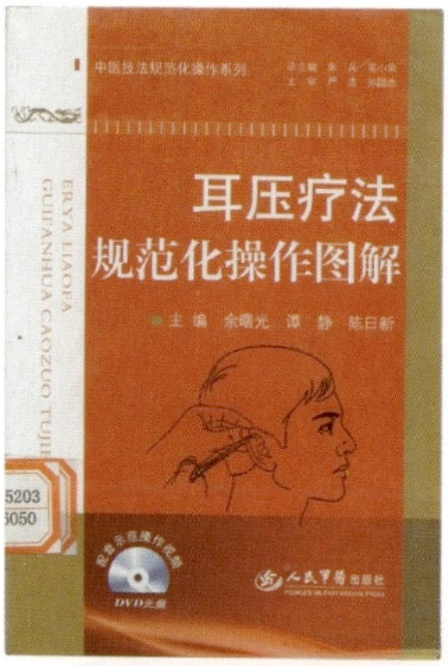

◎ 张勤修

张勤修，男，1968年生，四川万源人。中西医结合耳鼻喉科专家。著有《耳鼻咽喉头颈外科学》（普通高等教育“十三五”规划教材）、《耳鼻咽喉头颈外科学学习指导》、《药王孙思邈五官疾病验案妙方》等书。

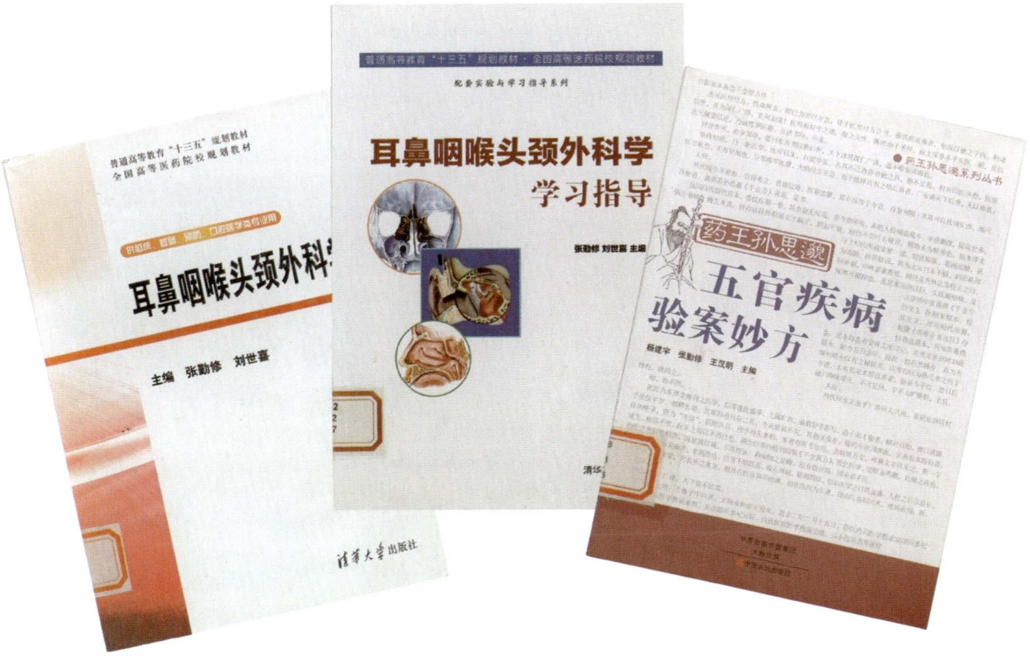

◎曾　南

曾南，女，1969年生，四川成都人。中药学专家。著有《药理学》（全国普通高等中医药院校药学类“十二五”规划教材）、《药理学实验》（全国普通高等中医药院校药学类“十二五”规划教材）、《药理与中药药理实验》（中药学实践教学创新系列教材）、《逍遥散现代研究与应用》（中药名方现代研究与应用丛书）、《药理学》（第2版）（全国普通高等中医药院校药学类“十三五”规划教材“第二轮规划教材”）、《药理学实验》（全国普通高等中医药院校药学类“十三五”规划教材“第二轮规划教材”）、《药理学》（全国医药院校高职高专创新教材）、《中药学专业知识（一）》（第9版）（2017年国家执业药师考试习题与解析）等书。

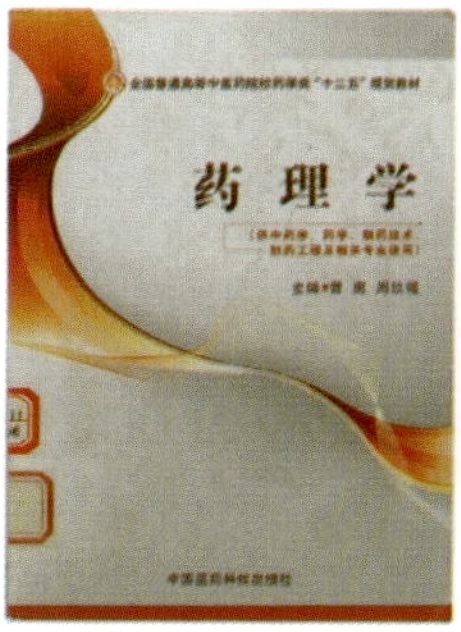

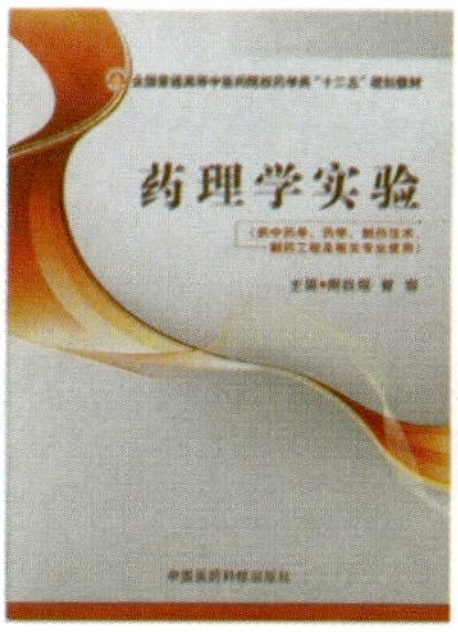

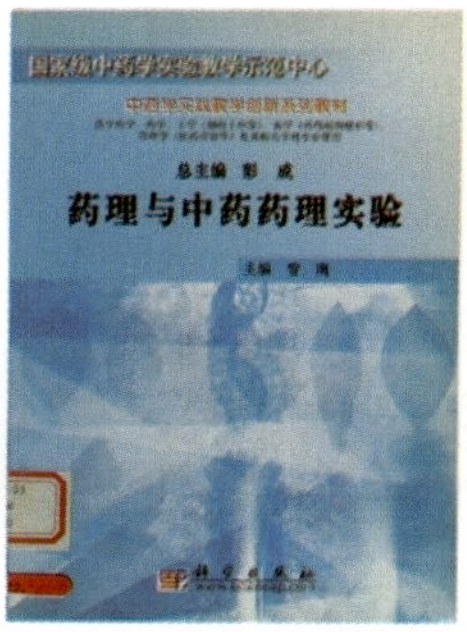

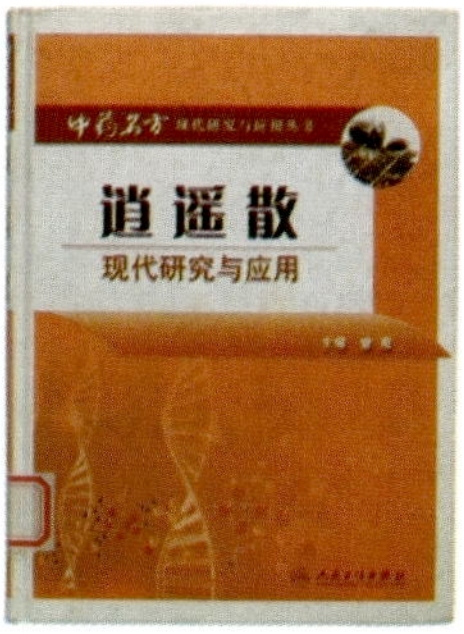

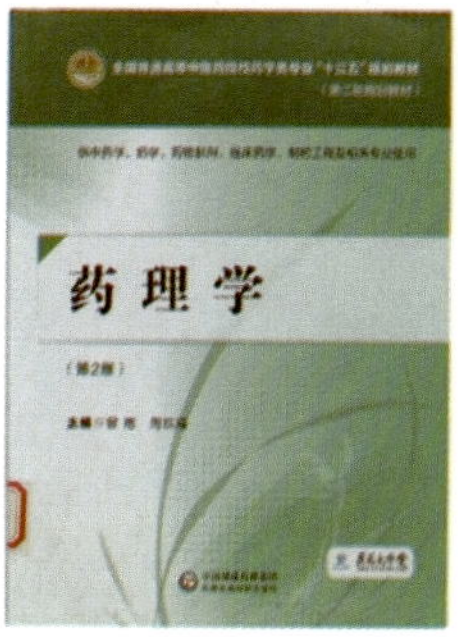

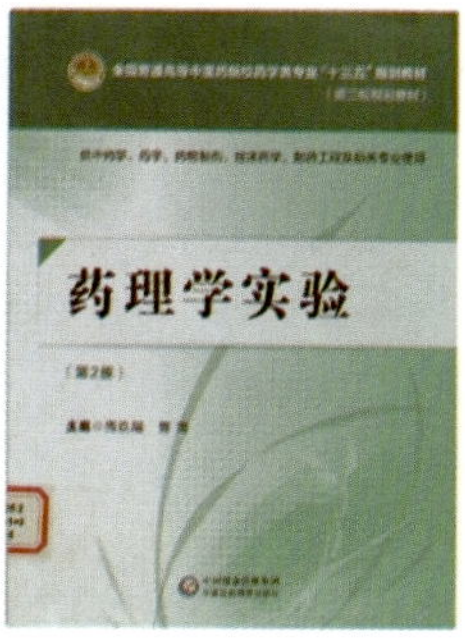

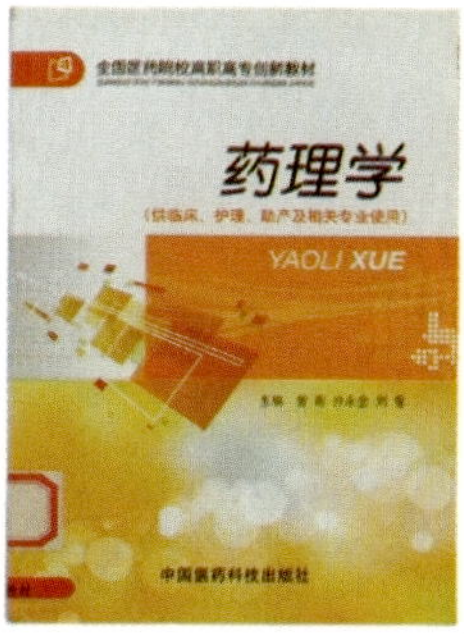

第四编

其他正高专家主编书目

序号	姓名	书目	责任者	出版社	出版时间
1	常德贵	《中西医结合男科治疗学》	郭军 常德贵	人民军医出版社	2003 年
		《不孕不育良方验方》（中医实效经典方系列）	郭军 常德贵 谢萍	化学工业出版社	2013 年
		《名医解惑：男性不育症》（常见病名医解惑丛书·西苑医院系列）	郭军 常德贵	中国科学技术出版社	2016 年
		《专家解读：男性不育症重在调养》（百科名医系列丛书）	郭军 常德贵	中国协和医科大学出版社	2016 年
		《中年男人健康读这本就够了》	郭军 常德贵 张朝德	化学工业出版社	2016 年
		《沈仲圭》（川派中医药名家系列丛书）	常德贵	中国中医药出版社	2018 年
2	陈胡兰	《有机化学》（全国高等中医药院校中药学类专业双语规划教材）	寇晓娣 陈胡兰	中国医药科技出版社	2020 年
3	陈明岭	《中医临床处方手册——外科分册》（中医临床红宝书）	陈明岭	中国医药科技出版社	2011 年
		《艾儒棣》（当代中医皮肤科临床家丛书）	陈明岭 艾华	中国医药科技出版社	2014 年
		《皮肤病常用中药药理及临床》（第 2 版）	陈明岭 江海燕	中国科学技术出版社	2017 年
4	陈永良	《医古文助读》	陈永良	四川教育出版社	1991 年
5	成词松	《中医症状辑要》	成词松 诸毅晖	科学出版社	2019 年
6	邓赟	《仪器分析》（全国普通高等中医药院校药学类“十二五”规划教材）	容蓉 邓赟	中国医药科技出版社	2014 年
		《仪器分析》（第 2 版）（全国普通高等中医药院校药学类专业“十三五”规划教材）	容蓉 邓赟	中国医药科技出版社	2018 年

续　表

序号	姓名	书目	责任者	出版社	出版时间
7	丁维俊	《国际中医心理学与系统生物信息学论丛》	王米渠 丁维俊	新加坡医药卫生出版社（新加坡）	2010 年
8	杜联	《生理学实验教程》（普通高等教育“十二五”规划教材）	苗维娜 杜联	科学出版社	2015 年
		《生理学学习指导》（普通高等教育“十二五”规划教材）	苗维娜 杜联	科学出版社	2015 年
		《生理学》（第 3 版）（国家卫生和计划生育委员会“十三五”规划教材）	郭健 杜联	人民卫生出版社	2016 年
		《生理学实验》（第 2 版）（全国高等中医药教育配套教材）	郭健 杜联	人民卫生出版社	2017 年
		《生理学实验指导》（全国高等医药院校实验教材）	王冰梅 张松江 杜联	清华大学出版社	2018 年
		《生理学备考笔记与习题集》	郭健 杜联	人民卫生出版社	2020 年
9	方显树	《中国食疗名方 300 首》	凌一揆 方显树	四川科学技术出版社	1992 年
10	冯全生	《病毒性肝炎的中西医结合防治研究》	钟森 冯全生	四川科学技术出版社	2015 年
		《温病学》（第 3 版）（国家卫生和计划生育委员会“十三五”规划教材）	谷晓红 冯全生	人民卫生出版社	2016 年
		《宋鹭冰》（川派中医药名家系列丛书）	冯全生 郭尹玲	中国中医药出版社	2018 年
		《温病学》（第 3 版）（普通高等教育中医药类“十三五”规划教材）	冯全生 杨爱东	上海科学技术出版社	2019 年
		《瘟疫学》（全国中医药行业高等教育“十三五”创新教材）	冯全生	中国中医药出版社	2019 年
11	高静	《老年护理学》（全国高等中医药院校护理专业成人教育规划教材）	宋洁 高静	湖南科学技术出版社	2013 年

续 表

序号	姓名	书目	责任者	出版社	出版时间
11	高静	《老年护理学》（全国中医药行业高等教育“十三五”规划教材）	王燕 高静	中国中医药出版社	2016 年
		《内科护理学》（第 2 版）（国家卫生和计划生育委员会“十三五”规划教材）	沈翠珍 高静	人民卫生出版社	2016 年
12	高培阳	《新冠肺炎中医药防治方案与技术》	唐健元 高培阳 扈晓宇	四川科学技术出版社	2020 年
13	高永翔	《中医临床处方手册——内科分册》（中医临床红宝书）	高永翔 呼永河	中国医药科技出版社	2011 年
		《医学免疫学》（全国中医药行业高等教育“十二五”规划教材）	冷静 高永翔	中国中医药出版社	2016 年
14	郭力	《中药化学实验》（中药学实践教学创新系列教材）	郭力	科学出版社	2008 年
		《中药化学》（全国普通高等中医药院校药学类“十二五”规划教材）	郭力 康文艺	中国医药科技出版社	2015 年
		《中药化学实验》（全国普通高等中医药院校药学类“十二五”规划教材）	郭力 康文艺	中国医药科技出版社	2015 年
		《中药化学》（第 2 版）（全国普通高等中医药院校药学类“十三五”规划教材）	郭力 康文艺	中国医药科技出版社	2018 年
		《中药化学实验》（第 2 版）（全国普通高等中医药院校药学类“十三五”规划教材）	郭力 康文艺	中国医药科技出版社	2018 年
		《中药学专业知识（二）》（国家执业药师资格考试辅导用书）	李敏 郭力	中国医药科技出版社	2007 年（第 1 版）
		《中药学专业知识（一）》（国家执业药师考试辅导用书）	王建 李敏 郭力 等	中国医药科技出版社	2007 年（第 1 版）
		《中药学专业知识（二）》（国家执业药师资格考试考点评析与习题集）	李敏 郭力	中国医药科技出版社	2009 年（第 1 版）

续　表

序号	姓名	书目	责任者	出版社	出版时间
14	郭力	《中药学专业知识（一）》（国家执业药师考试习题与解析）	王建 李敏 郭力 等	中国医药科技出版社	2009 年（第1版）
		《中药学专业知识（一）》（国家执业药师考试冲刺试卷）	王建 李敏 郭力 等	中国医药科技出版社	2009 年（第1版）
15	韩丽	《实用中药制剂新技术》	韩丽	化学工业出版社	2002 年
		《天然活性成分生物技术制备方法》	杨文宇 牛锐 韩丽	化学工业出版社	2007 年
		《药剂学实验》（全国普通高等中医药院校药学类“十二五”规划教材）	韩丽	中国医药科技出版社	2014 年
		《药剂学》（普通高等教育“十三五”规划教材）	周四元 韩丽	科学出版社	2017 年
		《药剂学实验》（第 2 版）（全国普通高等中医药院校药学类“十三五”规划教材）	韩丽 史亚军	中国医药科技出版社	2017 年
		《药剂学学习指导与习题集》（中国科学院教材建设专家委员会规划教材）	周四元 韩丽	科学出版社	2018 年
		《药剂学实验》（全国高等中医药院校中药学类专业双语规划教材）	韩丽	中国医药科技出版社	2020 年
16	何成诗	《扶阳与慢性咳喘病》	倪伟 何成诗	人民卫生出版社	2019 年
17	黄世德	《基础化学分析》（职工技术培训读物）	黄世德	四川科学技术出版社	1984 年
		《分析化学习题集》（普通高等中医药院校教学参考书）	张广强 黄世德	学苑出版社	1999 年
		《分析化学》（普通高等中医药院校教材）	张广强 黄世德	学苑出版社	2001 年
		《分析化学实验》（普通高等中医药院校教材）	张广强 黄世德	学苑出版社	2001 年

续 表

序号	姓名	书目	责任者	出版社	出版时间
17	黄世德	《分析化学》（新世纪全国高等中医药院校规划教材）	黄世德 梁生旺	中国中医药出版社	2005 年
		《分析化学实验》（新世纪全国高等中医药院校规划教材）	黄世德 梁生旺	中国中医药出版社	2005 年
18	黄晓芹	《组织学与胚胎学》（第 3 版）（普通高等教育中医药类“十三五”规划教材）	黄晓芹	上海科学技术出版社	2018 年
19	贾德蓉	《中华大典·医学分典·耳鼻咽喉口齿总部》	贾德蓉	巴蜀书社	2014 年
20	江泳	《中医行为医学》（新世纪全国高等医药院校创新教材）	江泳	中国中医药出版社	2008 年
		《郭子光》（中国百年百名中医临床家丛书）	刘杨 江泳	中国中医药出版社	2011 年
		《郭子光伤寒临证精要》（国医大师学术经验传承录）	江泳	人民军医出版社	2011 年
		《心理应激障碍中医疗法》	江泳 汪卫东	人民军医出版社	2012 年
		《女科良药——芍药说》	陈建杉 江泳 邓中甲	人民卫生出版社	2012 年
		《〈金匮要略〉学考必备速记速查》（中医基础学科学考必备速记速查丛书）	江泳	人民卫生出版社	2014 年
		《俞根初》（中医历代名家学术研究丛书）	江泳 谢天 韦章进	中国中医药出版社	2017 年
		《国医大师郭子光奇疑难证辨治 100 例》	郭尹玲 江泳	人民卫生出版社	2017 年
		《冉雪峰》（川派中医药名家系列丛书）	江泳 李勇华	中国中医药出版社	2018 年
21	蒋桂华	《中药商品学实验实训》（全国普通高等中医药院校药学类“十二五”规划教材）	李峰 蒋桂华	中国医药科技出版社	2014 年

续　表

序号	姓名	书目	责任者	出版社	出版时间
21	蒋桂华	《中药商品学》（全国普通高等中医药院校药学类“十二五”规划教材）	李峰 蒋桂华	中国医药科技出版社	2014年
		《中药商品学》（第2版）（全国普通高等中医药院校药学类专业“十三五”规划教材）	李峰 蒋桂华	中国医药科技出版社	2018年
		《中药学综合知识与技能》（国家执业药师职业资格考试教材精讲）	袁卫玲 蒋桂华	中国医药科技出版社	2018年（第1版）
		《中药商品学》（全国高等中医药院校中药学类专业双语规划教材）	蒋桂华 都晓伟	中国医药科技出版社	2020年
22	金荣疆	《康复医学基础》（全国高等医学院校教材）	金荣疆	上海科学技术出版社	2008年
		《物理治疗学》（卫生部“十二五”规划教材）	金荣疆 张宏	人民卫生出版社	2012年
		《中医养生康复学》（全国普通高等医学院校护理学类专业“十三五”规划教材）	金荣疆 唐巍	中国医药科技出版社	2017年
		《中医养生方法学》（国家卫生健康委员会“十三五”规划教材）	郑亮 金荣疆	人民卫生出版社	2019年
		《物理治疗学》（全国中医药行业高等教育“十三五”规划教材）	金荣疆	中国中医药出版社	2020年
23	金沈锐	《中医药基础理论实验教程》（成都中医药大学特色教材）	金沈锐	中国中医药出版社	2007年
24	李继明	《临床中医家——李斯炽》（中国百年百名中医临床家丛书）	李继明	中国中医药出版社	2001年
		《中医中药入门一本通》	李继明 杜婕僡	人民军医出版社	2006年
		《中医中药入门一本通》（第2版）	李继明 杜婕僡	人民军医出版社	2008年
		《中医中药入门一本通》	李继明	中国医科大学出版社	2008年

续 表

序号	姓名	书目	责任者	出版社	出版时间
25	李科生	《养育一个天才》	朱辅华 李科生	四川大学出版社	2011 年
26	李敏	《中药材规范化生产与管理（GAP）方法及技术》（现代中药系列丛书）	李敏	中国医药科技出版社	2005 年
		《中药 GAP 与栽培学》（成都中医药大学特色教材）	李敏 卫莹芳	中国中医药出版社	2006 年
		《中药材质量与控制》（中药 GAP 系列丛书）	李敏 周娟	中国医药科技出版社	2006 年
		《中药材市场动态与应用前景》（中药 GAP 系列丛书）	李敏 李校堃	中国医药科技出版社	2006 年
		《中药材种植技术》（中药 GAP 系列丛书）	陈康 李敏	中国医药科技出版社	2006 年
		《中药材 GAP 实施与认证》（中药 GAP 系列丛书）	李敏 吴锐	中国医药科技出版社	2006 年
		《中药材养殖技术》（中药 GAP 系列丛书）	李力 李敏	中国医药科技出版社	2007 年
		《中药学笔记图解》	唐志书 李敏	化学工业出版社	2010 年
		《中药学专业知识（二）》（国家执业药师资格考试辅导用书）	李敏 郭力	中国医药科技出版社	2007 年（第 1 版）
		《中药学专业知识（一）》（国家执业药师考试辅导用书）	王建 李敏 郭力 等	中国医药科技出版社	2007 年（第 1 版）
		《中药学专业知识（二）》（国家执业药师资格考试考点评析与习题集）	李敏 郭力	中国医药科技出版社	2009 年（第 1 版）
		《中药学专业知识（一）》（国家执业药师考试习题与解析）	王建 李敏 郭力 等	中国医药科技出版社	2009 年（第 1 版）
		《中药学专业知识（一）》（国家执业药师考试冲刺试卷）	王建 李敏 郭力 等	中国医药科技出版社	2009 年（第 1 版）

续　表

序号	姓名	书目	责任者	出版社	出版时间
26	李敏	《中药学专业知识（一）》（国家执业药师资格考试超级辅导书）	李敏 王建 曾南	北京科学技术出版社	2016 年（第 1 版）
27	李戎	《中医难字字典》	李戎	四川科学技术出版社	1986 年
		《中医药中的易错字》	李戎	四川科学技术出版社	1987 年
		《中医药、针灸学快速记忆法》	李戎	四川科学技术出版社	1988 年
		《千金保生延寿集》	李戎	四川科学技术出版社	1997 年
		《饮食养生抗老术》（东方自然养生法系列丛书）	李戎	四川人民出版社	2000 年
		《日常养生保健》（东方自然养生法系列丛书）	李戎	四川人民出版社	2000 年
		《中国唾液养生》（东方自然养生法系列丛书）	李戎	四川人民出版社	2000 年
		《五脏养生食谱》（东方自然养生法系列丛书）	李戎	四川人民出版社	2000 年
		《中医难字字典》(修订本)(中医学过关工具书系列之一)	李戎	上海科学技术文献出版社	2001 年
		《中医药中的易错字》(修订本)(中医学过关工具书系列之二)	李戎	上海科学技术文献出版社	2001 年
		《中医药通假字字典》(修订本)(中医学过关工具书系列之三)	李戎	上海科学技术文献出版社	2001 年
		《中医药、针灸学快速记忆法》（修订本）（中医学过关工具书系列之四）	李戎	上海科学技术文献出版社	2001 年
28	李翔	《国医大师 郭子光》（国医大师临床经验实录）	杨俐 李翔	中国医药科技出版社	2011 年
		《廖品正眼科经验集》	李翔	中国中医药出版社	2013 年

续 表

序号	姓名	书目	责任者	出版社	出版时间
29	李小芳	《中药提取工艺学》（国家卫生和计划生育委员会“十二五”规划教材）	李小芳	人民卫生出版社	2014 年
		《药剂学》（全国普通高等中医药院校药学类“十二五”规划教材）	杨明 李小芳	中国医药科技出版社	2014 年
		《药剂学》（第 2 版）（全国普通高等中医药院校药学类专业“十三五”规划教材）	杨明 李小芳	中国医药科技出版社	2018 年
30	李瑛	《针灸学》（第 3 版）（国家卫生和计划生育委员会“十三五”规划教材）	赵吉平 李瑛	人民卫生出版社	2016 年
		《针灸推拿实训教程》（全国中医药行业高等教育“十三五”创新教材）	李瑛	中国中医药出版社	2020 年
31	刘碧清	《温病舌诊图谱》	张之文 刘碧清	人民卫生出版社	1998 年
32	刘东梅	《医学伦理学》（第 2 版）（国家卫生和计划生育委员会“十三五”规划教材）	刘东梅	人民卫生出版社	2016 年
33	刘光谱	《衰老与癌症——基础和临床》	刘光谱	四川大学出版社	1996 年
34	刘鲁蓉	《大学生心理卫生》（21 世纪高等医药院校教材）	刘鲁蓉	科学出版社	2006 年
		《消费心理学》（21 世纪高等医药院校教材）	刘鲁蓉 孙顺根	科学出版社	2007 年
		《管理心理学》（新世纪全国高等中医药院校规划教材）	刘鲁蓉	中国中医药出版社	2010 年
		《大学生心理卫生》（第 2 版）（普通高等教育“十三五”规划教材）	刘鲁蓉	科学出版社	2016 年
		《管理心理学》（新世纪第 2 版）（全国中医药行业高等教育“十三五”规划教材）	刘鲁蓉	中国中医药出版社	2017 年

续 表

序号	姓名	书目	责任者	出版社	出版时间
35	刘宁	《美容整形外科手术学》	杨晓慧 田永成 刘宁 等	吉林大学出版社	2005 年
		《中医美容技术》（普通高等教育“十一五”国家级规划教材）	吴景东 刘宁	科学出版社	2006 年
		《现代美容医学》（21 世纪高等医学院校教材）	刘宁 李健宁	科学出版社	2006 年
		《中医美容学》（新世纪全国高等中医药院校中医美容系列教材）	刘宁	中国中医药出版社	2006 年
		《美容中医学》（第 2 版）（卫生部“十一五”规划教材）	刘宁	人民卫生出版社	2010 年
		《美容中医技术》（全国高职高专卫生部规划教材）	刘宁 聂莉	人民卫生出版社	2010 年
		《美容中医学》（全国医疗美容主诊医师培训系列教材）	刘宁	人民卫生出版社	2012 年
		《中医美容学》（第 2 版）（新世纪全国高等中医药院校中医美容系列教材）	刘宁	中国中医药出版社	2016 年
36	刘杨	《郭子光》（中国现代百名中医临床家丛书）	刘杨	中国中医药出版社	2009 年
		《郭子光》（中国百年百名中医临床家丛书）	刘杨 江泳	中国中医药出版社	2011 年
37	刘渊	《难经》（中医经典导读丛书）	刘渊 吴潜智	四川科学技术出版社	2008 年
		《郭子光各家学说临证精要》	刘渊	人民卫生出版社	2011 年
		《孙思邈摄生学》	刘渊	四川大学出版社	2018 年
38	罗晓红	《中西医临床全科医学概论》（高等中医药院校西部精品教材）	罗晓红	中国医药科技出版社	2012 年
		《妇产科学》（全国普通高等医学院校五年制临床医学专业“十三五”规划教材）	吕杰强 罗晓红	中国医药科技出版社	2017 年

续 表

序号	姓名	书目	责任者	出版社	出版时间
39	马萍	《医学免疫学与病原生物学》（全国普通高等教育中医药类精编教材）	罗晶 马萍	上海科学技术出版社	2008 年
		《医学免疫学与病原生物学》（第 2 版）（全国普通高等教育中医药类精编教材）	罗晶 马萍	上海科学技术出版社	2013 年
		《医学免疫学与病原生物学习题精选》（高等中医药院校教材习题精选）	马萍	上海科学技术出版社	2013 年
		《医学免疫学与病原生物学》（第 3 版）（全国普通高等教育中医药类精编教材）	马萍	上海科学技术出版社	2019 年
40	马维骐	《中医运气学简明解读》	马维骐	中国医药科技出版社	2009 年
		《中西医结合执业医师通关必做 3000 题》（国家医师资格考试应试题库）	马维骐	中国医药科技出版社	2017 年
		《中药学综合知识与技能》（国家执业药师资格考试辅导用书）	马维骐 卢先明	中国医药科技出版社	2007 年 （第 1 版）
		《中药学综合知识与技能》（国家执业药师考试习题与解析）	马维骐 卢先明	中国医药科技出版社	2009 年 （第 1 版）
		《中药学综合知识与技能》（国家执业药师资格考试冲刺试卷）	马维骐 卢先明	中国医药科技出版社	2009 年 （第 1 版）
		《中西医结合执业医师资格考试冲刺试卷》	马维骐	中国医药科技出版社	2012 年 （第 1 版）
		《中药学综合知识与技能》（国家执业药师药师资格考试超级辅导书）	马维骐	北京科学技术出版社	2016 年 （第 1 版）
41	裴瑾	《中药资源学》（全国普通高等中医药院校药学类“十二五”规划教材）	巢建国 裴瑾	中国医药科技出版社	2014 年
		《中药资源学》（国家卫生和计划生育委员会“十三五”规划教材）	裴瑾	人民卫生出版社	2017 年

续　表

序号	姓名	书目	责任者	出版社	出版时间
41	裴瑾	《中药资源学》（第2版）（全国普通高等中医药院校药学类“十三五”规划教材）	巢建国 裴瑾	中国医药科技出版社	2018年
42	彭德忠	《社区康复》（卫生部“十二五”规划教材）	彭德忠	人民卫生出版社	2012年
		《针灸推拿与护理》（全国普通高等医学院校护理学类专业“十三五”规划教材）	彭德忠	中国医药科技出版社	2016年
43	彭顺林	《彭履祥》（川派中医药名家系列丛书）	彭顺林 杨永忠	中国中医药出版社	2018年
44	饶朝龙	《预防医学》（第3版）（普通高等教育中医药类“十三五”规划教材）	饶朝龙 朱继民	上海科学技术出版社	2017年
		《中西医临床预防医学概论》（第2版）（高等中医药院校西部精品教材）	饶朝龙 曹永芬	中国医药科技出版社	2019年
45	任玉兰	《针灸数据挖掘与临床决策》	梁繁荣 任玉兰	巴蜀书社	2010年
46	佘贤武	《易经》（中医经典导读丛书）	邹学熹 佘贤武	四川科学技术出版社	2008年
		《药》（养生保健丛书）	佘贤武	人民卫生出版社	2010年
47	石云锦	《中国科技期刊中医药文献索引1949—1986第7分册·中医五官科学》	石云锦 张振东 曹小玉 等	光明日报出版社	1992年
		《中国科技期刊中医药文献索引1949—1986第9分册·中医方剂学》	高泽明 石云锦	光明日报出版社	1993年
48	苏学卿	《古今图书集成医部续录》	赵立勋 苏学卿 李洁	中国医药科技出版社	2002年
49	唐勇	《针灸学速记》	唐勇	上海科学技术出版社	2017年
50	田理	《中西医临床耳鼻咽喉科学》（高等中医药院校西部精品教材）	田理 张燕平	中国医药科技出版社	2012年

续 表

序号	姓名	书目	责任者	出版社	出版时间
50	田理	《跟师学临床·中医临床医案解析》	田理 王飞	中国医药科技出版社	2013 年
		《中西医临床耳鼻咽喉科学》（第 2 版）（高等中医药院校西部精品教材）	田理 张燕平	中国医药科技出版社	2019 年
51	王大淳	《丹铅总录笺证》	王大淳	浙江古籍出版社	2013 年
52	王芳	《护理健康教育》（全国中医药行业高等教育“十三五”规划教材）	王芳	中国中医药出版社	2017 年
53	王光志	《药用植物学》（全国高等中医药院校中药学类专业双语规划教材）	王光志 高德民	中国医药科技出版社	2020 年
		《药用植物学实验》（全国高等中医药院校中药学类专业双语规划教材）	高德民 王光志	中国医药科技出版社	2020 年
54	王华秀	《中医妇科学解题指导》（高等教育自学考试中医专业用书）	王华秀	成都科技大学出版社	1993 年
55	王家葵	《〈神农本草经〉研究》	王家葵 张瑞贤	北京科学技术出版社	2001 年
		《陶弘景丛考》	王家葵	齐鲁书社	2003 年
		《中药材品种沿革及道地性》（中药 GAP 系列丛书）	王家葵 王佳黎 贾君君	中国医药科技出版社	2007 年
		《〈救荒本草〉校释与研究》（中医古籍名著集粹）	王家葵 张瑞贤 李敏	中医古籍出版社	2007 年
		《近代印坛点将录》	王家葵	山东画报出版社	2008 年
		《近代书林品藻录》	王家葵	山东画报出版社	2009 年
		《玉雪双清——赵熙胡薇元的翰墨因缘》	王家葵	重庆出版社	2011 年
		《石头的心事——玉叩读碑》	王家葵	新星出版社	2011 年
		《千古蒙童第一书·千字文》	王家葵	重庆出版社	2012 年

续　表

序号	姓名	书目	责任者	出版社	出版时间
55	王家葵	《唐赵模集王羲之千字文考鉴》	王家葵 贺宏亮	中华书局	2016 年
		《玉叩读碑》	王家葵	四川文艺出版社	2016 年
		《〈本草纲目〉图考》（本草纲目研究集成）	王家葵 蒋淼 胡颖翀	科学出版社	2018 年
		《刘洙源集》	鲜成 王家葵	巴蜀书社	2018 年
		《一卷田歌是道书——玉叩斋随笔》	王家葵	浙江人民美术出版社	2019 年
		《近代书林品藻录》	王家葵	四川文艺出版社	2020 年
		《近代印坛点将录》	王家葵	四川文艺出版社	2020 年
		《本草文献十八讲》	王家葵	中华书局	2020 年
		《本草笺谱》	王家葵	山西古籍出版社	2020 年
		《瘗鹤铭新考》	王家葵 贺宏亮	四川人民出版社	2020 年
		《玉叩斋随笔》	王家葵	重庆出版社	2020 年
		《四川近百年诗话——两松庵杂记》	朱棣 王家葵	中华书局	2020 年
		《顾印愚集》	伍晓蔓 王家葵	巴蜀书社	2020 年
		《本草博物志》	王家葵	北京大学出版社	2020 年
56	王开林	《中医内科学解题指导》（高等教育自学考试中医专业用书）	王开林	成都科技大学出版社	1993 年
57	王世宇	《药用辅料学》（新世纪全国高等中医药院校创新教材）	傅超美 王世宇	中国中医药出版社	2008 年
		《中药实习实训》（中药学实践教学创新系列教材）	王世宇	科学出版社	2008 年
		《实战创新创业教育指导》（全国高等院校创新创业教育教材）	王世宇 何云章	中国中医药出版社	2017 年

续 表

序号	姓名	书目	责任者	出版社	出版时间
57	王世宇	《药用辅料学》（全国中医药行业高等教育“十三五”规划教材）	王世宇	中国中医药出版社	2019 年
58	王未强	《大学和谐文化建设论纲》	王未强 张平	吉林出版集团有限责任公司	2013 年
59	王子寿	《神农本草经》（中医经典导读丛书）	王子寿 薛红	四川科学技术出版社	2008 年
		《中医药成人教育回顾与展望》	王子寿	四川美术出版社	2006 年
60	邹建卫	《传统保健体育学》（成都中医学院试用教材）	邹建卫	四川科学技术出版社	1994 年
		《中国传统运动养生基础》	邹建卫	四川科学技术出版社	2006 年
		《祖国传统运动养生学》	邹建卫	四川科学技术出版社	2007 年
		《中国传统运动养生学》	邹建卫 刘涛 杜小安	北京体育大学出版社	2009 年
		《中国传统运动养生学》	邹建卫 张艳 唐成 等	北京体育大学出版社	2009 年
		《龟形功》（中国传世养生绝技丛书）	邹建卫 姜维平	四川科学技术出版社	2009 年
		《彭祖健身术》（中国传世养生绝技丛书）	邹建卫 张天虹	四川科学技术出版社	2009 年
		《易筋经》（中国传世养生绝技丛书）	邹建卫 杜小安	四川科学技术出版社	2009 年
		《五禽戏》（中国传世养生绝技丛书）	邹建卫 胡剑秋	四川科学技术出版社	2009 年
		《八段锦》（中国传世养生绝技丛书）	邹建卫 刘涛	四川科学技术出版社	2009 年
		《动》（养生保健丛书）	邹建卫	人民卫生出版社	2010 年
		《中国传统运动养生学》（中英双语版）	邹建卫	北京体育大学出版社	2013 年

续 表

序号	姓名	书目	责任者	出版社	出版时间
60	邬建卫	《实用运动康复学》（高等教育体育专业通用教材）	邬建卫 祝捷	北京体育大学出版社	2015 年
		《中国传统运动养生学》（中英双语版）（国家体育总局普通高等教育“十二五”规划教材）	邬建卫	北京体育大学出版社	2017 年
		《中医药院校公共体育教程》（微课版）（国家体育总局高等教育“十三五”规划教材）	邬建卫 潘华山	北京体育大学出版社	2018 年
61	吴俊梅	《针灸学基础》（经络腧穴学渐进式双语教材）	罗永芬 吴俊梅	四川大学出版社	2008 年
		《针灸学基础》	钟兰 吴俊梅	中国中医药出版社	2012 年
		TCM Case Studies: Pain Management	Hu You-ping, Al Stnoe, Wu Jun-mei	人民卫生出版社	2014 年
62	吴曦	《循证针灸学》	梁繁荣 吴曦	人民卫生出版社	2009 年
63	武平	《针灸穴位治疗常见病一本通·针灸美容》	武平	中国医药科技出版社	2012 年
64	夏厚林	《物理化学》（卫生部“十二五”规划教材）	张小华 夏厚林	人民卫生出版社	2012 年
		《物理化学学习指导与习题集》（全国高等中医药院校配套教材）	夏厚林 张小平	人民卫生出版社	2013 年
		《物理化学》（全国普通高等中医药院校药学类“十二五”规划教材）	张师愚 夏厚林	中国医药科技出版社	2014 年
65	肖丹	《中药学专业知识（一）》（国家执业药师资格考试应试指导）	张廷模 肖丹	人民卫生出版社	2004 年
		2《中药学专业知识（一）》（007 年新大纲国家执业药师资格考试考前冲刺）	张廷模 肖丹	人民卫生出版社	2007 年
		《中药学专业知识（一）习题精选》（国家执业药师资格考试指南）	张廷模 肖丹	人民卫生出版社	2009 年

续 表

序号	姓名	书目	责任者	出版社	出版时间
65	肖丹	《中药学专业知识（一）习题精选》（2011 年国家执业药师资格考试指南）	张廷模 肖丹	人民卫生出版社	2011 年
		《中药学专业知识（一）》（2012 年国家执业药师资格考试应试指南）	张廷模 肖丹	人民卫生出版社	2012 年
		《中药学专业知识（一）同步练习题集》（国家执业药师资格考试应试指南）	张廷模 肖丹	人民卫生出版社	2012 年
		《中药学专业知识（一）》（2014 年国家执业药师资格考试指导）	张廷模 肖丹	人民卫生出版社	2013 年
66	谢慧	《熊大经鼻病治验集成》	谢慧	四川科学技术出版社	2014 年
		《中医耳鼻咽喉科常用外治法辑要》	谢慧	人民卫生出版社	2017 年
		《熊雨田》（川派中医药名家系列丛书）	谢慧	中国中医药出版社	2018 年
67	谢萍	《不孕不育良方验方》（中医实效经典方系列）	郭军 常德贵 谢萍	化学工业出版社	2013 年
		《中医妇科外治法》	谢萍	四川科学技术出版社	2018 年
68	徐海波	《中药药理学》（全国高等中医药院校中药学类专业双语规划教材）	唐民科 徐海波	中国医药科技出版社	2020 年
69	徐世军	《儿童疾病合理用药305问》（常见病合理用药丛书）	徐世军	中国医药科技出版社	2009 年
		《口腔疾病合理用药226问》（常见病合理用药丛书）	赵燕宜 徐世军	中国医药科技出版社	2009 年
		《中医临床处方手册——儿科分册》（中医临床红宝书）	徐世军	中国医药科技出版社	2011 年
		《中成药临床对证选用速查》	徐世军	人民卫生出版社	2012 年
		《儿童疾病合理用药300问》（第2版）（常见病合理用药丛书）	徐世军	中国医药科技出版社	2013 年

续 表

序号	姓名	书目	责任者	出版社	出版时间
69	徐世军	《基层中医师必备药物手册》	徐世军	人民卫生出版社	2014 年
		《中医四部经典》(第 2 版)(学中医必读经典口袋书)	赵燕宜 徐世军 成玉 等	中国医药科技出版社	2017 年
		《实用临床药物学——中成药卷》	徐世军	中国医药科技出版社	2019 年
70	徐晓娟	《妇科疾病的自我调治》	徐晓娟	中国医药科技出版社	2000 年
		《儿科疾病的自我调治》	徐晓娟	中国医药科技出版社	2000 年
71	薛红	《神农本草经》(中医经典导读丛书)	王子寿 薛红	四川科学技术出版社	2008 年
72	严铸云	《中药拉丁语》(新世纪全国高等中医药院校创新教材)	刘春生 严铸云	中国中医药出版社	2005 年
		《药用植物与中药鉴定实验》(中药学实践教学创新系列教材)	严铸云	科学出版社	2008 年
		《中药拉丁语》(新世纪全国高等中医药院校创新教材)	刘春生 严铸云	中国中医药出版社	2012 年
		《药用植物学》(卫生部“十二五”规划教材)	熊耀康 严铸云	人民卫生出版社	2012 年
		《药用植物学学习指导与习题集》(全国高等中医药院校配套教材)	熊耀康 严铸云	人民卫生出版社	2013 年
		《药用植物学》(全国普通高等中医药院校药学类“十二五”规划教材)	严铸云 郭庆梅	中国医药科技出版社	2015 年
		《图说中药二百味》	罗兴洪 刘圣金 严铸云	中国医药科技出版社	2016 年
		《药用植物学》(第 2 版)(国家卫生和计划生育委员会“十三五”规划教材)	熊耀康 严铸云	人民卫生出版社	2016 年
		《药用植物学(第 2 版)》(全国普通高等中医药院校药学类专业“十三五”规划教材)	严铸云 郭庆梅	中国医药科技出版社	2018 年

续 表

序号	姓名	书目	责任者	出版社	出版时间
73	杨静	《中医生命伦理学》	杨静	四川大学出版社	2019年
74	杨应芹	《科学技术与现代化的思考》	杨应芹 方玉媚 杜金铭	成都科技大学出版社	1998年
75	叶品良	《中医防治泄泻百家验方》（中医百病百家验方系列）	叶品良	人民卫生出版社	2009年
		《中医综合考研28年真题＋考点同步解析·方剂学》	叶品良 全世建	人民卫生出版社	2018年
		《方剂学备考十日通》	叶品良 陈西平	中国医药科技出版社	2019年
76	由凤鸣	《医方求真——邓中甲临证制方旨要》	由凤鸣 张晓丹	人民卫生出版社	2018年
		《川派中医药肿瘤贯珠集》	张瑞明 由凤鸣	四川科学技术出版社	2019年
77	于白莉	《当代中医专科专病治验精华：心脏疾病卷》	于白莉 李剑颖	中医古籍出版社	2013年
78	余成浩	《天麻栽培技术》（藏汉双语版）	余成浩	四川科学技术出版社	2011年
		《实验方剂学》（全国中医药行业高等教育“十三五”创新教材）	彭成 余成浩	中国中医药出版社	2016年
79	岳仁宋	《给糖尿病病人的枕边书》	岳仁宋	四川科学技术出版社	2010年
		《家有医生：给高血压病人的忠告》	岳仁宋	四川科学技术出版社	2012年
		《甲状腺疾病病证结合治疗学》	岳仁宋	四川科学技术出版社	2015年
		《糖尿病食疗药膳》	岳仁宋	江苏凤凰科学技术出版社	2015年
		《张发荣》（川派中医药名家系列丛书）	岳仁宋 胡波	中国中医药出版社	2018年
80	曾芳	《中国古代针具针法》	梁繁荣 曾芳	湖南科学技术出版社	2015年
81	曾倩	《尤氏女科临证心悟》	曾倩	中国中医药出版社	2017年

续　表

序号	姓名	书目	责任者	出版社	出版时间
81	曾倩	《卓雨农》（川派中医药名家系列丛书）	曾倩	中国中医药出版社	2018 年
82	詹华奎	《诊断学基础》（第 2 版）（普通高等教育中医药类“十二五”规划教材）	孙颖立 詹华奎	上海科学技术出版社	2014 年
		《诊断学》（新世纪第 2 版）（全国中医药行业高等教育“十三五”规划教材）	詹华奎	中国中医药出版社	2016 年
		《诊断学》（新世纪第 4 版）（全国中医药行业高等教育“十三五”规划教材）	詹华奎	中国中医药出版社	2016 年
		《诊断学习题集》（全国中医药行业高等教育“十三五”规划教材配套用书）	詹华奎	中国中医药出版社	2018 年
		《诊断学》(易学助考口袋丛书)	詹华奎	中国中医药出版社	2018 年
		《诊断学基础》（第 3 版）（普通高等教育中医药类“十三五”规划教材）	詹华奎	上海科学技术出版社	2019 年
83	张梅	《基础化学实验》（中药学实践教学创新系列教材）	张梅	科学出版社	2008 年
		《分析化学》（全国普通高等中医药院校药学类“十二五”规划教材）	张梅 池玉梅	中国医药科技出版社	2014 年
		《分析化学》（第 2 版）（国家卫生和计划生育委员会“十三五”规划教材）	张梅	人民卫生出版社	2016 年
		《分析化学》（第 2 版）（全国普通高等中医药院校药学类专业“十三五”规划教材）	张梅 池玉梅	中国医药科技出版社	2017 年
		《分析化学》（全国高等中医药院校中药学类专业双语规划教材）	张梅	中国医药科技出版社	2020 年
84	张新渝	《中医四诊技能训练规范》（成都中医药大学特色教材）	张新渝	中国中医药出版社	2006 年

续 表

序号	姓名	书目	责任者	出版社	出版时间
84	张新渝	《黄帝内经·素问》（中医经典导读丛书）	马烈光 张新渝	四川科学技术出版社	2008 年
		《黄帝内经·灵枢》（中医经典导读丛书）	张新渝 马烈光	四川科学技术出版社	2008 年
		《针灸疗法》（《黄帝内经》科普丛书）	张新渝 樊玲	中国中医药出版社	2010 年
		《内经选读》（高等中医院校西部精品教材）	张新渝	中国医药科技出版社	2012 年
		"舌尖上的科学"系列丛书	张新渝 樊玲 张凤玲	中国医药科技出版社	2016 年
85	张振东	《中国科技期刊中医药文献索引（1949—1986）第七分册·中医五官科学》	石云锦 张振东 曹小玉 等	光明日报出版社	1992 年
86	朱天民	《中医药膳学》（新世纪第 3 版）（全国中医药行业高等教育"十三五"规划教材）	谢梦洲 朱天民	中国中医药出版社	2016 年
		《中医营养与食疗》（全国普通高等医学院校护理学类专业"十三五"规划教材）	朱天民	中国医药科技出版社	2017 年
		《社区康复》（第 2 版）（国家卫生和计划生育委员会"十三五"规划教材）	朱天民	人民卫生出版社	2018 年
87	周宜	《内经选读》（第 2 版）（高等中医药院校西部精品教材）	赵博 周宜	中国医药科技出版社	2019 年
88	诸毅晖	《康复评定学》（普通高等教育"十一五"国家级规划教材）	诸毅晖	上海科学技术出版社	2008 年
		《蒲湘澄》（川派中医药名家系列丛书）	诸毅晖	中国中医药出版社	2018 年
		《中医症状辑要》	成词松 诸毅晖	科学出版社	2019 年
89	祝捷	《实用运动康复学》（高等教育体育专业通用教材）	邬建卫 祝捷	北京体育大学出版社	2015 年